ビジュアル基本手技 7

必ず撮れる！心エコー

カラー写真とシェーマでみえる走査・描出・評価のポイント

Echocardiography **Visual Manual of Clinical Basic Techniques**

鈴木真事 [東邦大学医療センター大橋病院臨床検査医学] ◆編

謹告

　本書に記載されている診断法・治療法に関しては，発行時点における最新の情報に基づき，正確を期するよう，著者ならびに出版社はそれぞれ最善の努力を払っております．しかし，医学，医療の進歩により，記載された内容が正確かつ完全ではなくなる場合もございます．

　したがって，実際の診断法・治療法で，熟知していない，あるいは汎用されていない新薬をはじめとする医薬品の使用，検査の実施および判読にあたっては，まず医薬品添付文書や機器および試薬の説明書で確認され，また診療技術に関しては十分考慮されたうえで，常に細心の注意を払われるようお願いいたします．

　本書記載の診断法・治療法・医薬品・検査法・疾患への適応などが，その後の医学研究ならびに医療の進歩により本書発行後に変更された場合，その診断法・治療法・医薬品・検査法・疾患への適応などによる不測の事故に対して，著者ならびに出版社はその責を負いかねますのでご了承ください．

推薦の言葉

　昨今，心エコー法に関する書物はおびただしく出版されている．特に循環器関連の学会における心エコー本の展示は和書，洋書ともにかなりのスペースを占めている．心エコー法の基礎から臨床まで詳説した大著，エコー法の基礎または疾患診断のいずれかに重点をおいたもの，また検査法と診断の要点のみを簡潔にまとめたもの等々である．今から心エコーを手掛けようとする初心者なら，既刊本のあまりの多さにどれを選ぶか迷うに違いない．そのような状況のなかで，あえて本書を刊行したということは，本書が他より優れているか，または心エコー本として読みやすく，かつわかりやすいというような特色があるはずである．

　通読してみると本書は心エコー法についてわかりやすく書かれていること，かつエコー図記録法や，診断に至る過程を理解しやすく解説していることなど，心エコー法について臨床の現場で知りたいことをほぼ網羅した優れた本である．

　本書はpart I～IVまでの4編からなり，基礎編，実践編1，2，応用編で構成されている．基礎編は初心者が知っておくべき心エコー法の最小限の知識，その表示法と心臓の解剖学的位置関係などの要点が述べられている．次の**実践編1**は本書のなかで最も重点がおかれている印象があり，解説内容が実に懇切丁寧に理解しやすく書かれ，時間がなければここから**読みはじめても十分に心エコー法のあらまし**が**理解できよう**．実にわかりやすく解説している．基礎編と実践編1の一部は重複しているが，理解し記憶するためにはそれもまたよいかと思う．**実践編1を理解したうえで，実践編2，応用編へと進めば心エコー法による日常の心臓診療の8割方は征服できる**といってもいいであろう．くり返すがそれだけに実践編1は心エコー法入門に欠くことのできない理解すべき最小限の知識を簡潔明快に述べている．鮮明なエコー図の記録法，種々な心疾患診断に適したエコー図の記録法，心臓の形態および機能の評価法など理解しやすく解説している．実践編2と応用編は**患者の自覚症状や理学的所見から，診断へ到達するためのエコー図記録法**と考えの進め方をわかりやすく解説している．

　本書は初心者向け心エコー法入門書として最適であるが，ある程度の心エコー法熟達者でも実践編2や応用編は心エコー法再認識という点でおおいに役立つはずである．

　著者らは臨床心エコー法の第一人者，故町井潔先生の薫陶を受けており，エコー法基礎の重要性の他，特に**臨床に直結する心エコー法という臨床重点主義**を徹底的に叩き込まれた弟子たちである．超音波法の専門的基礎を知りたい人にとっては物足りないかもしれないが，心エコー法を縦横に駆使し，臨床的に心臓の機能や形態，血流状況を知って診断や機能評価に役立てるには，本書ほど基礎から臨床までわかりやすく解説した心エコー法入門書はあまりない．ぜひ本書を心疾患の診断や機能評価に役立ててほしい．

　最後に，著者の一人の"心エコー法検査前に必ず心音の聴取を"という言葉は，エコー図のみに頼りがちな循環器科医に対する重い言葉であることも銘記すべきだ．

2008年4月

日本超音波医学会功労会員
元東邦大学医学部教授
平井寛則

序

　われわれ医療従事者は医師であれコメディカルであれ，まず患者さんを目の前にしたときその心臓がどうなっているか考えなければなりません．そして患者さんにとって最もメリットになるように検査の方針を決め，最良の治療を選択することになります．一般の外来からベッドサイド，そして集中治療室や手術室まであらゆる現場において，この判定に最も役立つのは心エコーでしょう．症状，診察所見，心電図，採血検査などでおよその診断が推定できますが，その診断をより確実なものにするためには心エコーから得られる情報を欠かすことはできません．心エコーから得られる所見と自分の持っている知識をあわせて診断治療にあたることが，患者さんにとっても大きなメリットとなるのでしょう．

　それでは心エコー初心者はどのように知識を習得すればいいのでしょうか．どこの医療施設でも同じと思いますが，心エコーを自分で撮り，所見を判読し臨床に役立てたいと思っている医師や臨床検査技師をどのように育てていけばよいか，悩みの種になっていると思います．私はただひたすら経験を積むことが一番の早道だと思ってきました．昔は心エコーを理解するためのわかりやすい本などほとんど出版されておらず，ドプラ法をわかりやすく解説した日本語の本など皆無で，しかたなく英語の本を読み，学会で習得した知識をもとに毎日検査をしてきたのが現実でした．ところが最近は違います．世の中は情報であふれています．おいしそうと評判のレストランや居心地のいい旅館をテーマにした雑誌などは本屋に行けば所狭しと並んでいます．2008年，東京ではおいしい？（本来は客個人が好みで決めるべきでしょう）レストランを星印でランクづけした本が即完売するなどの現象もみられました．さすがに医療の世界では教科書や雑誌にランクづけはありませんので，皆さんが自分の知識や能力を考えながらどの本が自分にあっているか選ぶことになります．

　ここで本書の特徴について述べます．パートⅠは基礎編，パートⅡは実践編1，パートⅢは実践編2，パートⅣは応用編の4つのパートから成っています．必要に応じてどのパートから読んでいただいてもいいように構成しました．パートⅠの基礎編で超音波の原理が十分に理解できなくてもパートⅡに進んでいただいて，実際のトレーニングに役立てていただくのがよいと考えます．パートⅢとパートⅣは代表的な疾患について簡単に理解できるように解説してあります．心エコーの検査の仕方については一部重複した内容もありますが，知っておくべき知識として重要と考えられますので，あえて割愛していません．本書は初心者の方がよりわかりやすく，そして親しみやすく理解できるように構成してあります．したがってこの本のみで心エコーの知識としては十分とは言えないのですが，本書を踏み台に多くの初心者の方が心エコーに親しみをもち，患者さんに少しでもメリットになるような医療ができるようになれることを願っています．

2008年4月

東邦大学医療センター大橋病院臨床検査医学
鈴木真事

ビジュアル基本手技 7

必ず撮れる！心エコー
カラー写真とシェーマでみえる走査・描出・評価のポイント

Echocardiography **Visual Manual of Clinical Basic Techniques**

- 推薦の言葉 ———————————————————————— 平井寛則　3
- 序 ————————————————————————————— 鈴木真事　5

PART I　基礎編

杉山祐公

1 ▶ 心エコー法の基礎 ———————————————————————— 12
1）超音波とは ……………… 12　　2）超音波診断装置の原理 ………… 12

2 ▶ 心エコー検査の必要性 ——————————————————————— 14
1）なぜ心エコー検査をするか ……… 14　　2）心エコー検査で何がわかるか …… 14

3 ▶ 心エコー法の種類 ————————————————————————— 15
1）断層法 ……………………… 15　　3）ドプラ法 ………………………… 19
2）Mモード法 ………………… 16

4 ▶ 断層心エコー法 ——————————————————————————— 23
1）傍胸骨アプローチ ………… 23　　4）胸骨上窩からのアプローチ …… 32
2）心尖部アプローチ ………… 28　　5）胸骨右縁からのアプローチ …… 33
3）心窩部（肋骨弓下，剣状突起下）
　　アプローチ ……………… 30

5 ▶ Mモード法 ————————————————————————————— 36
1）大動脈弁のMモード心エコー図 … 36　　4）肺動脈弁のMモード心エコー図 … 37
2）僧帽弁のMモード心エコー図 …… 36　　5）左室のMモード心エコー図 …… 38
3）三尖弁のMモード心エコー図 …… 37

6 ▶ ドプラ法 ——————————————————————————————— 40
1）パルスドプラ法 …………… 40　　3）カラードプラ法 ………………… 45
2）連続波ドプラ法 …………… 44

CONTENTS

PART II 実践編1

原田昌彦

§1 はじめる前に

1-1 ▶ 心エコー検査の予備知識 ——————————— 50
1）検者と被検者（患者さん）の位置 ……………………… 50
2）被検者の体位と呼吸 ……………… 51
3）部屋の明るさや温度 ……………… 51
4）検査に必要な備品 ………………… 51

1-2 ▶ 心エコー装置の予備知識 ——————————— 53
1）心エコー装置 ……………………… 53
2）電源のコンセント ………………… 53
3）探触子（プローブ）の扱い ……… 54
4）探触子の周波数 …………………… 55
5）操作パネルでよく使うツマミやボタン ……………………………………… 55

1-3 ▶ 断層図をうまく描出する ——————————— 57
1）探触子の操作 ……………………… 57
2）探触子をあてる場所（アプローチ法）……………………………………… 59
3）断層図のゲイン調整 ……………… 60

§2 記録の実際

2-1 ▶ 検査の手順 ——————————————————— 62
1）検査をはじめる前に ……………… 62
2）検査の流れ ………………………… 62

2-2 ▶ 断層法

a）胸骨左縁アプローチ：左室長軸像の描出 ——————————— 64
1）被検者（患者さん）を左半側臥位にする ……………………………………… 64
2）ゼリーをつけて探触子をあてる … 64
3）断層面をイメージする …………… 65
4）モニター画面にはどう映る？ …… 65
5）正しい左室長軸像を描出する …… 66
6）うまく描出できない場合 ………… 67
7）大動脈の基部を観察する ………… 68
8）デプスを変えて観察する ………… 68
9）左室長軸像で観察するポイント … 69

b）胸骨左縁アプローチ：左室短軸像の描出 ——————————— 71
1）左室長軸像を描出する …………… 71
2）探触子を90°時計回転させる …… 71
3）断層面をイメージする …………… 72
4）モニター画面にはどう映る？ …… 73
5）探触子を傾ける …………………… 73
6）左室短軸像で観察するポイント … 78

c）心尖部アプローチ：心尖部四腔像，左室長軸像，二腔像の描出 —— 80

● 心尖部四腔像（apical four-chamber view）…………………………………… 80
1）被検者（患者さん）を左半側臥位にする ……………………………………… 80
2）ゼリーをつけて探触子をあてる …………………………………………… 81
3）断層面をイメージする …………… 82
4）モニター画面にはどう映る？ …… 83
5）正しい心尖部四腔像を描出する …………………………………………… 85
6）心尖四腔像で観察するポイント …………………………………………… 85

● 心尖部左室長軸像（apical long-axis view）……………………………………… 86
1）被検者（患者）を左側臥位にする …………………………………………… 86
2）ゼリーをつけて探触子をあてる …………………………………………… 86
3）断層面をイメージする …………… 87
4）モニター画面にはどう映る？ …… 87
5）正しい心尖部左室長軸像を描出する …………………………………………… 88
6）心尖左室長軸像で観察するポイント …………………………………………… 89

- ● 心尖部二腔像（apical two-chamber view） ……………………… 89
  - 1）心尖部四腔像あるいは心尖部左室長軸像を描出する ……………… 89
  - 2）心尖部二腔像を描出する ……… 89
- 3）断層面をイメージする ………… 90
- 4）モニター画面にはどう映る？…… 90
- ● 心尖部アプローチにおける各断層面の位置関係 …………………… 91
- ● 3つの断層図描出のまとめ ……… 91

d）心窩部アプローチ：心窩部矢状断層図・心窩部四腔像の描出 ── 93

- ● 心窩部矢状断層図 ……………… 93
  - 1）被検者（患者さん）を仰向け（仰臥位）にする …………………… 93
  - 2）ゼリーをつけて探触子をあてる … 93
  - 3）断層面をイメージする ………… 94
  - 4）モニター画面にはどう映る？… 94
  - 5）肝静脈，腹部大動脈を描出する … 94
  - 6）心窩部矢状断層図で観察するポイント ……………………………… 95
- ● 心窩部四腔像 …………………… 95
  - 1）被検者（患者）を仰向け（仰臥位）にする …………………… 95
  - 2）ゼリーをつけて探触子をあてる … 95
  - 3）断層面をイメージする ………… 96
  - 4）モニター画面にはどう映る？… 97
  - 5）探触子の位置を微調整する …… 97
  - 6）心窩部四腔像で観察するポイント ……………………………… 97

2-3 ▶ Mモードエコー図の記録 ─────────────────────── 98

- 1）Mモードエコー図の基本 ……… 98
- 2）まず左室長軸像を描出する …… 98
- 3）大動脈弁Mモードエコー図を記録する ……………………………… 98
- 4）大動脈径と左房径を計測する …… 99
- 5）僧帽弁Mモードエコー図を記録する ……………………………… 100
- 6）左室Mモードエコー図を記録する ……………………………… 101
- 7）左室拡張末期径と収縮末期径を計測する ……………………………… 101

2-4 ▶ カラードプラ法による血流評価 ───────────────────── 103

- 1）カラードプラ法を行う前に …… 103
- 2）カラードプラ法の実際 ………… 105

2-5 ▶ パルスドプラ法による血流評価 ───────────────────── 109

- 1）左室駆出血流の記録法 ………… 109
- 2）左室流入血流の記録法 ………… 110

§3 評価の実際

1 ▶ 心機能の評価 ──────────────────────────────── 111

- 1）収縮能：EFと%FSについて …… 111
- 2）実際にEFを求める ……………… 111
- 3）拡張能を評価する ……………… 114

2 ▶ 心腔拡大と肥大の評価 ─────────────────────────── 117

- 1）心腔拡大を評価する …………… 117
- 2）心肥大を評価する ……………… 120

§4 記録・トラブルシューティング

1 ▶ 画像の記録とレポート作成 ───────────────────────── 121

- 1）画像の記録と保存 ……………… 121
- 2）レポート作成 …………………… 122

2 ▶ うまく撮れない場合の対処法 ──────────────────────── 123

- 1）胸骨左縁から左室長軸像が描出できない場合 ……………………………… 123
- 2）心尖部から左室長軸像が描出できない場合 ……………………………… 123
- 3）必要な体位がとれない場合 ……… 123
- 4）肥満患者さんの場合 …………… 123
- 5）肺気腫を合併した患者さんの場合 ……………………………… 123
- 6）極度に痩せた患者さんの場合 …… 123

CONTENTS

PART III 実践編2（疑われる疾患に合わせて評価する）

鈴木真事

1 ▶ 胸痛を伴い冠動脈疾患を疑う場合 ———— 126
- 1）心エコー検査の方針 ……………… 126
- 2）心筋梗塞を疑う場合 ……………… 127
- 3）狭心症を疑う場合 ………………… 127
- 4）急性冠症候群とは ………………… 127

2 ▶ 胸痛を伴うが冠動脈疾患以外を疑う場合 ———— 128
- 1）急性大動脈解離を疑う場合の心エコー検査の方針 ……………… 128
- 2）肺血栓塞栓症を疑う場合の心エコー検査の方針 ……………… 129
- 3）心膜炎を疑う場合 ………………… 131
- 4）心筋炎を疑う場合 ………………… 131

3 ▶ 心不全を疑う場合 ———— 132
- 1）心エコー検査の方針1 ……………… 132
- 2）心エコー検査の方針2 ……………… 132

4 ▶ 不整脈を伴っている場合 ———— 134
- 1）心房細動の場合の心エコー検査の方針 ……………… 134
- 2）心室性期外収縮が頻発している場合の心エコー検査の方針 ……………… 135

5 ▶ 心雑音を伴う場合 ———— 136
- 1）僧帽弁狭窄症の心エコー検査の方針 ……………… 136
- 2）僧帽弁閉鎖不全症の心エコー検査の方針 ……………… 137
- 3）大動脈弁狭窄症の心エコー検査の方針 ……………… 139
- 4）大動脈弁閉鎖不全症の心エコー検査の方針 ……………… 140
- 5）心房中隔欠損症の心エコー検査の方針 ……………… 142
- 6）心室中隔欠損症の心エコー検査の方針 ……………… 143

PART IV 応用編

鈴木真事

1 ▶ 左室収縮能が正常なのに心不全がある場合 ———— 146
- 心不全を診断するための心エコー検査の方針 ……………… 146

2 ▶ 三尖弁逆流を連続波ドプラで評価する意義 ———— 148
- 心エコー検査の方針 ……………… 148

3 ▶ 心筋梗塞の合併症の見方 ———— 149
- 1）心室中隔穿孔（ventricular septal perforation：VSP） ……………… 149
- 2）乳頭筋断裂 ……………… 150
- 3）左室自由壁破裂 ……………… 150
- 4）仮性心室瘤 ……………… 151

4 ▶ 心エコー検査なしでは診断できない疾患 ───── 152
1）感染性心内膜炎 ……………… 152
2）左房粘液腫 ……………… 152
3）心腔内血栓 ……………… 153
4）心膜液貯留 ……………… 154

5 ▶ 救急時に心エコーをするときの注意点 ───── 155
1）救急外来での患者の体位 ………… 155
2）心不全での心エコー ……………… 155

■ 索引 ─────────────────────────── 156
■ 執筆者プロフィール ─────────────────── 158

■ 注 意

本書に記載されている内容に関しては，発行時点における最新の情報に基づき，正確を期するよう，執筆者ならびに出版社はそれぞれ最善の努力を払っております．しかし，医学，医療の進歩により，記載された内容が正確かつ完全ではなくなる場合もございます．

従って，実際の診断法・治療法で，熟知していないあるいは汎用されていない新薬をはじめとする医薬品の使用，検査の測定および判読にあたっては，まず医薬品添付文書や機器および試薬の説明書で確認され，また処置技術に関しては充分考慮されたうえで，常に細心の注意を払われるようお願いいたします．

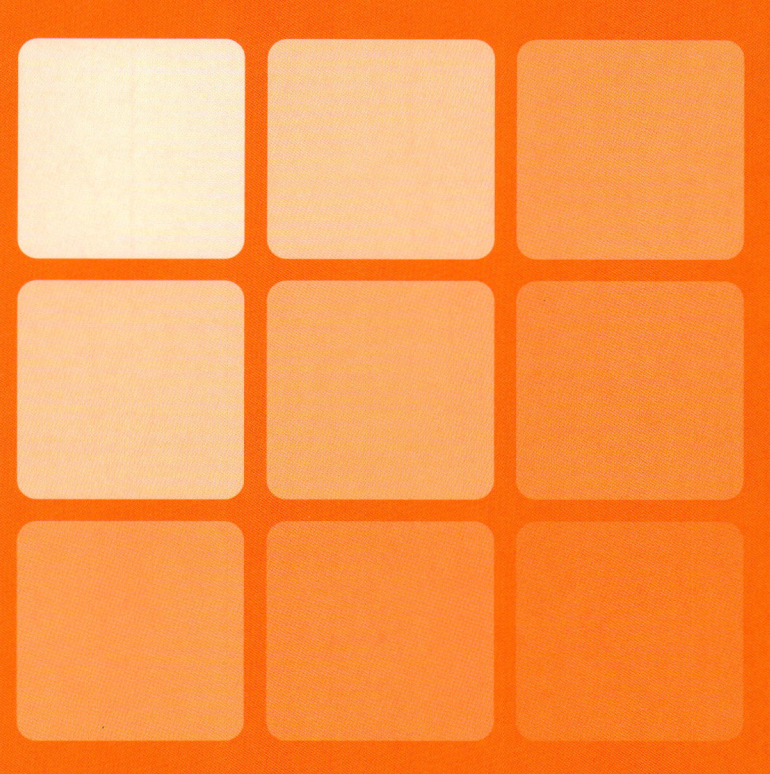

PART I
基礎編

杉山祐公

1 ● 心エコー法の基礎 …………………………………… 12

2 ● 心エコー検査の必要性 ……………………………… 14

3 ● 心エコー法の種類 …………………………………… 15

4 ● 断層心エコー法 ……………………………………… 23

5 ● Mモード法 …………………………………………… 36

6 ● ドプラ法 ……………………………………………… 40

PART I 基礎編

1 心エコー法の基礎

* 心エコー装置を使用して探触子を胸壁にあてると，動いている心臓を描出することが可能です．ここでは超音波の特性と超音波診断装置の原理に関して簡単に述べます．
心エコー検査を行ううえで，心エコー法の基礎を理解しておくことは大切です．

1 超音波とは

人間が聞くことのできる可聴域の周波数は20 Hzから20 KHzで，超音波診断装置の周波数は2～30 MHzです．経胸壁心エコー検査では2～5 MHzの周波数を使用しています．

超音波は，物理的には光や電波と同様に「波」です．**超音波には，体内を伝播し体内で反射する特性があり，この特性を利用して体外から体内の情報を得ることが可能となります．**超音波の音速は，伝播する媒体により異なりますが（ポイント 媒体による音速の違い），音速・波長・周波数の間には「音速＝波長×周波数」の関係が成り立ちます（ポイント 音速・波長・周波数の関係）．

ポイント 媒体による音速の違い

媒体	音速（m/秒）
空気	350
血液	1,570
脂肪	1,450
軟部組織（平均）	1,530
頭蓋骨	4,080
水	1,480

ポイント 音速・波長・周波数の関係

音速（C）＝波長（λ）×周波数（f）
 C ＝1秒間に波が進む距離
 λ ＝波の山（谷）から山（谷）までの長さ
 f ＝1秒間の波の数

2 超音波診断装置の原理

体表にあてた探触子の先端には多数の振動子があり，きわめて短い時間で超音波が生体内に発信されます．**超音波は，生体内を伝播し組織や臓器の境界面で反射が起こり，エコーとして元の探触子で受信され画像となります．**心エコー法の断層像の場合，超音波画像は扇型に表示されますが，これは電子セクター走査法（図1）によって，超音波を扇型に走査しているためです．

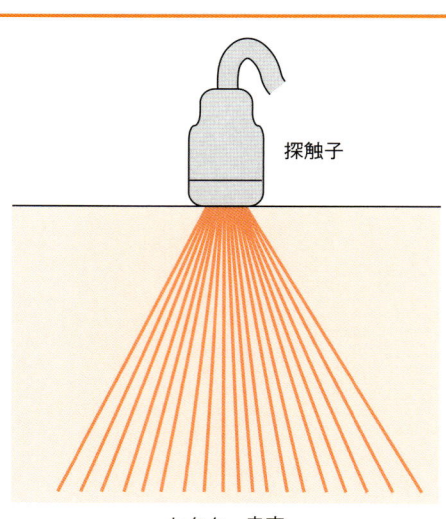

セクター走査

図1 電子セクター走査法
電子走査のため探触子自体は動かさずに，超音波ビームを扇型に走査している

● 振動子素子の超音波が合成され，ビームになる

心エコー検査で用いる探触子には多数の振動子素子が並んで配列しています．この振動子素子を端から順に少しずつ遅らせて振動させると，各振動子素子から発射された超音波が合成され，ある一定の角度（θ）の方向へ直進する超音波ビームとなります（図2）．

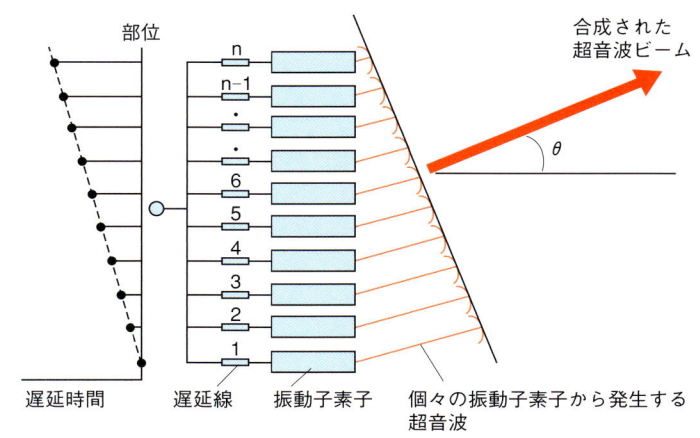

図2　電子セクター走査法のしくみ
（文献1より引用改変）

● 超音波の波長は画質に影響する

生体の軟部組織の音速は約1,530 m/秒であり，周波数3.5 MHzの探触子を使用した場合，波長は0.44 mmとなります．超音波を発信してから受信するまでの時間を計れば各組織までの距離がわかります．波長は，超音波画像の画質に影響する重要な因子であり，**周波数が高く波長が短いほど画質は向上します．**しかし周波数が高く波長が短いと，伝播中の減衰が大きくなり，超音波が遠くまで到達しにくく，深部の観察は困難となります．

● 距離分解能と方位分解能

得られた画像を理解するにあたって分解能を知っておく必要があります．これは超音波によってものを細かく映し出す能力のことで，超音波ビーム軸上の2点を識別する縦方向の能力（距離分解能）と，これに垂直な2点を識別する横方向の能力（方位分解能）とに分けられます（図3）．周波数3.5 MHzの探触子を使用し観察深度5〜10 cmの場合，距離分解能は1 mm，方位分解能は2 mm程度であると言われています．

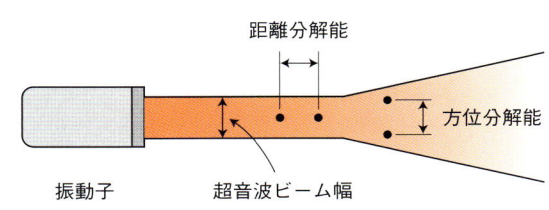

図3　距離分解能と方位分解能

文献
1）五島雄一郎 他：「心エコーのABC」．中山書店，p32，1995

PART I 基礎編

2 心エコー検査の必要性

> * 循環器疾患の診断において，心エコー検査は心電図に次いで重要な検査法です．心エコー装置があればいつでも施行でき，疑問があればくり返して行うことも可能です．心エコー検査から得られる情報量は多く，ぜひ習得しておきたい検査法の1つです．

1 なぜ心エコー検査をするか

心エコー検査は，心臓の形態や機能および血流情報を非侵襲的かつ短時間で得ることができるため，循環器疾患においては，ほぼ必須の検査法となっています．

人体への悪影響はなく，時間や場所を選ばず，くり返して行うことで病態の変化を把握することが可能です．また，身体所見は重要であり，心エコー検査を行う前には必ず胸部の聴診を行い，日頃から聴診所見と心エコー所見とを照らし合わせる習慣を身に付けることも大切です．

2 心エコー検査で何がわかるか

● 心臓疾患

心臓疾患は便宜的に心内膜疾患，心筋疾患，心膜疾患および先天性心疾患に分けることができます（表）．心エコー検査により得られる情報量は多く，心臓疾患全般の診断に大いに役立っています．代表的な疾患を表に示しますが，心内膜疾患としての弁膜症や感染性心内膜炎，心筋疾患としての心筋梗塞・心筋炎・心筋症，心膜疾患としての心膜炎，および先天性心疾患の診断などに有用です．

● 大血管疾患

心臓に続く大血管疾患に対しても診断能力は高く，急性大動脈解離におけるフラップの描出，肺動脈血栓塞栓症における主肺動脈内血栓の有無などを知ることもできます（表）．

表 心エコー検査でわかる疾患

疾患部位	分類	疾患名
心臓疾患	心内膜疾患	心臓弁膜症
		感染性心内膜炎
	心筋疾患	特発性心筋症（拡張型，肥大型）
		虚血性心臓病
		心筋炎
		二次性心筋症
	心膜疾患	急性心膜炎（心タンポナーデ）
		慢性心膜炎
		収縮性心膜炎
	先天性心疾患	心房中隔欠損症
		心室中隔欠損症
		動脈管開存症
大血管疾患	大動脈疾患	大動脈解離
		大動脈瘤
	肺動脈疾患	肺動脈塞栓
		肺動脈瘤

● 心エコー検査の利点

心エコー検査の有用性は形態診断にとどまらず，その**最大の利点は，動いている心臓をリアルタイムに観察できる**ことです．この利点を利用して，心機能の代表的指標である左室駆出率（ejection fraction：EF）を簡便に求めることができます．また，ドプラ法を用いることにより，心内圧の推定が可能であり，日常臨床においても三尖弁逆流の圧較差から収縮期肺動脈圧の推定を行い，肺高血圧症の診断に役立てています．

PART I 基礎編

3 心エコー法の種類

> * 心エコー法は，①断層法，②Mモード法，③ドプラ法の3つを柱としています．このうちドプラ法はパルスドプラ法，連続波ドプラ法，カラードプラ法に分けられます（表1）．

表1 心エコー法の種類と評価項目

断層法
- 心腔の大きさ，心筋の厚さ
- 弁の形態
- 壁運動異常の有無
- 心膜液の有無
- 血栓，疣贅，腫瘍の有無
- 大血管の構造異常

Mモード法
- 心腔の大きさ
- 心時相分析
- 心機能評価（収縮能：EF）

ドプラ法

パルスドプラ法
- 心機能評価（収縮能，拡張能）
- 血流速測定

連続波ドプラ法
- 心内圧の推定
- 重症度評価（圧較差の測定）
- 弁口面積

カラードプラ法
- 異常血流のスクリーニング
- 狭窄や逆流血流の有無
- 短絡血流の有無

1 断層法

断層法は心エコー診断の中心であり，**動画像からリアルタイムに心臓の形態と機能を知ることができます**．アプローチの方法（図1）としては，傍胸骨アプローチと心尖部アプローチが主に用いられますが，他にも肋骨弓下アプローチ，胸骨上窩アプローチ，胸骨右縁アプローチなどがあり，疾患や患者の状態に応じて使い分けます．各アプローチに適した被検者の体位と注意点を示します（表2）．断層法では主に，①心腔拡大や心筋肥大，②弁形態，③心機能や壁運動異常，④心膜液の有無，⑤血栓・疣贅・腫瘍の有無，⑥大血管の構造異常などを評価します．通常の装置設定で描出不良の場合は，組織ハーモニックイメージング法（ 上達へのステップ ）を用いると心内膜面の同定が容易となり評価しやすくなります．

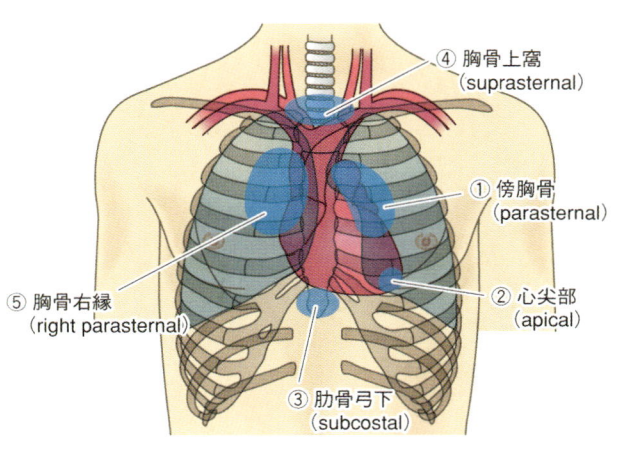

図1 主要なアプローチの部位

表2 各アプローチに適した体位と注意点

アプローチ	体位	注意点
傍胸骨 心尖部	左側臥位	必要に応じて呼気時または，吸気時に呼吸を止めて行う
肋骨弓下	仰臥位で膝を立てる	胸式呼吸下で記録すると腹壁が上昇しなくて記録しやすい
胸骨上窩	仰臥位	被検者の首を軽く後屈させた位置で行うと記録しやすい
胸骨右縁	右側臥位	必要に応じて呼気時または，吸気時に呼吸を止めて行う

上達へのステップ 【組織ハーモニックイメージング法の活用】

組織ハーモニックイメージング法は，超音波の基本波成分ではなく，2倍の周波数を持つ二次高調波成分を受信して，より高画質な画像を得るための手法です（図2）．
通常の心エコー法では記録不良例の場合，この方法を用いるとノイズが軽減し，心内膜面の同定が容易となり，壁運動評価がしやすくなります．

基本周波数による画像　　　組織ハーモニックイメージング法による画像

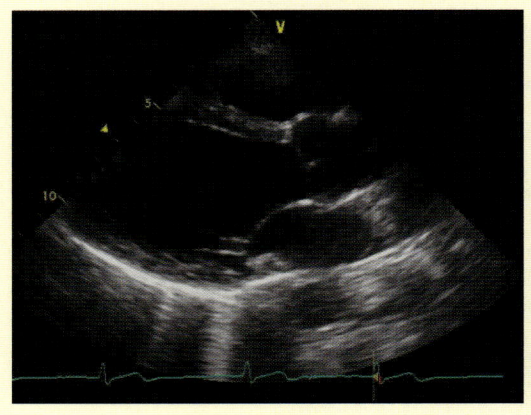
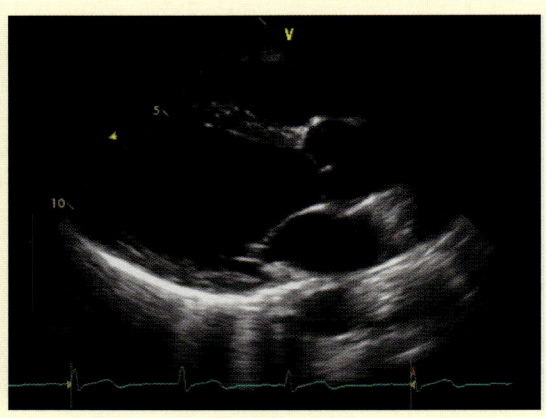

図2　組織ハーモニックイメージング法

2　Mモード法

　Mモード法は，心臓のように運動している臓器の場合に，目的部位が時間の変化でどのように動くかを表示するための方法です．Mモード心エコー図は，断層図上で，目的部位にMモードのカーソルをあて記録します．Mモード法では主に，①心腔の大きさ，②心時相分析，③心機能評価（EF）などを行います．

　Mモード法を用いて心腔の大きさを計測する場合，Mモードのカーソルが目的部位に対して垂直に入らず，斜め切りになると大きな誤差を生じます．このような場合は，断層図から心腔の大きさを計測しますが，最近の装置には任意方向でのMモード記録が可能な機種も登場しています（上達へのステップ ⓐ）．

　Mモード法は，心機能の代表的指標であるEFを求める際に，一次元の情報から左室を回転楕円体と仮定して三次元情報に置き換えているため，Mモードのカーソルから外れる部位に壁運動異常が存在します（例えば心室瘤があります）と誤差を生じます．このような場合には，断層図を用いたsingle plane area length法（上達へのステップ ⓑ）やmodified simpson法（上達へのステップ ⓒ），左室心内膜面の自動トレース機能を利用したauto EF法（上達へのステップ ⓓ），最近では三次元心エコー法（上達へのステップ ⓔ）などを利用してEFを求める方がよりよい方法となります．

　その他に，熟練者による肉眼的推定法（visual EF法）によりEFの測定を行うのもよい方法です．visual EF法の精度をあげるには，熟練者と一緒により多くの心エコー検査を行い訓練するのがよい方法です．

上達へのステップ

ⓐ 任意方向Mモード法（図3）

最近では斜め切りを修正（白線 → 赤線）できる任意方向のMモード記録が可能な装置も登場しています．

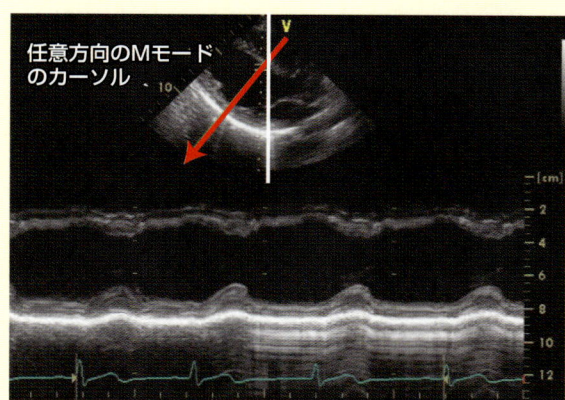

ⓑ single plane area length 法（図4）

心尖部二腔像もしくは心尖部四腔像を描出し，拡張末期と収縮末期で心内膜面をトレースしてEFを求めます．
心尖部断面が二腔もしくは四腔のどちらか1断面しか得られない場合に行います．
本例の場合：LVEF≒54%（図4 →）
（LVEF：left ventricular ejection fraction，左室駆出率）

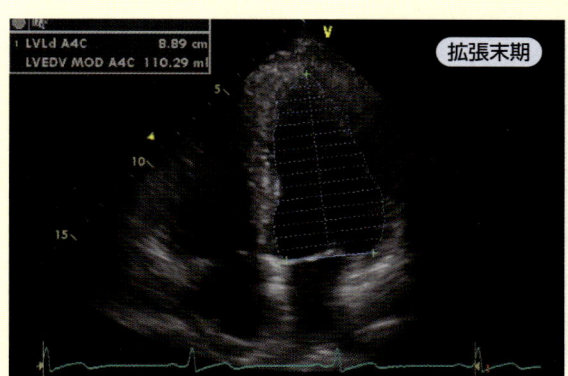 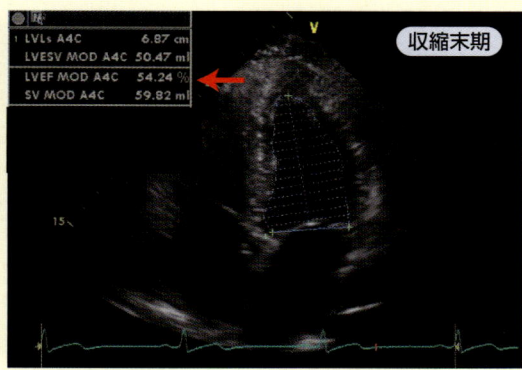

ⓒ modified simpson 法（図5）

心尖部二腔像と四腔像を描出し，それぞれにおいて，拡張末期と収縮末期で心内膜面をトレースしてEFを求めます．
single plane area length法よりも正確なEFが求められます．
本例の場合：LVEF≒57%（図5 →）

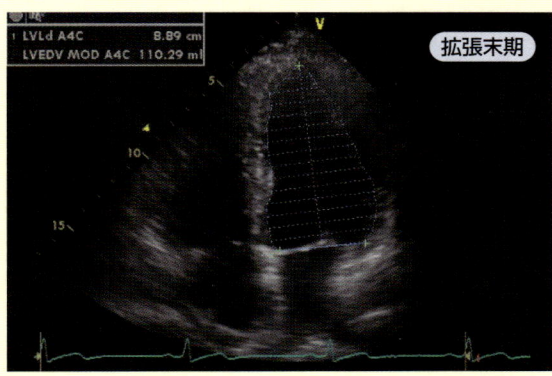 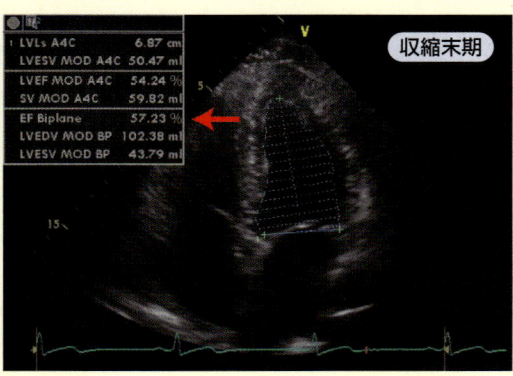

（次頁につづく）

(前頁のつづき)

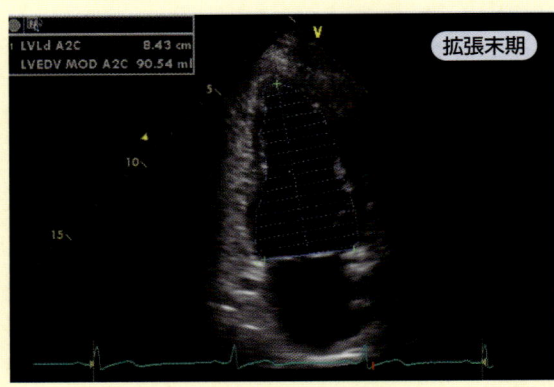
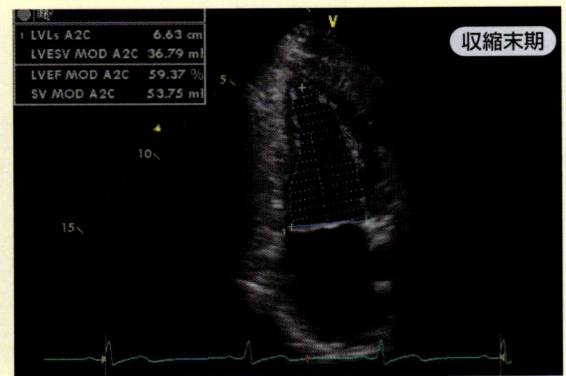

ⓓ auto EF 法（図6）

左室心内膜の自動トレース機能により，心周期に伴う容積変化曲線をリアルタイムに表示可能です．
心尖部二腔像または四腔像を描出しLVEFを計測します．
本例の場合：LVEF≒57%（図6 →）

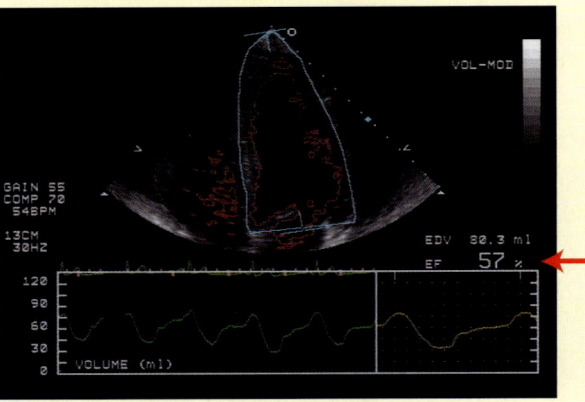

ⓔ 三次元心エコー図（図7）

三次元探触子を用いてEFを求める．三次元画像の動画記録も可能です．
本例の場合：LVEF≒76%（図7 →）

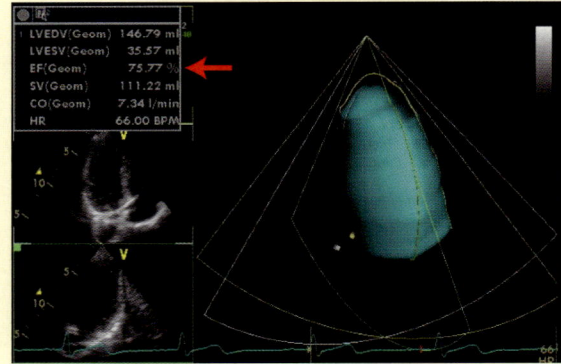

3 ドプラ法

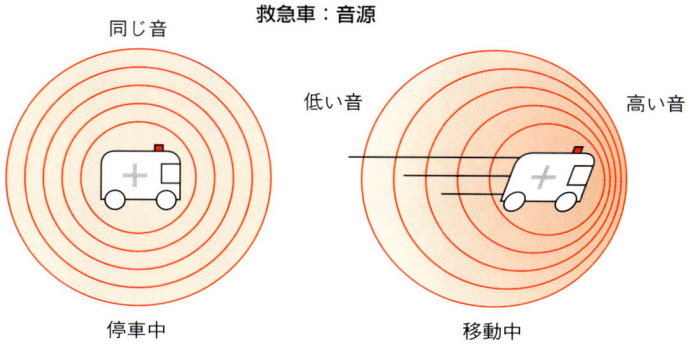

図8 ドプラ効果
音を出している物が，近づいてくるか遠ざかるかで音の高さが変わる現象．ドプラ効果は，救急車のサイレンが近づいてくるときは高い音に，遠ざかるときには低い音に聞こえる現象です

ドプラ法とは，心臓の中を流れる血流に超音波をあて，反射してくる超音波のドプラ効果（図8）により血流の方向と速度を調べる方法です．血流に超音波をあてた場合の音源は主に赤血球であり，その音源である赤血球からの反射信号により，血流の方向と移動速度を知ることができます．ドプラ法では主に，①心機能評価，②異常血流の検出，③心内圧の推定と重症度評価，④弁口面積の計測，などが可能です．ドプラ法には，パルスドプラ法，連続波ドプラ法，カラードプラ法があり，それぞれ目的に応じて使い分けます（表3）．

表3 ドプラ法の種類と特徴

ドプラ法の種類	特徴
パルスドプラ法	・超音波ビーム軸上の特定の部位（サンプルボリューム）の血流速度を表示 ・記録速度に限界があるため異常高速血流（弁狭窄・逆流・短絡血流）の測定は不可能 ・左室流入血流や左室駆出血流パターンの解析などに用いる ・ある一定の間隔でパルス波を送信し，次の送信までの間に同一の振動子で受信する（送信と受信は同一の振動子）
連続波ドプラ	・超音波ビーム軸上のすべての血流速度（遅い血流から速い血流まで）のうち最高血流速度が表示される ・記録速度に限界はなく狭窄・逆流・短絡血流などの異常高速血流の測定が可能 ・簡易ベルヌーイ式を用いて圧較差，心内圧の推定が可能 ・連続的に送信し，受信は別の振動子で行う（受信と送信は異なる振動子）
カラードプラ法	・断層図の上に血流速度情報（平均流速）をカラーで二次元表示 ・視覚的な血流の方向と速度情報である ・探触子に近づく血流は「赤」，遠ざかる血流は「青」で表示 ・正常な心内腔血流は「赤」「青」の色調が中心で，異常な血流（弁狭窄，弁逆流）はモザイク血流となる ・弁逆流・弁狭窄・短絡血流の検出に役立つ

● パルスドプラ法

パルスドプラ法は，目的とする特定部位の血流速度を測定する方法です．しかし，目的部位の血流速度が速いと折り返し現象（p20，⚠注意 折り返し現象）を生じるため，高速血流の測定には不向きです．折り返し現象を生じた場合には，基線（ゼロシフト）をずらしたり，流速レンジを上げたりするなどの工夫が必要です（図9）．それでも流速が速く測定できない場合は，連続波ドプラ法を用います．

パルスドプラ法の手順としては，カラードプラを見ながら，測りたい流速の測定部位を決定し，その部位にサンプルボリュームを移動してパルスドプラ法を行います．サンプルボリュームのサイズが大きいと，血流信号は強くなりますが，ノイズも増えるため，通常は2〜3mm前後がよいでしょう．パルスドプラ法の記録時の注意点を表4に示します．

表4 ドプラ法記録時の注意点

パルスドプラ法および連続波ドプラ法（記録時の注意点）
① きれいな断層図を描出する
② カラードプラ法で血流を観察し，ビームと測定したい血流方向をできるだけ平行にする．角度補正を行う場合は入射角度が20°以下であれば誤差が少ない
③ 流速レンジやゼロシフトを上手に使い得られた血流速波形を画面に収める
④ ゲインとフィルターの調整を行う：血流のエンベロープがはっきりと見えるまでゲインをあげ，その後に低流速のノイズを除去するためにフィルターを用いる
⑤ 血流速度や時相を計測する

カラードプラ法（記録時の注意点）
① きれいな断層図を描出する
② カラードプラで観察したい部位と範囲を決める
③ カラードプラ法で血流を観察する際，ビーム方向に垂直な血流は色がつかない
④ ゲインとフィルターの調整を行う：カラーゲインを上げ，ノイズが入る少し前が適正ゲインです

⚠注意 **【折り返し現象（aliasing）】**
最大検出速度を超えた場合，見かけ上，反対方向に血流が表示される現象

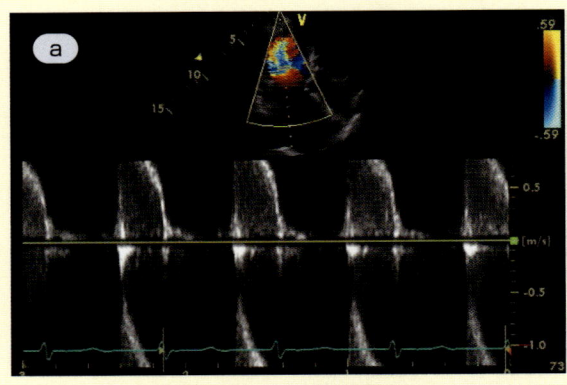
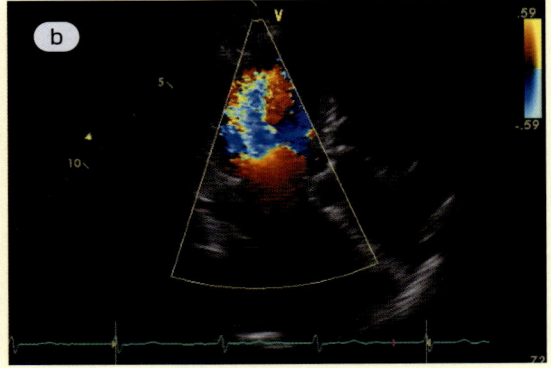
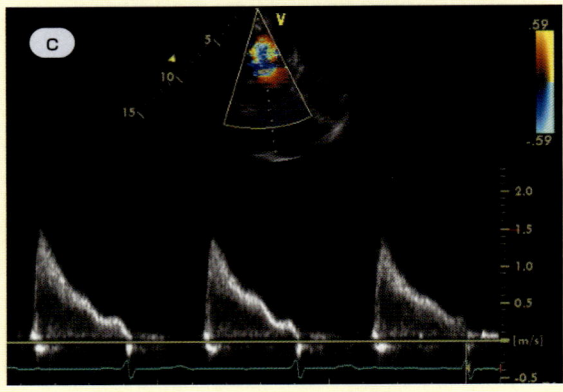

図9 折り返し現象
a) パルスドプラ法の折り返し現象：折り返し現象により，パルスドプラ波形の一部が基線よりもずっと下方に表示されている
b) カラードプラ法の折り返し現象：折り返し現象により，左室流入血流のカラードプラが中心部で青色に変化している
c) パルスドプラ法：調整後

● 連続波ドプラ法

　連続波ドプラ法は，パルスドプラ法のように測定可能な最高流速の制限がなく，高速血流の記録に適しています．しかし，パルスドプラ法と異なり，超音波ビーム軸（カーソル）上のすべての部位での血流速度を表示しているため，得られた波形がビーム軸上のどの部位から反射した信号であるかを区別できません．ビーム軸上にあるサンプルのような印は，フォーカスの深さであり，流速の表示部位を示すものではありません．パルスドプラ法が送信と受信を同一の振動子で行っているのに対し，連続波ドプラ法では送受信を異なる2つの振動子で行っています（⚠注意 パルスドプラ法と連続波ドプラ法の違い）．連続波ドプラ法の記録時の注意点を表4に示します．連続波ドプラ法を用いると，非観血的に心内圧の推定が可能です．心内圧を推定

する際には，簡易ベルヌーイの式を用います（ポイント 簡易ベルヌーイの式）．ここでは臨床でよく用いられる，三尖弁逆流の最高流速から肺動脈収縮期圧の求め方を示します（図10）．通常，右房圧は10 mmHgと仮定しますが，下大静脈径と呼吸性変動の有無により適時補正する必要があります（ポイント 下大静脈径と呼吸性変動からみた右房圧の推定）．

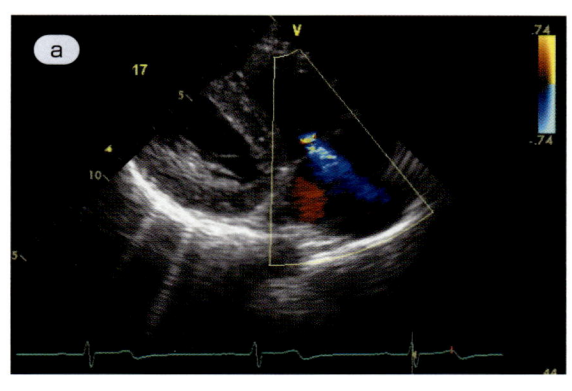 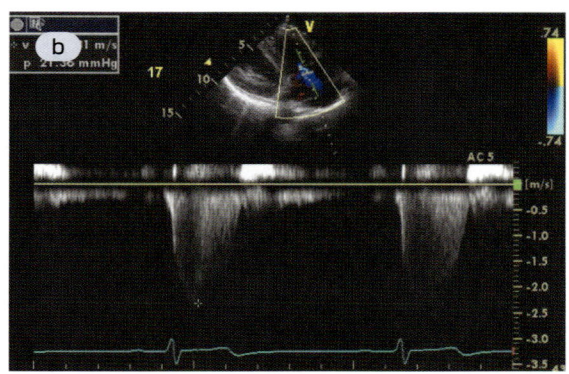

図10 三尖弁逆流から肺動脈収縮期圧の推定法
a）カラードプラ法による三尖弁逆流の描出
b）aと同部位での連続波ドプラ法による描出
肺動脈収縮期圧＝右室－右房間圧較差＋10 mmHg（右房圧を10 mmHgと推定）
　　　　　　　＝$4V^2$＋10 mmHg
　V：連続波ドプラ法で得られた三尖弁逆流の最大流速（m/秒）
ただし肺動脈弁狭窄がないことが前提であり，右室収縮期圧と肺動脈収縮期圧とが等しいと仮定しています．
本例の場合：推定の肺動脈収縮期圧＝$4×2.3^2$＋10≒31 mmHg

⚠️ **注意** 【パルスドプラ法と連続波ドプラ法の違い】
パルスドプラ法は送信と受信を同一の振動子で行っているのに対して，連続波ドプラ法では異なる振動子で行っています．

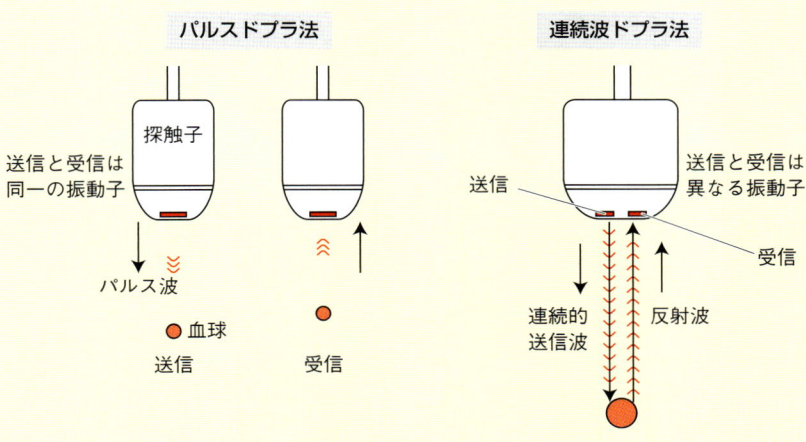

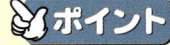 【簡易ベルヌーイの式】
　　圧較差（mmHg）＝$4V^2$
　　　V：連続波ドプラ法で得られた最大流速（m/秒）
　　　4：4という係数は経験的に導き出された数値です

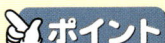 【下大静脈径と呼吸性変動からみた右房圧の推定】

呼吸性変動	あり		なし	
下大静脈径（mm）	<20	≧20	<20	≧20
推定右房圧（mmHg）	10	15	15	20

呼吸性変動を認める場合，下大静脈は吸気時に内径が狭小化し，呼気時に増大します．

カラードプラ法

カラードプラ法は，断層画像上に**心腔内血流をカラー表示**したものです．カラー表示は，探触子に向かってくる血流は赤色に表示され，探触子から遠ざかる血流は青色に表示されます．また，速い血流ほど明るく，遅い血流ほど暗く表示されます．通常のカラードプラ法では，心腔内の平均血流速度が，0.6～0.7 m/秒までは折り返し現象が起こらずに観察できるように設定されています．カラードプラ法で，折り返し現象を生じた高速血流は，赤と青が反対になった表示（探触子に向かう血流が青色，探触子から遠ざかる血流が赤色）のカラーシグナルとして検出されます（p20, ⚠注意 折り返し現象参照）．カラードプラ法の表示法は，速度分散表示（図11）が一般的です．血流の乱れ（分散）がある部位では，赤色や青色に加えて黄緑色が混ざり合ったモザイク状に表示されます．このモザイクエコーを認めた場合は，狭窄・逆流・シャント疾患などの存在が疑われ，注意が必要です．カラードプラ法の記録時の注意点を表4に示します．

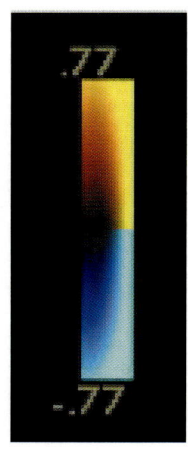

図11　速度分散表示
カラーマップは速度分散表示で表現するのが一般的です．
「速度」は，向かってくる血流を赤，遠ざかる血流を青で表します．
「分散」は，乱流成分であり，黄色は向かってくる方向の乱流成分，
緑色は遠ざかる方向の乱流を表しています．

その他のドプラ法

元来，ドプラ法は心腔内血流の方向や速度を表示するための方法ですが，最近では心臓の構造物自体にパルスドプラのサンプルをあて，組織の動きの方向や速度を測定することが可能となり，組織ドプラ法（ 👉 上達へのステップ ）と呼ばれています．臨床的には心尖部四腔断層図で僧帽弁輪部にサンプルを置き，僧帽弁輪部の拡張早期波（E'）を求めることで左室拡張機能の評価に応用されています．

👉 上達へのステップ

左室拡張機能の評価は，心尖部四腔断面で僧帽弁輪部にサンプルを置き，僧帽弁輪部の拡張早期波（E'）を求めます．
パルスドプラ波形は，探触子に向かう収縮期成分は基線より上向きに，遠ざかる拡張期成分は下向きに表示されます（図12）．
E'≦5 cm/秒の場合に拡張障害が示唆されます．
本例の場合：E'≒15 cm/秒と正常です．

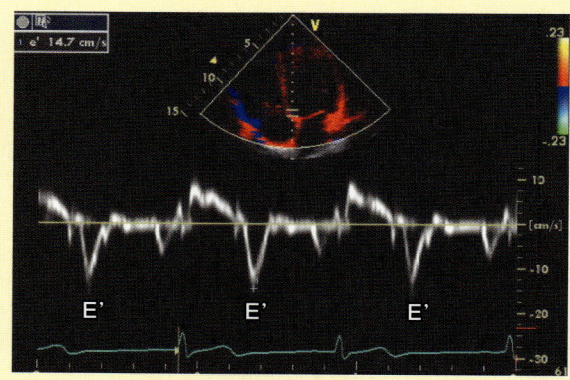

図12　組織ドプラ法

PART I 基礎編

4 断層心エコー法

＊断層心エコー法は，心エコー検査の中心的役割を担っています．ここでは，断層心エコー図を得るためのアプローチの方法と基本断面に関して述べます〔p15，I-3-図1，表1〕．探触子の持ち方は，マーカーのある方に親指を合わせて持つのが基本です．探触子の位置と各断層図の一覧[1]を参考にして，断層心エコー法を実際の臨床の場で役立ててください（p34,図22）．画像の表示方法は，日本超音波医学会による方法が一般的で，心臓の長軸断面では心基部が記録画面の右側に心尖部が左側になるように表示し，短軸断面では被検者の左が記録画面の右側になるように表示します．

表1　断層心エコーの主な断面

傍胸骨アプローチ	
・左室長軸断層図	
・左室短軸断層図（大動脈弁レベル，僧帽弁レベル，乳頭筋レベル，心尖部レベル）	
・右室流入路断層図	
・右室流出路断層図	
心尖部アプローチ	**胸骨上窩アプローチ**
・心尖部左室長軸断層図	・胸骨上窩長軸断層図
・心尖部二腔断層図	
・心尖部四腔断層図	
肋骨弓下アプローチ	**胸骨右縁アプローチ**
・肋骨弓下矢状断層図	・胸骨右縁断層図
・肋骨弓下四腔断層図	
・肋骨弓下左室短軸断層図	

1　傍胸骨アプローチ

● 左室長軸断層図

正常例の左室長軸断面では，大動脈，大動脈弁，僧帽弁，腱索，乳頭筋，左房，右室腔，左室腔，心室中隔，左室後壁などが描出されます（図1）．

左室長軸断層図の記録方法と注意点として，下記があげられます．
① 胸骨左縁第3または第4肋間に探触子を置く
② 最も見やすい（きれいな）画像が出る肋間で記録する
③ 第5肋間などの低位肋間で記録すると，心尖方向は見やすくなるが，左室Mモード施行時に斜め切りとなりやすいため，なるべく高位肋間で記録する

左室長軸断面の正中部から探触子を上方へ向けると，前交連側の僧帽弁・腱索・前外側乳頭筋などが観察でき，探触子を下方へ向けると，後交連側の僧帽弁・腱索・後内側乳頭筋などが観察できます（図2）．

4 断層心エコー法

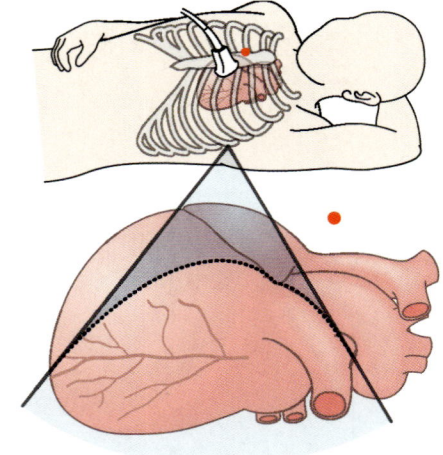
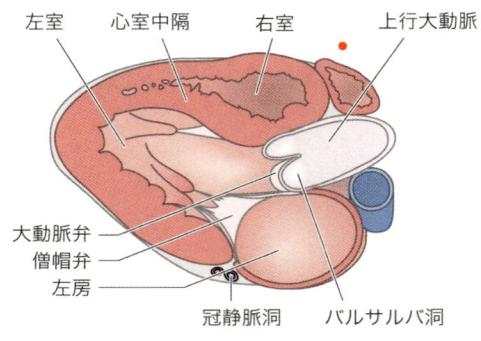

図1 左室長軸断層図の断面

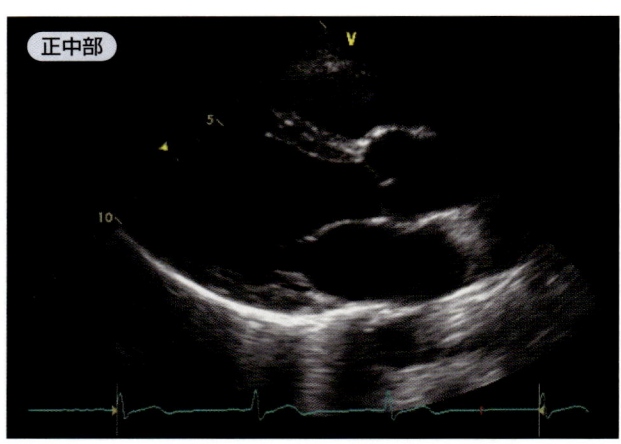

正中部

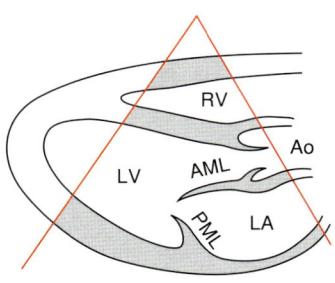

AML : anterior mitral leaflet，僧帽弁前尖
Ao : aorta，大動脈
LA : left atrium，左房
LV : left ventricule，左心室
PML : posterior mitral leaflet，僧帽弁後尖
RV : right ventricule，右心室

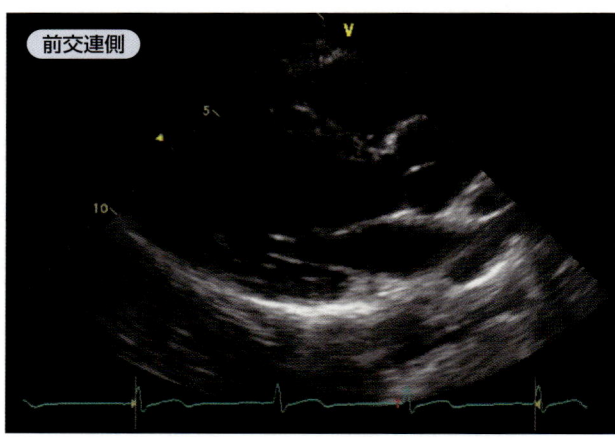

前交連側

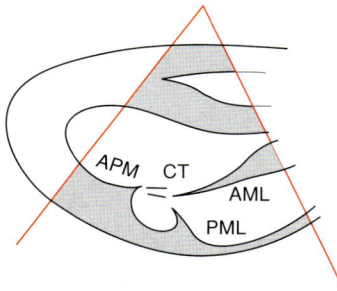

APM : anterior papillary muscle，前乳頭筋
CT : chorda tendone，腱索

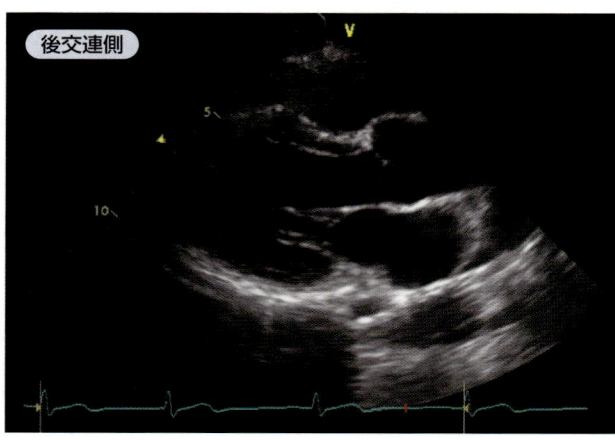

後交連側

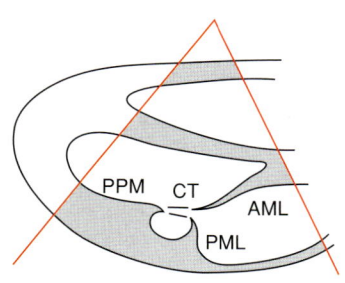

PPM : posterior papillary muscle，後乳頭筋

図2 左室長軸断層図

左室短軸断層図

左室短軸断層図は心臓の高さにより，a）大動脈弁レベル，b）僧帽弁レベル，c）腱索および乳頭筋レベル，d）心尖部レベルに分けられます（図3）．

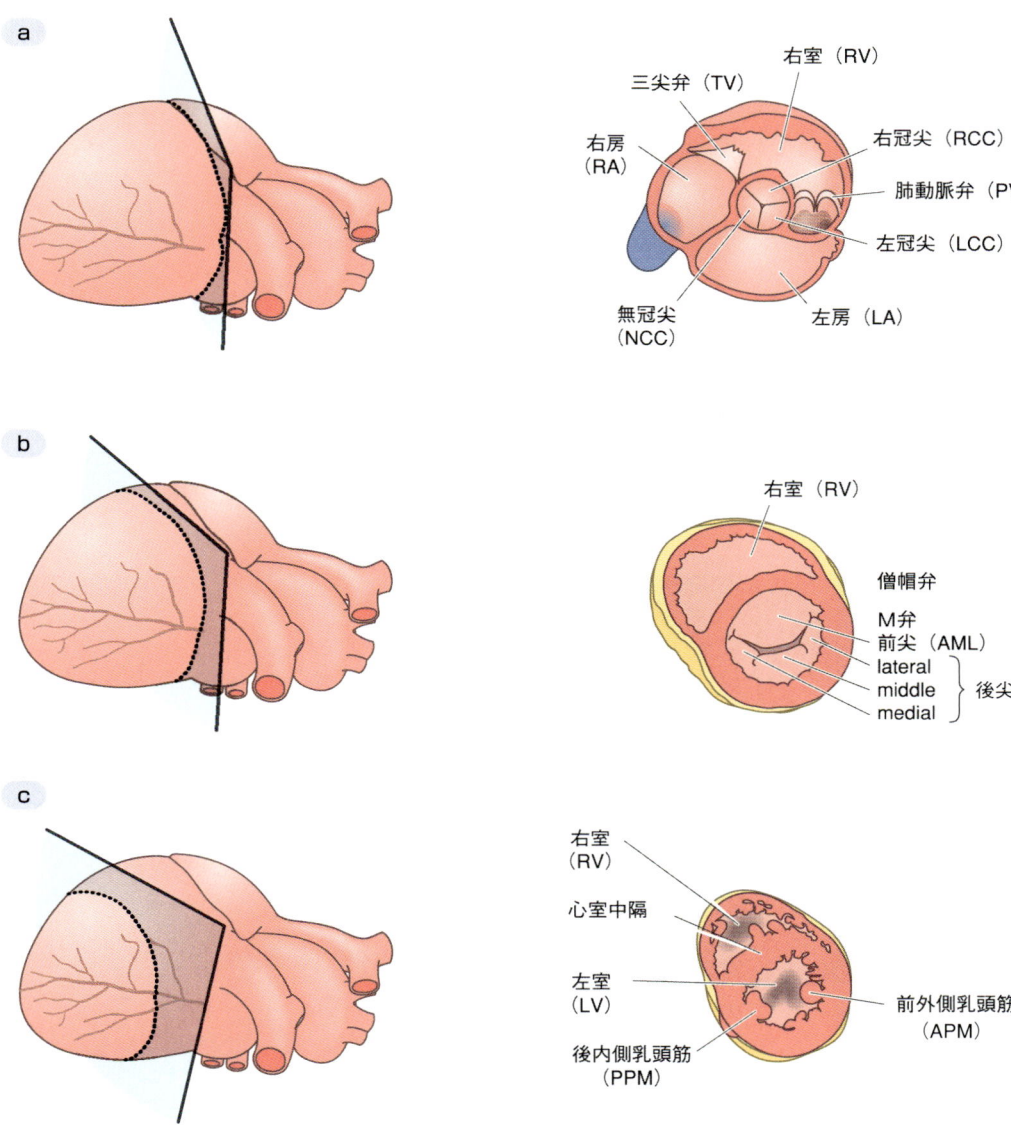

図3　左室短軸断層図の断層方向とその断面
　a）大動脈弁レベル，b）僧帽弁レベル，c）腱索および乳頭筋レベル，d）心尖部レベル

左室短軸断層図の記録方法と注意点として，下記があげられます．
① 胸骨左縁第3または第4肋間に探触子を置く
② 最もきれいな長軸断層図を描出してから探触子を90°時計方向に回転させる
③ 短軸断層図も最も見やすい（きれいな）画像が出る肋間で記録する
④ 乳頭筋レベル短軸像の左室が正円形で前外側乳頭筋と後内側乳頭筋が横に並ぶような画像を描出する
⑤ 左室が楕円形になる場合は，下位肋間で記録していることが多く，高位肋間から再度アプローチする

a）大動脈弁レベル

大動脈弁の右冠尖（RCC），左冠尖（LCC），無冠尖（NCC）の3尖が描出されます．他に左房（LA），右房（RA），三尖弁（TV），肺動脈（MPA），肺動脈弁（PV）などが観察できます（図4）．

b）僧帽弁レベル

大動脈弁レベルの短軸断面から探触子を少しずつ斜め外側下方に向けていくと，左室の輪切りの中央に僧帽弁が見えてきます（図5）．

c）腱索および乳頭筋レベル

僧帽弁レベルよりも探触子を外側下方に向けると，左室内腔の両側に何本かの腱索が見えてきます．さらに外側下方に探触子を向けると，画面の右側に前外側乳頭筋（APM）が，画面の左側に後内側乳頭筋（PPM）が描出されます（図6）．

d）心尖部レベル

乳頭筋レベルからさらに探触子を外側下方に向けると，乳頭筋が消えて心尖部レベルの左室短軸像が描出されます．この断面でも左室の斜め切りに注意し正円形となるように心掛けましょう（図7）．

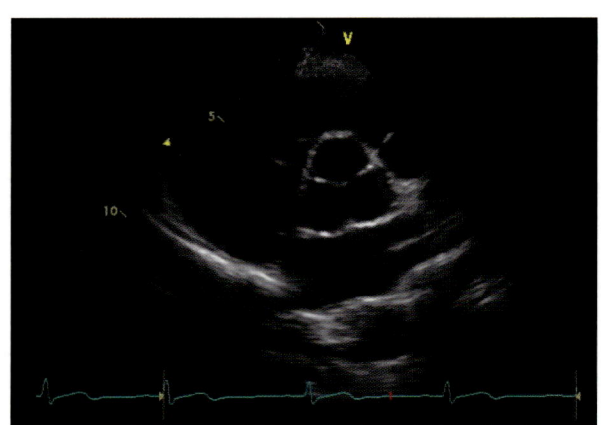 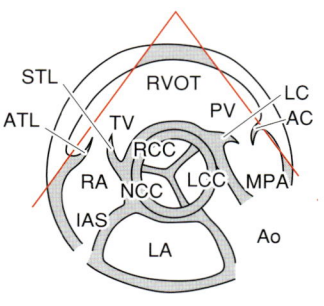

図4　左室短軸断層図（大動脈弁レベル）

AC	: anterior cusp of pulumonary valve，肺動脈前尖	NCC	: non-coronary cusp，無冠尖
Ao	: aorta，大動脈	PV	: pulmonary valve，肺動脈弁
ATL	: anterior tricuspid leaflet，三尖弁前尖	RA	: right atrium，右房
IAS	: interatrial septum，心房中隔	RCC	: right coronary cusp，右冠尖
LA	: left atrium，左房	RVOT	: right ventricular outflow tract，右室流出路
LC	: left cusp of pulmonary valve，肺動脈左尖	STL	: septal tricuspid leaflet，三尖弁中隔尖
LCC	: left coronary cusp，左冠尖	TV	: tricuspid valve，三尖弁
MPA	: main pulmonary artery，主肺動脈		

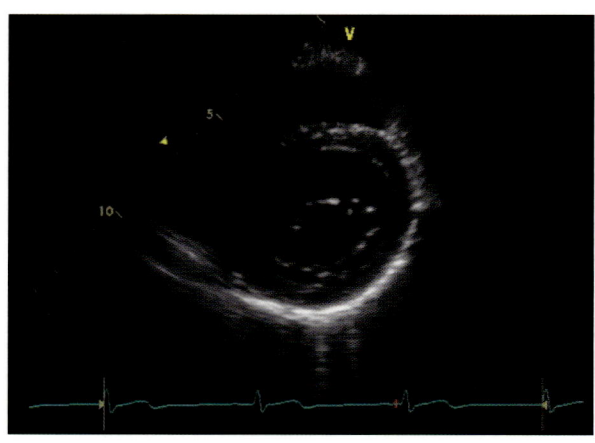 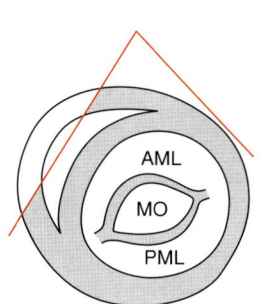

AML : anterior mitral leaflet，僧帽弁前尖
MO : mitral orifice，僧帽弁口
PML : posterior mitral leaflet，僧帽弁後尖

図5　左室短軸断層図（僧帽弁レベル）

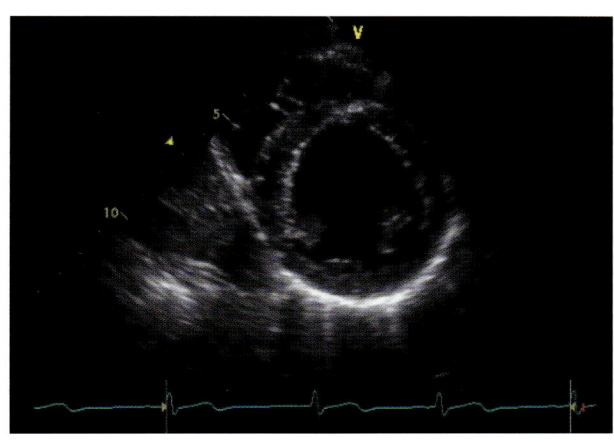
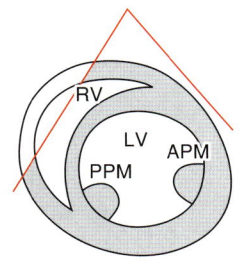

APM : anterior papillary muscle，前乳頭筋
LV : left ventricule，左心室
PPM : posterior papillary muscle，後乳頭筋
RV : right ventricule，右心室

図6　左室短軸断層図（乳頭筋レベル）

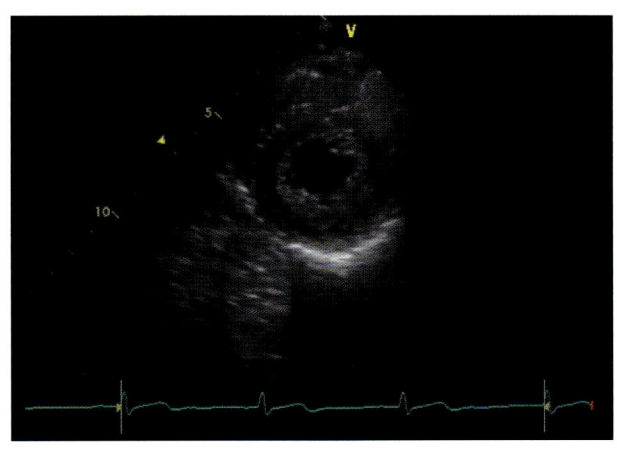
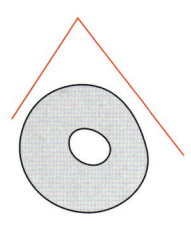

図7　左室短軸断層図（心尖部レベル）

● **右室流入路断層図**

　傍胸骨左室長軸断面を描出した後，その位置で探触子をやや大きく内側下方に向けると描出できます．この断面では右室，右房，三尖弁が観察できます（図8）．この断面は三尖弁疾患の診断には必須です．

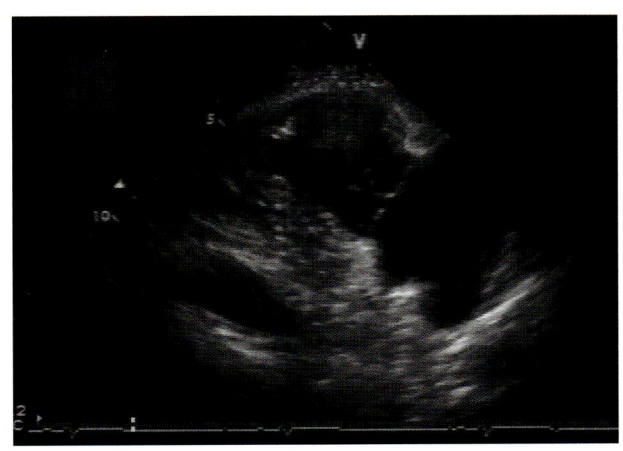
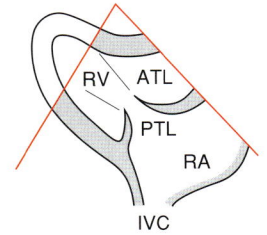

ATL : anterior tricuspid leaflet，三尖弁前尖
IVC : inferior vena cava，下大静脈
PTL : posterior tricuspid leaflet，三尖弁後尖
RA : right atrium，右房
RV : right ventricule，右心室

図8　右室流入路断層図

● **右室流出路断層図**

　大動脈弁レベルの短軸断面を描出した後，探触子をわずかに反時計方向に回転させながら外側に向けると描出できます．この断面では右室流出路（RVOT），肺動脈弁（PV），主肺動脈が観察できます（図9）．描出しにくい場合は肋間を上げて記録するとよいです．この断面は肺動脈および肺動脈弁疾患の診断には必須です．

4 断層心エコー法

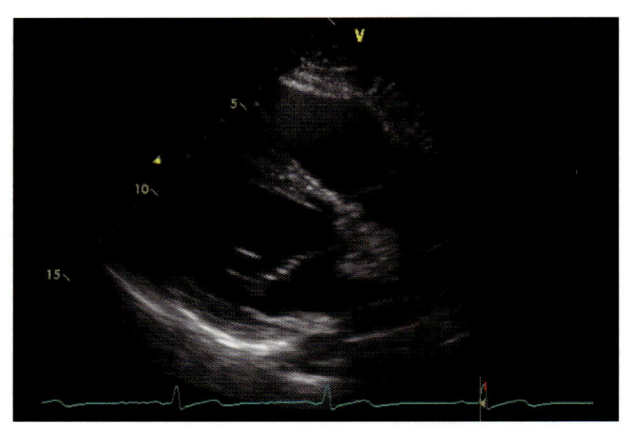
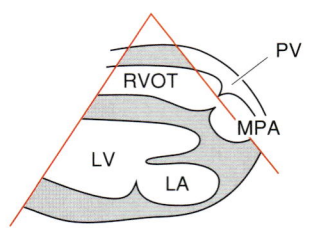

LA ： left atrium, 左房
LV ： left ventricule, 左心室
MPA ： main pulmonary artery, 主肺動脈
PV ： pulmonary valve, 肺動脈弁
RVOT ： right ventricular outflow tract, 右室流出路

図9　右室流出路断層図

2　心尖部アプローチ

　被検者を左側臥位から少し仰臥位に戻すと記録しやすいです．心尖部アプローチで得られる断層図には，a）心尖部四腔断層図，b）心尖部二腔断層図，c）心尖部左室長軸断層図があります．各断面の位置関係を図に示します（図10）．

　心尖部アプローチの記録方法と注意点として，下記があげられます．
① 心尖部に探触子を置く
② 心尖部の位置には個人差があるが，心尖拍動を触知できる例ではその部位に探触子をあてると記録が容易である
③ 心尖部が扇型画面の頂点にくるように心掛ける
④ やせ型の人は立位心である場合が多く心尖部が内側（胸骨側）に，肥満型の人は横位心である場合が多く心尖部が外側（腋窩側）にあることが多い

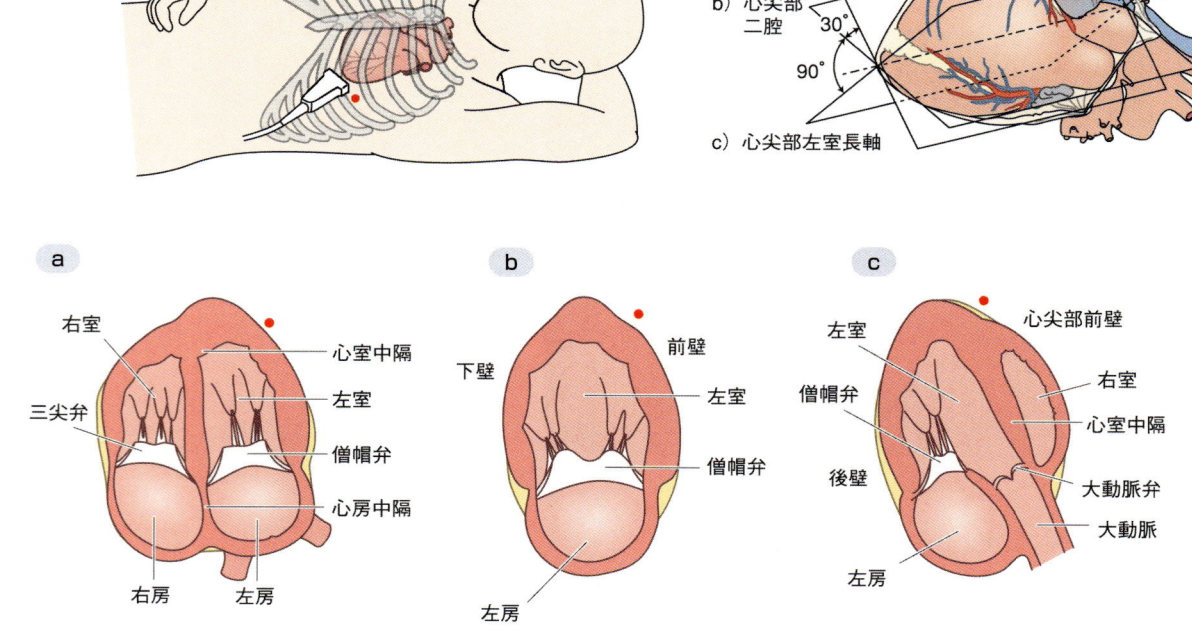

図10　心尖部アプローチの各断面の位置関係とその断面
a）心尖部四腔，b）心尖部二腔，c）心尖部左室長軸断面の相互の位置関係を示す

● 心尖部左室長軸断層図

　心尖部左室長軸断層図は，探触子を心尖部にあて，傍胸骨アプローチの左室長軸断層をイメージしながら描出します．左房，左室，大動脈（Ao）が描出され心尖部が明瞭に観察できます（図11）．この断面は，心室中隔，心尖部，左室後壁などの壁運動を評価するのに適しています．

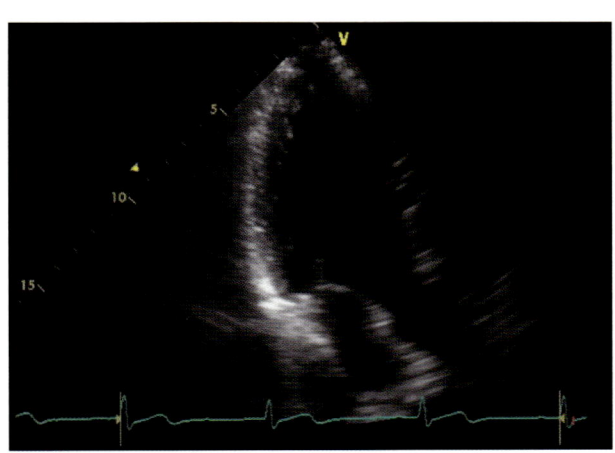 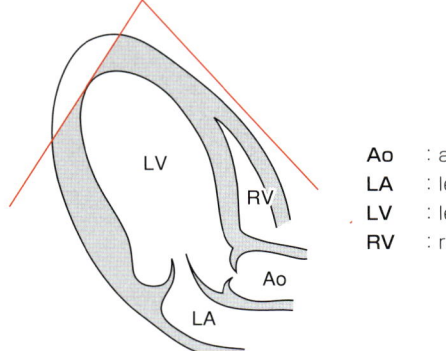

Ao ： aorta，大動脈
LA ： left atrium，左房
LV ： left ventricule，左心室
RV ： right ventricule，右心室

図11　心尖部左室長軸断層図

● 心尖部左室二腔断層図

　心尖部左室二腔断層図は，心尖部左室長軸断層図を描出してから探触子を時計方向に約90°回転させると描出できますが，初心者には比較的難しいです（図12）．この断面は，左室前壁，心尖部，左室下壁などの壁運動を評価するのに適しています．

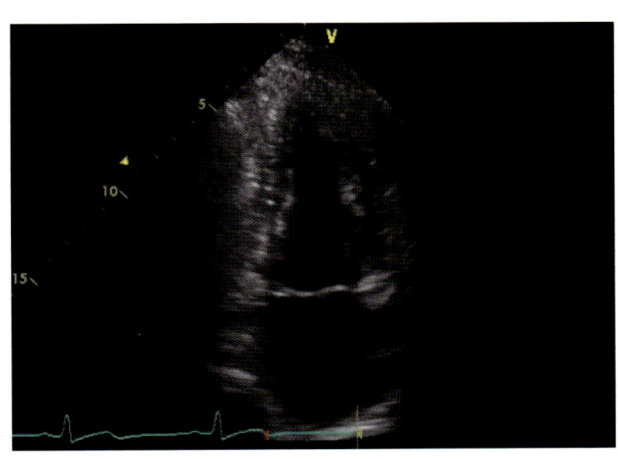 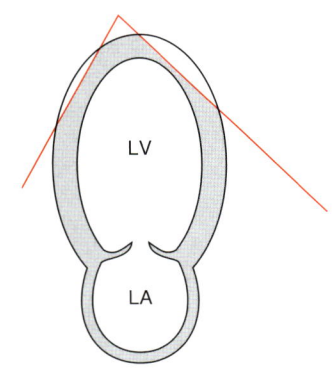

図12　心尖部二腔断層図

● 心尖部四腔断層図

　心尖部四腔断層図は，心尖部二腔断層図を描出してから探触子をさらに時計方法へ約30°回転させると描出できます．4つの心腔（右房，右室，左房，左室）を同時に描出できるため，各心腔の大きさとバランスを観察しましょう（図13）．この断面は，心室中隔，心尖部，左室側壁などの壁運動を評価するのに適しています．4つの心腔に加えて大動脈を同時に描出すると心尖部五腔断層図となります．

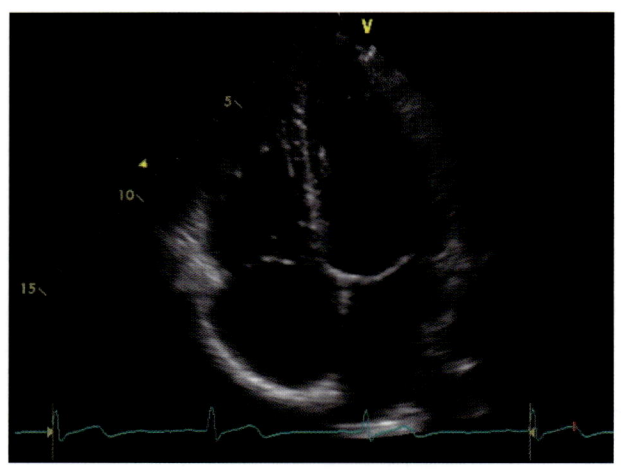
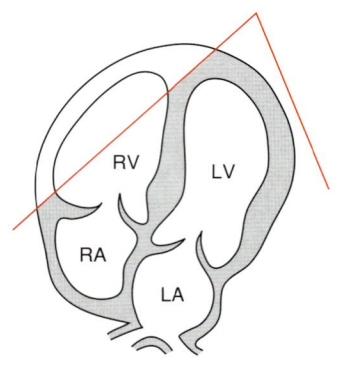

LA	: left atrium, 左房
LV	: left ventricule, 左心室
RA	: right atrium, 右房
RV	: right ventricule, 右心室

図13　心尖部四腔断層図

3　心窩部（肋骨弓下，剣状突起下）アプローチ

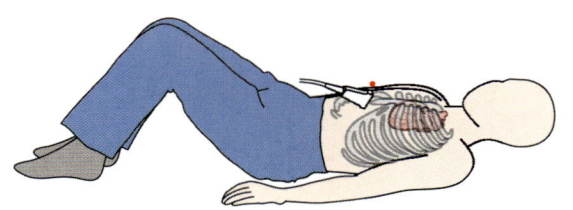

　被検者を仰臥位にして下肢を屈曲させ剣状突起下に探触子をあてます．呼吸を胸式呼吸にすると記録しやすいです．心窩部アプローチで得られる断層図には，a）心窩部矢状断層図，b）心窩部四腔断層図，c）心窩部左室短軸断層図があります（図14）．

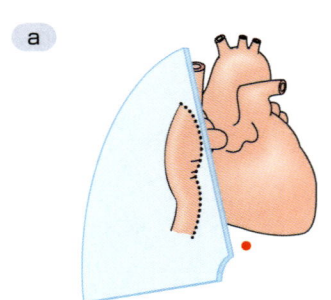
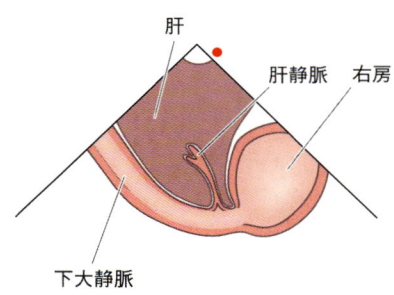

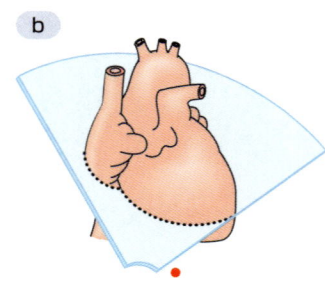
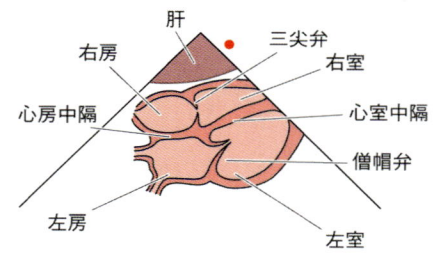

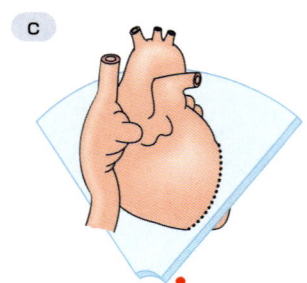
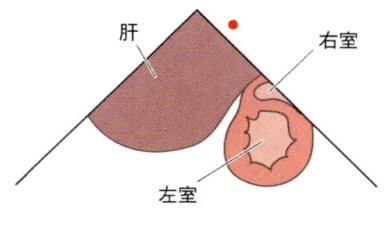

図14　心窩部アプローチの各断面の位置関係とその断面

a）心窩部矢状断層図
b）心窩部四腔断層図
c）心窩部左室短軸断層図

● 心窩部矢状断層図

　剣状突起下で正中線からやや右側に探触子（マーカーを上に向けて）をあてると下大静脈（IVC），肝静脈（HV），右房などが観察できます（図15）．右心負荷の評価として下大静脈の観察は重要であり，下大静脈径と呼吸性変動の有無から右房圧の推定を行います（p21，ポイント 下大静脈径と呼吸性変動からみた右房圧の推定）．下大静脈が観察できる断面より，探触子を左方に移動すると，腹部大動脈（AbAo）の縦断像が得られます（図16）．この断面は，腹部大動脈瘤や腹部大動脈解離の診断に有用です．

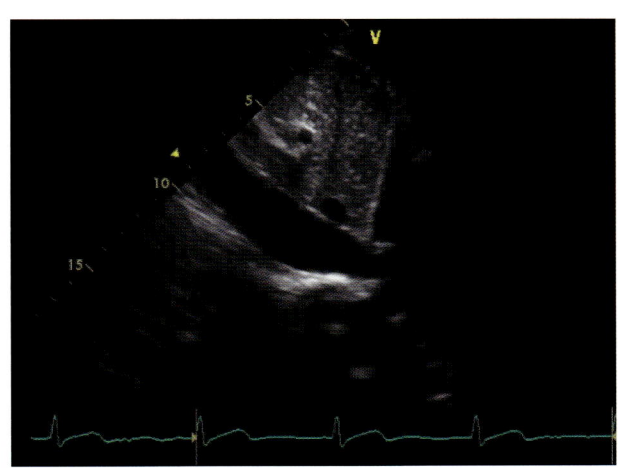
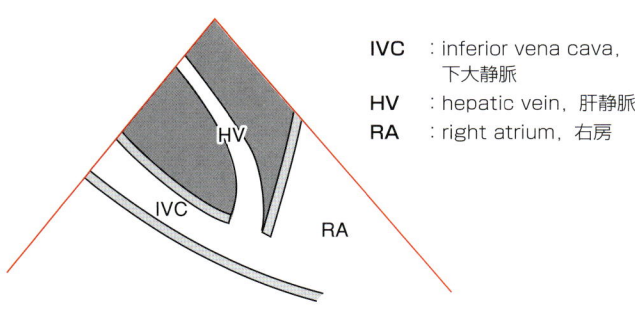

図15　心窩部矢状断層図（1）

IVC : inferior vena cava，下大静脈
HV : hepatic vein，肝静脈
RA : right atrium，右房

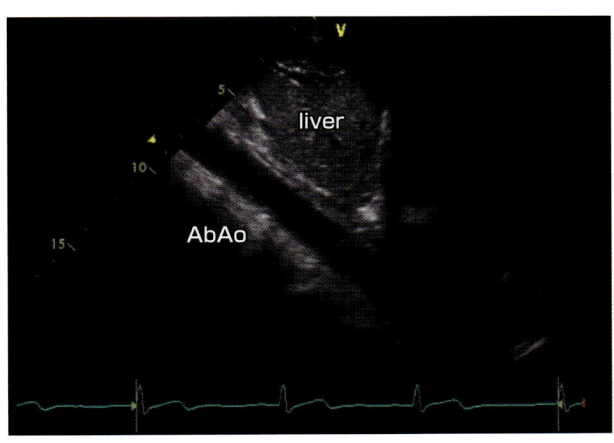

図16　心窩部矢状断層図（2）
AbAo : abdominal aorta，腹部大動脈

● 心窩部四腔断層図

　剣状突起下に探触子を置き，やや尾側に探触子を傾けると両心室，両心房，心室中隔，心房中隔が観察できます（図17）．
　この断面は，超音波ビームが心房中隔と垂直になるため心房中隔欠損症の診断に役立ちます．

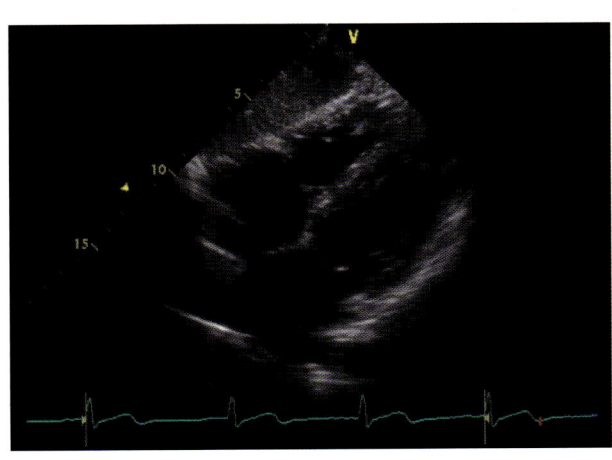
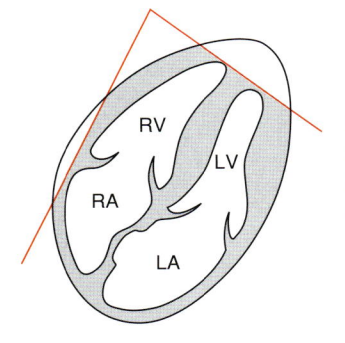

図17　心窩部四腔断層図

LA : left atrium，左房
LV : left ventricle，左心室
RA : right atrium，右房
RV : right ventricle，右心室

● 心窩部左室短軸断層図

心窩部四腔断層図から探触子を時計方向に90°回転させると，大動脈弁レベルから左室乳頭筋レベルまでの短軸像が描出できます（図18）．この断面は，傍胸骨アプローチによる左室短軸断層図がきれいに描出できない場合に便利な方法です．

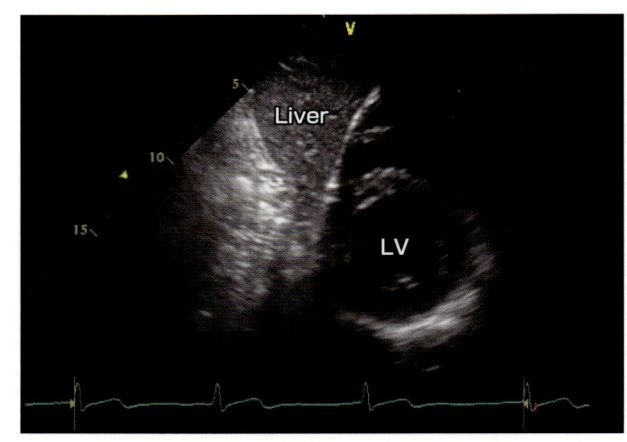

図18　心窩部左室短軸断層図
LV ：left ventricule，左心室

4　胸骨上窩からのアプローチ

被検者を仰臥位にして，肩甲骨下に枕を入れて首を後屈させます．左胸鎖乳突筋胸骨頭に接するように探触子を置き，時計方向へ回転させ左下方に向けると，上行大動脈，大動脈弓とその分枝動脈，下行大動脈を描出することができます（図19，20）．

この方法は，大動脈弓部の解離が疑われる例などでは緊急に試みる必要がありますが，明瞭に描出できない場合もあり，むやみに時間を費やさないことも大切です．

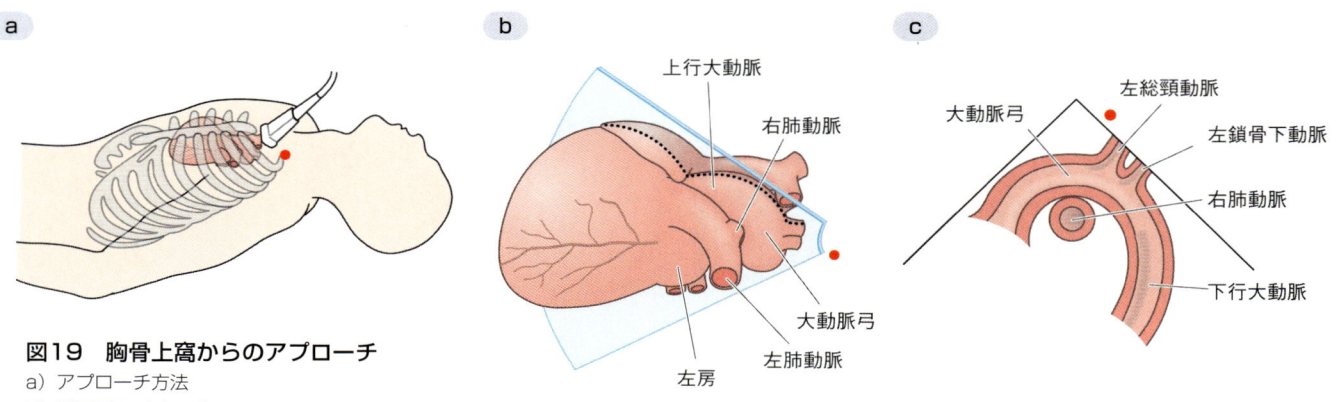

図19　胸骨上窩からのアプローチ
a）アプローチ方法
b）断層図のイメージ
c）断層図

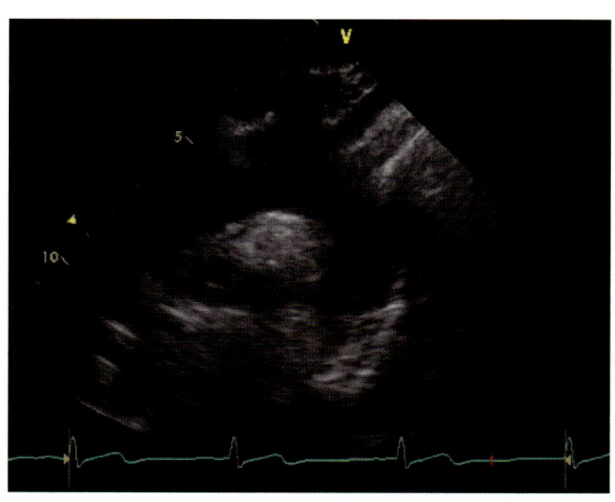

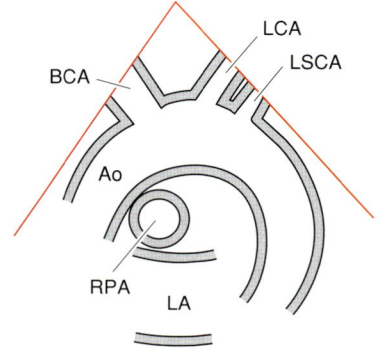

Ao ：aorta，大動脈
BCA ：brachio cephalic aretery，腕頭動脈
LA ：left atrium，左房
LCA ：left common carotid artery，左総頸動脈
LSCA ：left subclavian artery，左鎖骨下動脈
RPA ：right pulmonary artery，右肺動脈

図20　胸骨上窩アプローチの断層図

5　胸骨右縁からのアプローチ

　被検者を右側臥位にして，探触子を第3肋間胸骨右縁に置き矢状断面にすると，右房を中心に上大静脈（SVC），下大静脈（IVC）が描出されます．右房の後方には心房中隔（IAS）と左房が認められます（図21）．この断面は，静脈洞型を含めた心房中隔欠損症の診断に有用な断面です．

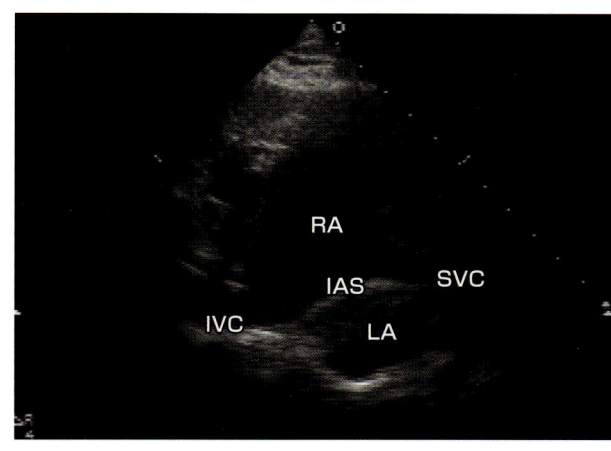

図21　胸骨右縁アプローチの断層図

- **IAS**　：interatrial sepatum，心房中隔
- **IVC**　：inferior vena cava，下大静脈
- **LA**　：left atrium，左房
- **RA**　：right atrium，右房
- **SVC**　：superior vena cava，上大静脈

文献

1) 町井　潔 他：「断層心エコー図」．中外医学社，p34-35，1987
2) 「基本をおさえる心エコー　撮りかた、診かた」（谷口信行 編）．羊土社，2006

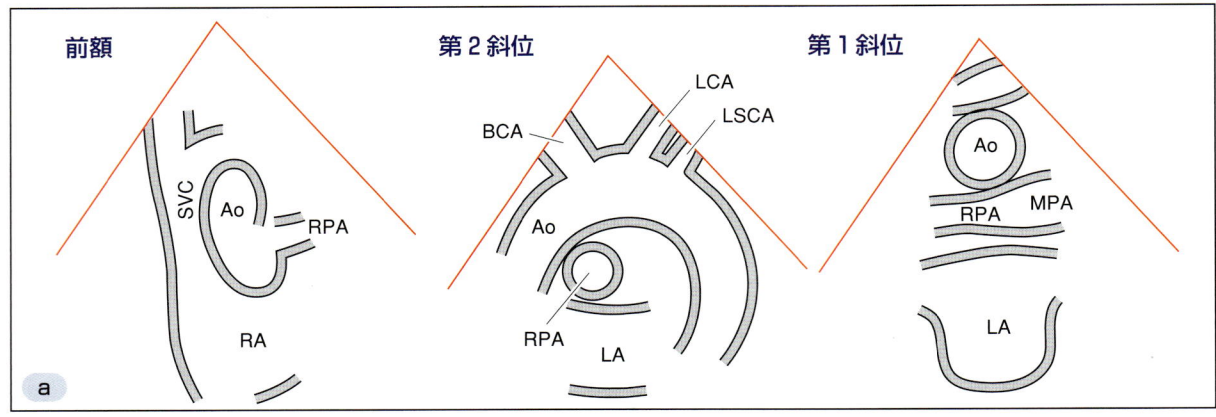

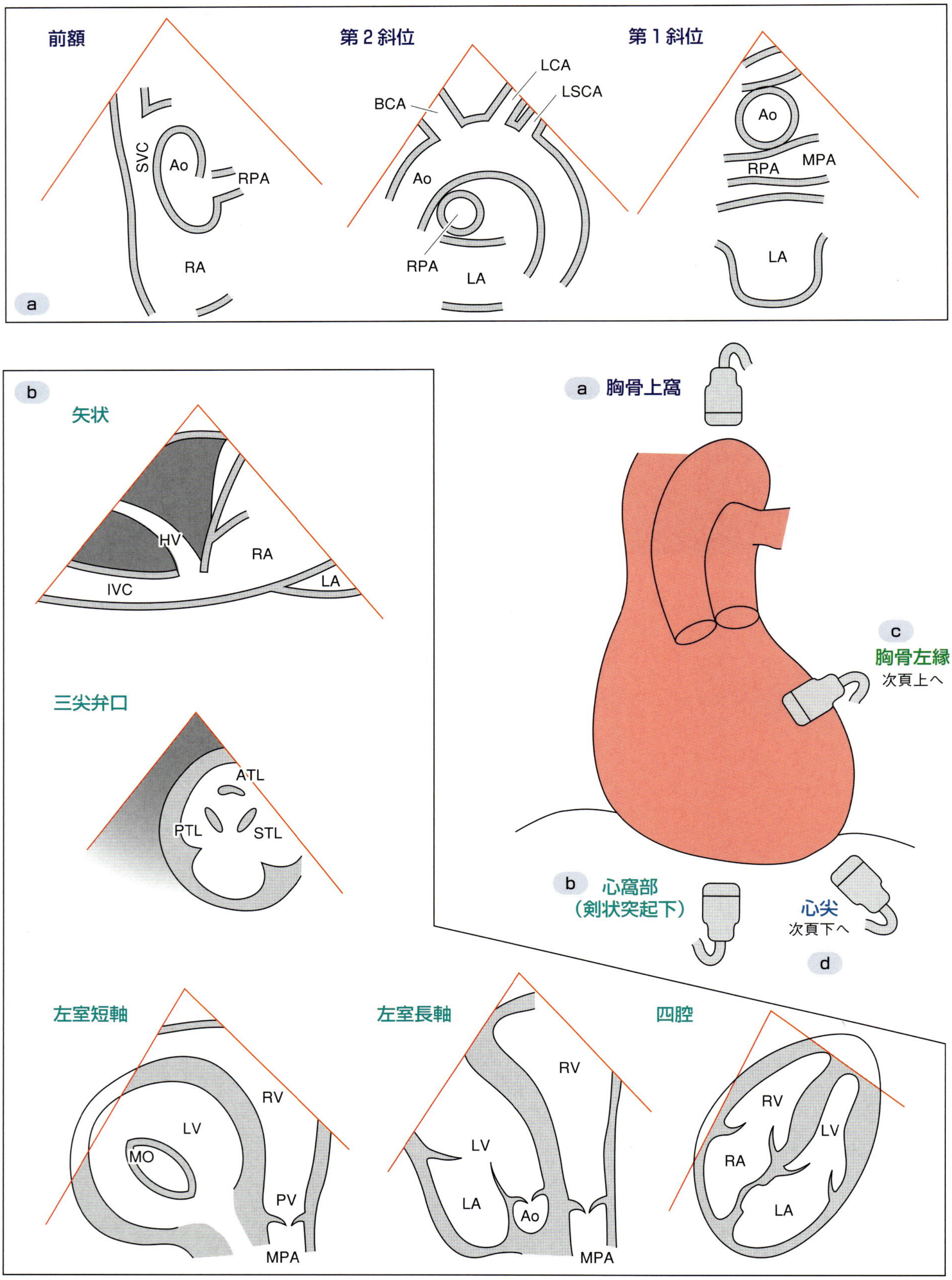

図22 探触子の位置と各種の断層図（文献1より引用改変）
A）胸骨上窩，B）心窩部，C）胸骨左縁，D）心尖．

AC : anterior cusp of pulumonary valve，肺動脈前尖	HV : hepatic vein，肝静脈
AML : anterior mitral leaflet，僧帽弁前尖	IAS : interatrial septum，心房中隔
Ao : aorta，大動脈	IVC : inferior vena cava，下大静脈
APM : anterior papillary muscle，前乳頭筋	LA : left atrium，左房
ATL : anterior tricuspid leaflet，三尖弁前尖	LC : left cusp of pulmonary valve，肺動脈左尖
BCA : brachio cephalic aretery，腕頭動脈	LCA : left common carotid artery，左総頸動脈
CT : chorda tendone，腱索	LCC : left coronary cusp，左冠尖

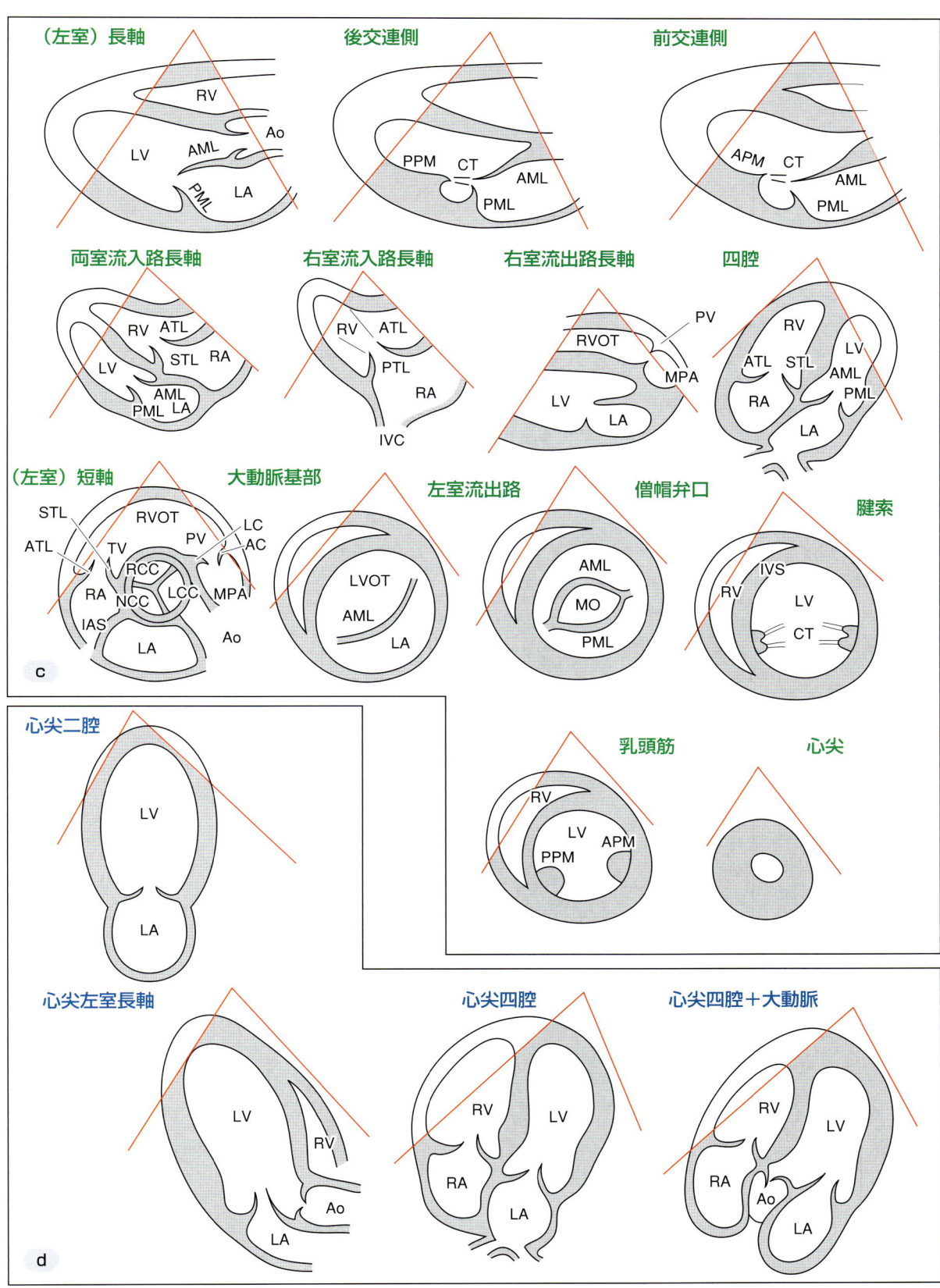

LSCA	: left subclavian artery, 左鎖骨下動脈
LV	: left ventricle, 左心室
LVOT	: left ventricule outflow tract, 左室流出路
MO	: mitral orifice, 僧帽弁口
MPA	: main pulmonary artery, 主肺動脈
NCC	: non-coronary cusp, 無冠尖
PML	: posterior mitral leaflet, 僧帽弁後尖
PPM	: posterior papillary muscle, 後乳頭筋
PTL	: posterior tricuspid leaflet, 三尖弁後尖
PV	: pulmonary valve, 肺動脈弁
RA	: right atrium, 右房
RCC	: right coronary cusp, 右冠尖
RPA	: right pulmonary artery, 右肺動脈
RV	: right ventricule, 右心室
RVOT	: right ventricular outflow tract, 右室流出路
STL	: septal tricuspid leaflet, 三尖弁中隔尖
SVC	: superior vena cava, 上大静脈
TV	: tricuspid valve, 三尖弁

PART I 基礎編

5 Mモード法

> * Mモード法は，心臓のように運動している臓器の場合，目的部位が時間の変化でどのように変化するかを表示するのに便利な方法です．
> Mモード法による計測に際しては，エコーの立ち上がり点から立ち上がり点（leading edge to leading edge：Mモードで線状エコーの上の線から上の線）までを計測します．超音波の反射を考えた際に，超音波は媒体の異なる境界面で反射するため，探触子に近い線が真の境界面となるからです．ここでは，心臓にある4つの弁のMモード記録法と左室のMモード記録法に関して述べます．

1 大動脈弁のMモード心エコー図

左室長軸断層図上でMモードのカーソルを大動脈弁尖にあてると，大動脈弁のMモード心エコー図が記録できます．前方（手前）から右室，大動脈前壁，大動脈弁，大動脈後壁，左房が描出されます（図1）．Mモード記録に際して，カーソルが大動脈壁に垂直となるように心掛けてください．

正常例の場合，大動脈弁（aortic valve：AV）は拡張期には閉じているので1本の線として描かれ，収縮期には対称的に開放して箱型（box-like）を呈します．前方の成分は右冠尖であり，後方の成分は無冠尖もしくは左冠尖の動きを示します．

計測部位は，大動脈径（aortic dimension：AoD）と左房径（left atrial dimension：LAD）です．計測の時相は，大動脈径は拡張末期で行い，左房径は収縮末期で行います．大動脈弁のMモード記録において，大動脈弁狭窄症の場合は弁開放の減少，閉塞性肥大型心筋症の場合は収縮中期半閉鎖など，特徴的変化がみられる場合があります．

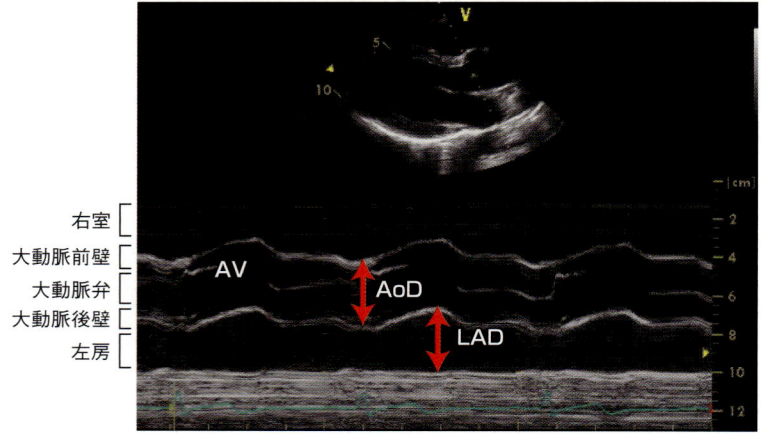

図1　大動脈弁Mモード
左室長軸断層図
AV　：aortic valve，大動脈弁
AoD：aortic dimension，大動脈径
LAD：left atrial dimension，左房径

2 僧帽弁のMモード心エコー図

左室長軸断層図上でMモードのカーソルを僧帽弁尖にあてると，僧帽弁のMモード心エコー図が記録できます．正常例の場合，僧帽弁前尖（anterior mitral leaflet：AML）は拡張期に二峰性の前方運動を行い，拡張初期の大きな振れ（左室への急速流入による）をE波，拡張後期の小さな振れ（心房収縮による）をA波と呼びます．前尖の各変曲点にはA〜Fの記号が付けられています．僧帽弁後尖（posterior mitral leaflet：PML）は小さな振幅で後方運動をします（図2）．

僧帽弁のMモード記録において，僧帽弁逸脱症の場合は収縮中期後方運動，大動脈弁閉鎖不全症では僧帽弁前尖の拡張期細動（fluttering），閉塞性肥大型心筋症の場合は僧帽弁前尖の収縮期前方運動（systolic anterior motion of mitral valve leaflet：SAM）など，特徴的変化がみられる場合があります．拡張型心筋症など低心機能例では，左室拡張末期圧の上昇を反映してB-B'ステップ（心房収縮期A波の下行脚にノッチ形成）など，特徴的変化がみられる場合があります．

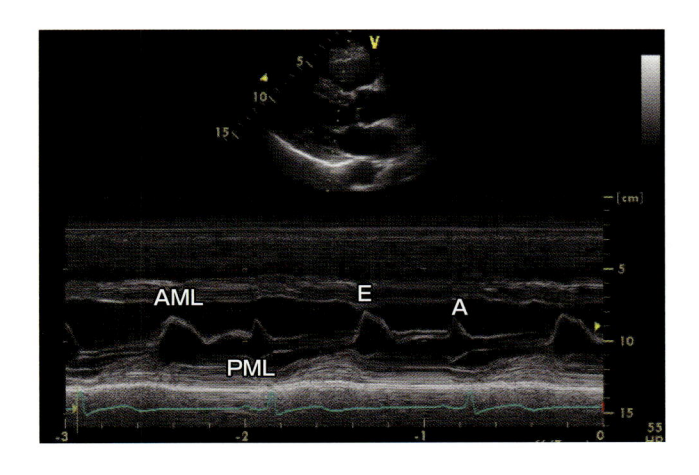

図2　僧帽弁Mモード
左室長軸断層図
A　　：心房収縮期の前方運動
E　　：拡張早期の前方運動
AML：anterior mitral leaflet，僧帽弁前尖
PML：posterior mitral leaflet，僧帽弁後尖

3　三尖弁のMモード心エコー図

　三尖弁（tricuspid valve：TV）は前尖，後尖，中隔尖の3尖で構成されています．大動脈弁レベル短軸断層図もしくは右室流入路断層図でカーソルを三尖弁前尖にあてると，三尖弁のMモード心エコー図が記録できます．大動脈弁レベル短軸断面では大動脈側に見えるのが中隔尖で，反対側が前尖です．右室流入路断面では前方に見るのが前尖で，後方が後尖です．
　正常例の場合，三尖弁前尖のMモード心エコー図は，僧帽弁前尖のMモード記録と同様で拡張期に二峰性パターンを呈し，各変曲点にはA～Fの記号が付けられています．正常例では完全な形を描出することは難しく，収縮期の弁閉鎖による線状エコーと拡張早期の前方に向う弁開放の一部が記録できる程度です（図3）．

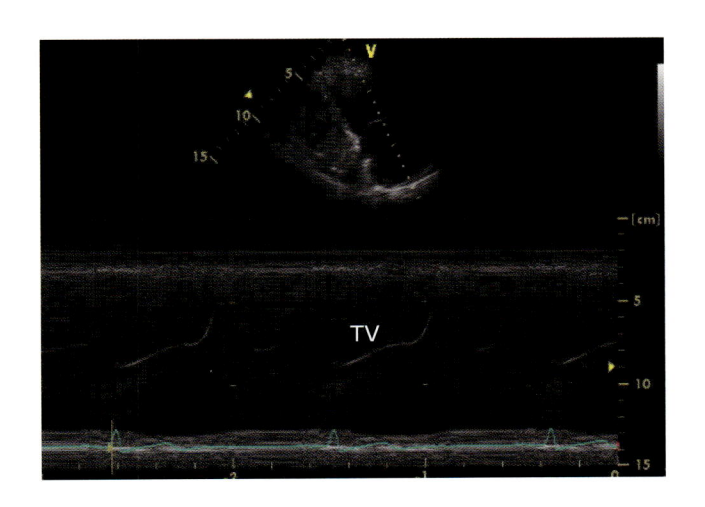

図3　三尖弁Mモード
右室流入路断層図

4　肺動脈弁のMモード心エコー図

　肺動脈弁（pulmonary valve）は大動脈弁と同様に半月弁であり，前尖，右尖，左尖の3尖で構成されています．大動脈弁レベル短軸断面では前方に見えるのが前尖で，後方（大動脈側）が左尖です．大動脈弁レベル短軸断層図でMモードのカーソルを肺動脈弁左尖にあて，肺動脈弁Mモード心エコー図を記録します．肺動脈弁のMモード心エコー図も各変曲点にはa～fの記号がつけられています．正常例では，三尖弁のMモード

記録と同様に，完全な形を描出することは難しく，拡張期の弁閉鎖による線状エコーと収縮早期の後方に向う弁開放の一部が記録できる程度です（図4）．肺動脈弁のMモード記録において，肺動脈弁狭窄症の場合は心房収縮期の深いa波（a-dip），肺高血圧症の場合はa波の低下と収縮期半閉鎖など，特徴的変化がみられる場合があります．

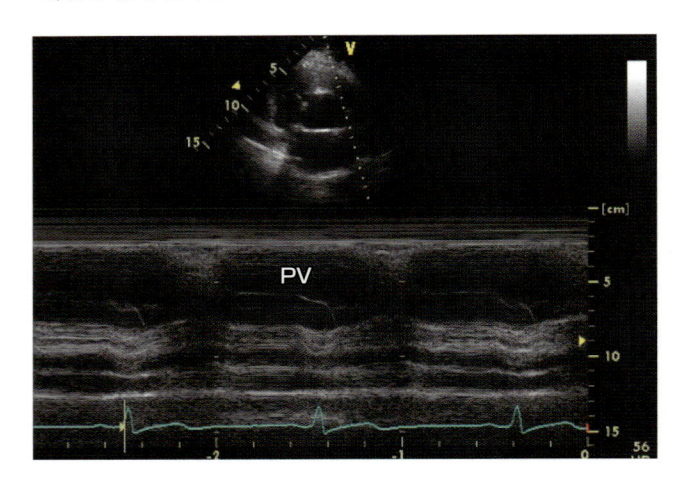

図4　肺動脈弁Mモード
大動脈弁レベル短軸断層図

5　左室のMモード心エコー図

左室長軸断層図上でMモードのカーソルを腱索レベルに移すと，左室Mモード心エコー図が記録できます．前方から右室壁，右室内腔，心室中隔，左室内腔，左室後壁が描出されます（図5）．左室Mモード記録は，心機能の代表的指標である左室駆出率（ejection fraction：EF）を求める際にとても重要となりますので，**斜め切りにならないように注意しましょう**．最近は任意方向のMモード記録が可能な装置もあります（p17, 上達へのステップ ⓐ）．

左室Mモード心エコー図での計測部位は，右室径（right ventricular dimension：RVD），左室拡張末期径（left ventricular end-diastolic dimension：LVDd），左室収縮末期径（left ventricular end-systolic dimension：LVDs），心室中隔壁厚（inter ventricular septal thickness：IVST），左室後壁厚（posterior wall thickness：PWT）などです．計測の時相は，左室拡張末期径，心室中隔壁厚，左室後壁厚および右室径は心電図QRS波の立ち上がりもしくはR波の頂点で行い，左室収縮末期径は心電図T波の終点もしくは左室後壁前方運動の頂点で行います．左室Mモード記録から左室拡張末期径と左室収縮末期径を計測して入力すると，自動的に左室容量が算出され，以下の式からEFとFSを求めることができます．

$EF = (LVEDV - LVESV) / LVEDV \times 100$（％）
$FS = (LVDd - LVDs) / LVDd \times 100$（％）
　EF：左室駆出率（ejection fraction）
　FS：左室内径短縮率（fractional shortening）
　LVEDV：左室拡張末期容量（left ventricular end-diastolic volume）
　LVESV：左室収縮末期容量（left ventricular end-systolic volume）

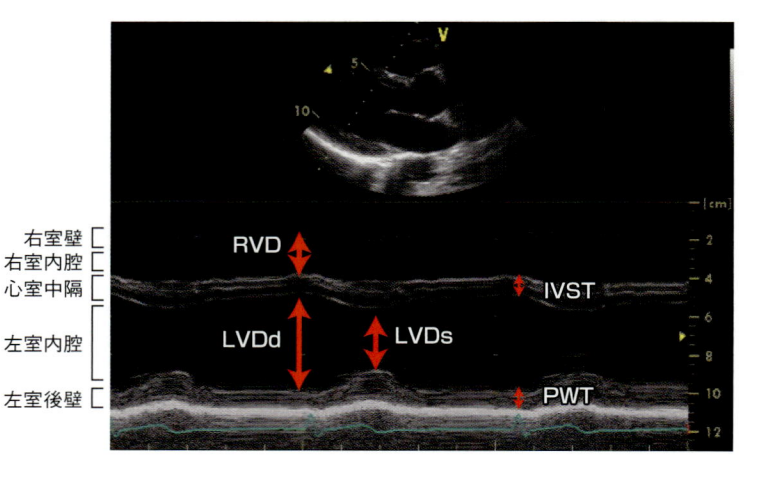

図5　左室Mモード
計測値はおもに心機能評価（EF計測）に用いられるため，ビーム方向には特に注意する必要がある

左室容量の算出（ ポイント Mモード法による左室容量の算出）にはいくつかの方法がありますが，多くの場合Teichholzの式が用いられます．しかし，どの方法を用いても，左室Mモード法は，左室1カ所の短径変化だけから，左室を回転楕円体と仮定し，左室容量を算出しているため，適応できる疾患には限界があります．すなわち，**カーソルのあたらない部位（心尖部など）に壁運動異常があると大きな誤差を生じます**．このような場合には，断層図を用いたsigle plane area length法（p17， 上達へのステップ ⓑ），modified simpson法（p17， 上達へのステップ ⓒ），auto EF法（p18， 上達へのステップ ⓓ），さらには三次元心エコー法（p18， 上達へのステップ ⓔ）などからEFを求めることがよりよい方法となります．

左室壁厚の計測時にもいくつかの注意点があります．左室内腔の計測と同様に，斜め切りとならないように注意する他，心室中隔厚の計測には調節帯や右室肉柱を含めず，左室後壁厚の計測には腱索や仮性腱索を含めないように注意します．また，左室長軸断面だけで判断せず，左室短軸断面もよく観察して真の壁厚を計測するように心掛けます．左室心筋重量（LV_{mass}）は，断層法から求める方法（ 上達へのステップ 左室心筋重量の断層法による測定法）とMモード法から求める方法とがあり，Mモード法では下記の式により求められます．

左室心筋重量（LV_{mass}）＝0.8〔1.04（IVST＋LVDd＋PWT）^{3}－LVDd^3〕＋0.6

計算式からもわかるように，左室心筋重量は左室壁厚のみならず左室内腔径も大きく影響しています．

ポイント

【Mモード法による左室容量の算出】

① Teichholzの式
 $V (mL) = 7.0 \times D^3 / (2.4+D)$
  D：求めたい時相の左室短軸径

② Pomboの式
 $V (mL) = (\pi/3) \times D^3 \fallingdotseq D^3$
  D：求めたい時相の左室短軸径

③ Gibsonの式
 $EDV (mL) = Dd^3 (0.98Dd+5.90)$
 $ESV (mL) = Ds^3 (1.14Ds+4.18)$
  Dd：左室拡張末期の短軸径
  Ds：左室収縮末期の短軸径

上達へのステップ

【左室心筋重量の断層法による測定法】
拡張期の左室短軸図で左室心内膜面と左室心外膜面をトレースし，心尖部四腔断層図から左室長径を計測し左室心筋重量を求めます．

 本例の場合：左室心筋重量≒185g

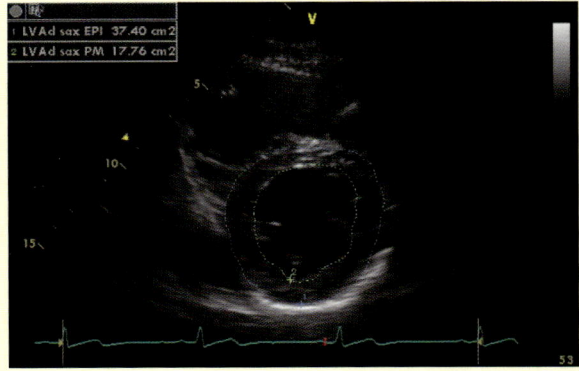

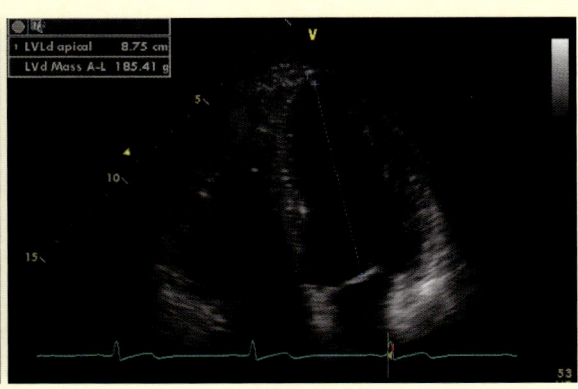

PART I 基礎編

6 ドプラ法

> ＊ドプラ法は，パルスドプラ法・連続波ドプラ法・カラードプラ法に分類されます．各ドプラ法の特徴に関しては前項（p15，I-3）を参照してください．ここでは，主に正常例におけるドプラ波形の記録法に関して述べます．

1 パルスドプラ法

正常の場合，心腔内血流は層流であり，血流速度は左心系で1.5m/秒以内，右心系で1.0m/秒以内であるとされています．

● 左室流入血流速波形の記録法

心尖部左室長軸断層図を描出し，僧帽弁の先端にサンプルを置きます．正常の左室流入血流は，拡張早期波（E波）と心房収縮期波（A波）の二峰性を呈しています（図1）．

左室流入血流速波形は左室拡張機能の評価に用いられ，拡張機能が低下すると，E波は低く，A波は高くなり，E波の減衰時間（deceleration time：DcT）は延長します．生理的な加齢によってもE/Aは変化し，60歳以上では1以下になりやすくなります（ポイント）．しかし，拡張機能が高度に障害されると，逆にE波が高くA波が低くなり，E波の減衰時間は短縮します．この現象は，偽正常化現象と呼ばれ左室拡張末期圧の上昇により説明されています．拘束型拡張障害を呈する疾患では，E/A比が2以上に増加し，DcTが150ミリ秒以下に短縮します．正常波形であるか偽正常化波形であるかの鑑別には，肺静脈血流速波形の解析や，組織ドプラ法による僧帽弁輪部の拡張早期運動速度（E'）が有用です．E'は偽正常化現象を示さず，E'が低いと左室拡張機能が悪いことを意味しています（p22，上達へのステップ）．

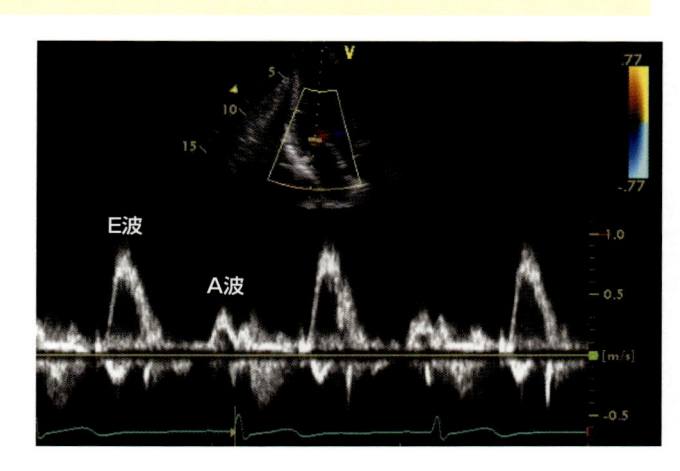

図1　左室流入血流速波形
心尖部長軸断層図

> **ポイント**　健常人であっても加齢によりE/Aは変化し，60歳以上では1.0以下となります（図2）．

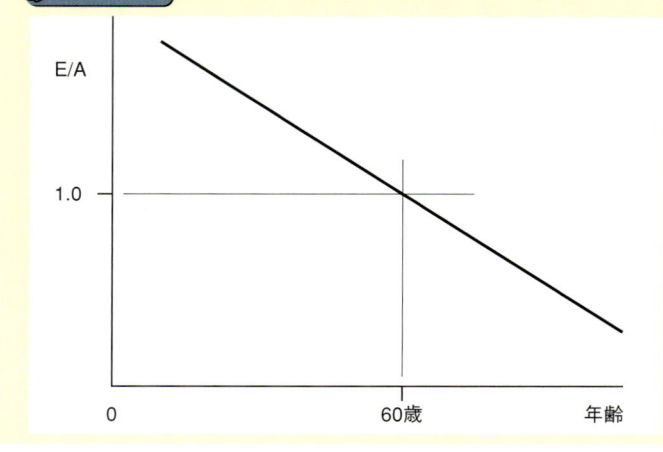

図2　健常人における加齢によるE/Aの変化

● 左室駆出血流速波形の記録法

　大動脈弁直下の左室側にサンプルを置きます．サンプルの位置はカラードプラの血流を参考にし，サンプルと血流方向とが平行になるようにします．正常の左室駆出血流は，大動脈弁開放後，徐々に加速し収縮中期に最大となり，その後に減速します（図3）．

　左室駆出血流速波形と左室流出路の直径から1回心拍出量を求めることができます（ 上達へのステップ 1回心拍出量）．左室長軸断面で左室流出路の直径（D）を計測し，流出路の断面を正円形と仮定すると左室流出路断面積（A）は，$A = \pi \times (D/2)^2$ で求められます．

　次に心尖部左室長軸断面を描出し，パルスドプラ法で左室駆出血流速波形を記録し，その波形をトレースして時間速度積分値（time velocity integral：TVI）を求めます．1回心拍出量（stroke volume：SV）は，SV＝A×TVIで求められます．左室流出路断面積が同じ場合，SVはTVIに規定されます．すなわち，左室駆出血流速波形の駆出時間（ejection time：ET）が短縮している場合や，最高血流速度が低下している場合は1回心拍出量が減っていることを意味します．よって，低心機能時に認められる交互脈を，左室駆出血流速波形で捉えることも可能です．

　左室流入血流速波形と左室駆出血流速波形を記録することで，心機能の総合的指標であるTei-index（p42, 上達へのステップ Tei-indexの測定方法）を求めることができます．Tei-indexの求め方は簡便であり，左室流入血流が終了してから再開するまでの時間（a）と，左室駆出血流の持続時間（b）を測定し，（a−b）/b を算出します．Tei-indexが高いと予後が悪いと考えられています．

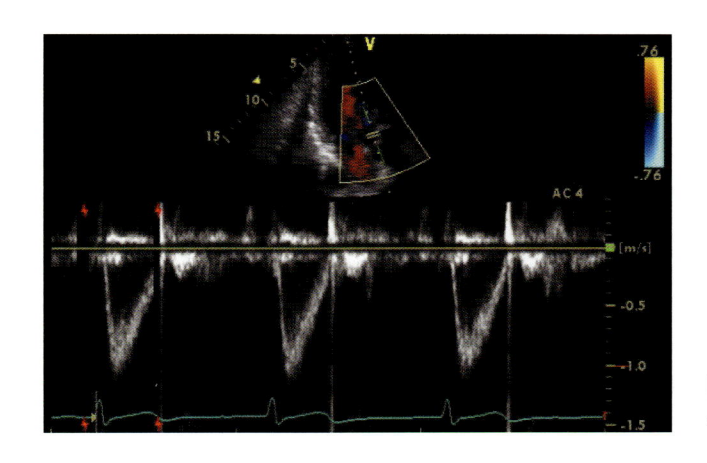

図3　左室駆出血流速波形
心尖部左室長軸断層図

🔖 上達へのステップ

【1回心拍出量（図4a, b）】

SV ＝ A × TVI

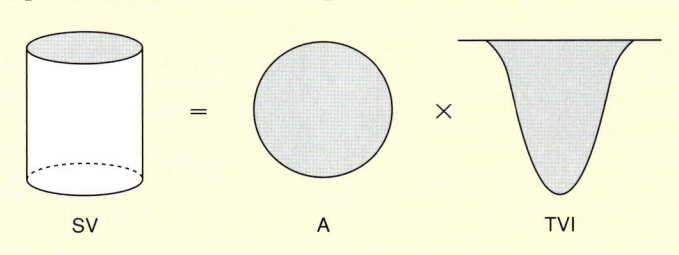

図4a　パルスドプラ法による心拍出量の測定法
$A = 3.141 \times (D/2)^2 = 0.785 \times D^2$
　A　：左室流出路の断面積
　TVI：左室駆出血流速波形の時間速度積分値
　D　：左室流出路の直径

（次頁につづく）

（前頁のつづき）

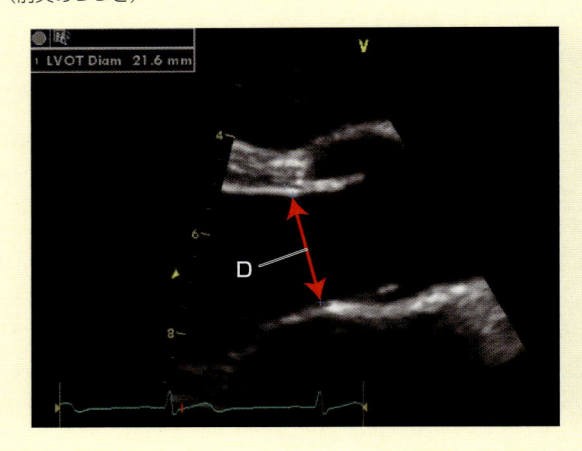

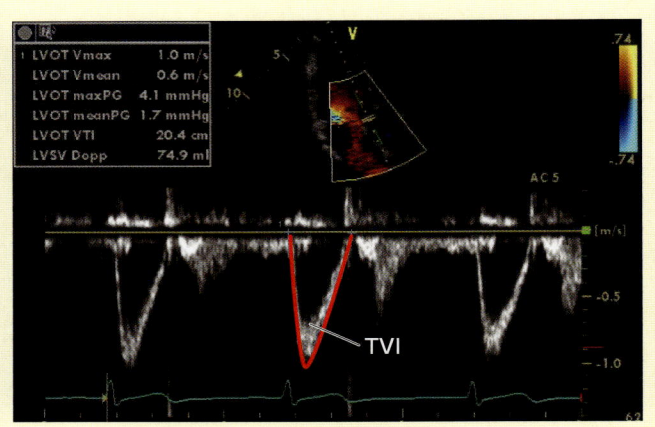

図4b　パルスドプラ法による心拍出量の測定法（実例）

本例の場合：
SV＝0.785×2.16²×20.4
　　≒75mL

上達へのステップ

【Tei-indexの測定方法（図5a, b）】

Tei-index＝（ICT＋IRT）/ET
　　　　＝（a－b）/b

ICT：isovolumic contraction time，等容収縮時間
IRT：isovolumic relaxation time，等容拡張時間
ET：ejection time，駆出時間

〔正常値〕
　左室Tei-index：0.38±0.04
　右室Tei-index：0.28±0.04

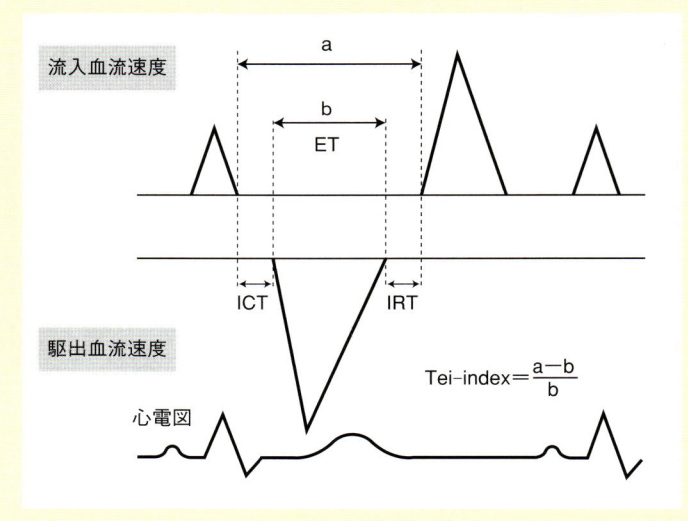

図5a　Tei-index

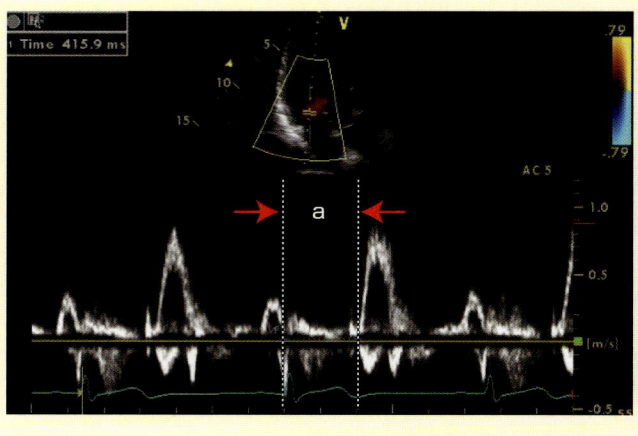

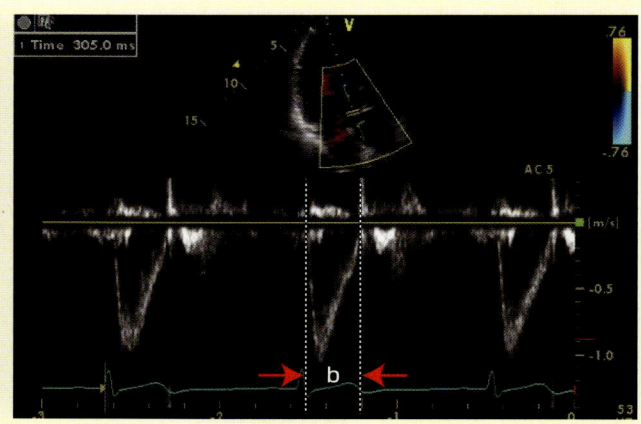

図5b　左室Tei-indexの求め方（実例）

本例の場合
左室Tei-index＝（416－305）/305
　　　　　　≒0.36

● 右室流入血流速波形の記録法

　三尖弁尖の先端にサンプルを置きます．正常の右室流入血流は，急速流入期の拡張早期波（E波）と心房収縮期波（A波）の二峰性を呈します（図6）．正常の右室流入血流は左室流入血流と比較して最高流速が遅く急速流入期の持続時間が長くなります．

　右室流入血流は正常でも呼吸の影響を受けやすく，心タンポナーデの場合には，より強く呼吸の影響を受けます．心タンポナーデの場合は，吸気時に右室流入血流波形のE波が増高する一方で，左室流入血流波形のE波は減高し，奇脈の要因になると考えられています．

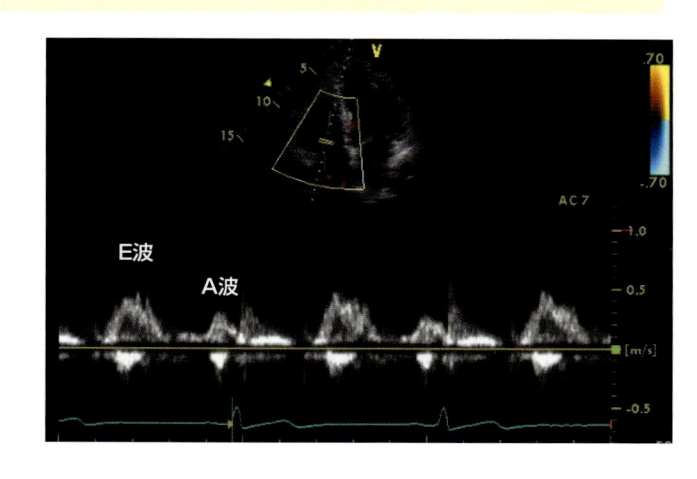

図6　右室流入血流速波形
心尖部四腔断層図

● 右室駆出血流速波形の記録法

　肺動脈弁直下の右室側にサンプルを置きます．正常の右室駆出血流速は，左室駆出血流と比較して最高流速に達するまでの時間が長く血流速度も遅くなります（図7）．

　肺高血圧症があると，肺動脈弁開放後に急速に加速し，収縮早期に最高流速に達し，その後はすみやかに減速するパターンを示します．右室駆出血流速波形において，駆出開始から最高流速に達するまでの時間（acceleration time：AcT）およびAcTを右室駆出時間（right ventricular ejection time：RVET）で補正した値（AcT/RVET）が低いほど肺動脈圧が高いと推定されています．

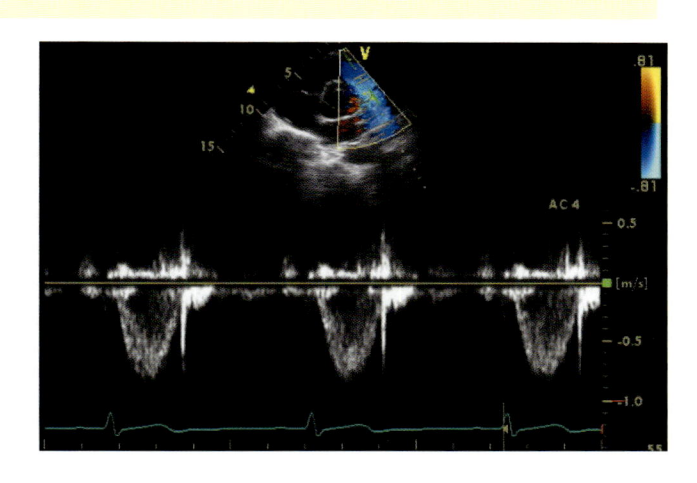

図7　右室駆出血流速波形
大動脈弁レベルの短軸断層図

● 肺静脈血流速波形の記録法

　心尖部四腔断層図を描出し探触子をやや浮かせるように尾側に傾け右上肺静脈を描出します．カラードプラ法で肺静脈血流を確認し，肺静脈内にサンプルを置き血流速波形を記録します．

　正常の肺静脈血流速波形は，二峰性の収縮期順行性血流（S1，S2波）と拡張期順行性血流（D波）および心房収縮期に左房から肺静脈へ向かう心房収縮期逆行性血流（Ar波）からなっていますが，すべての波形を記録できるとは限りません（図8）．左室流入血流速波形と対比すると，D波はE波と同じような変化を示し，D波の減衰時間は拡張障害があると短縮します．また，左室拡張期圧が上昇していると，心房収縮期に肺静脈への逆流が増加してAr波が増大します．

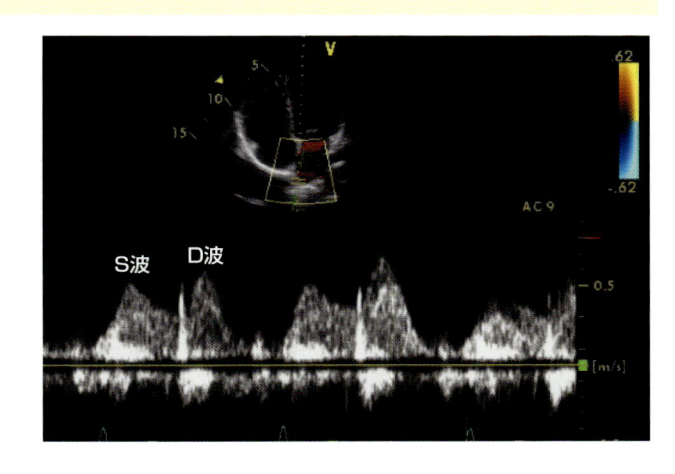

図8　肺静脈血流速波形
心尖部四腔断層図

2 連続波ドプラ法

正常心の血流評価は，パルスドプラ法で行われるため，病的心で高速血流が認められた場合に，連続波ドプラ法が必要となります．**連続波ドプラ法を用いると，非観血的に心内圧の推定が可能です**．三尖弁逆流の最高流速から肺動脈収縮期圧を推定する方法に関しては前項で述べました（p21，Ⅰ-3-図10）．ここでは，大動脈弁狭窄症を例に，連続波ドプラ法を用いた圧較差の求め方と，連続の式による大動脈弁口面積の求め方に関して述べます．

大動脈弁狭窄症の場合，カラードプラで大動脈弁直上にモザイクエコーを認めます．連続波ドプラ法のカーソルをこのモザイク部に合わせ，大動脈弁通過血流や最大圧較差を求めます（図9）．通常は，この最大圧較差から大動脈弁狭窄の重症度を判定しますが，心拍出量が低下している場合には，圧較差による重症度判定のみでは大動脈弁狭窄の程度を過小評価する恐れがあります．このような場合には連続の式（ 上達へのステップ ）を用いて大動脈弁口面積を求めます．

まず，左室長軸断面で左室流出路の直径（D）を計測すると左室流出路断面積（A_1）は $A_1 = \pi \times (D/2)^2$ で求められます．次に心尖部左室長軸断面を描出し，パルスドプラ法で左室流出路血流速波形を記録し時間速度積分値（TVI_1）を求めます．

続いて，連続波ドプラ法を用いて大動脈弁通過血流速波形を記録し，その時間速度積分値（TVI_2）を求めます．後は連続の式：$A_1 \times TVI_1 = A_2 \times TVI_2$ から大動脈弁口面積（A_2）を算出します．

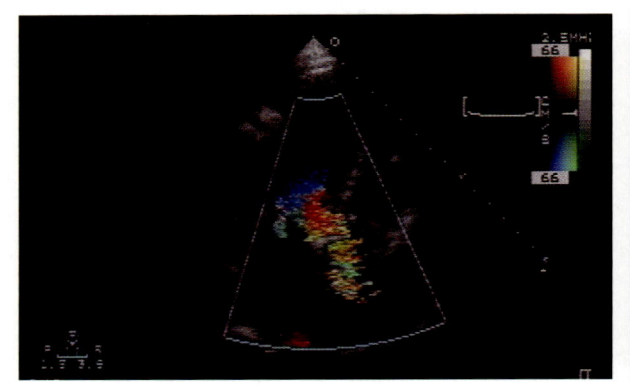

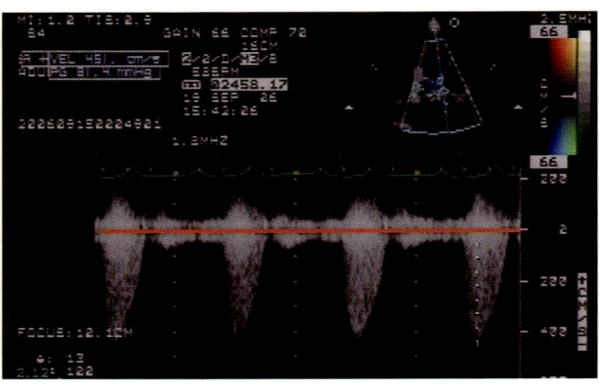

図9　連続波ドプラ法（大動脈弁狭窄症）
大動脈弁通過部でのモザイク血流
本例の場合：圧較差（LV-Ao）≒81 mmHg

上達へのステップ

【連続の式】
$A_2 \times TVI_2 = A_1 \times TVI_1$
$A_2 = A_1 \times TVI_1 / TVI_2$
$A_1 = \pi r^2 = 3.141 \times D^2 / 4 = 0.785 \times D^2$
$A_2 = 0.785 \times D^2 \times TVI_1 / TVI_2$

- A_1　：左室流出路断面積
- A_2　：大動脈弁口面積
- TVI_1　：左室流出路血流の時間速度積分値（パルスドプラ，図10b）
- TVI_2　：大動脈弁通過血流の時間速度積分値（連続波ドプラ，図10c）
- r　：左室流出路の半径
- D　：左室流出路の直径（図10a）

（次頁につづく）

(前頁のつづき)

a) 左室流出路径 (D)

D=2.0cm

b) 左室流出路血流の時間速度積分値：TVI_1

c) 大動脈弁通過血流の時間速度積分値：TVI_2

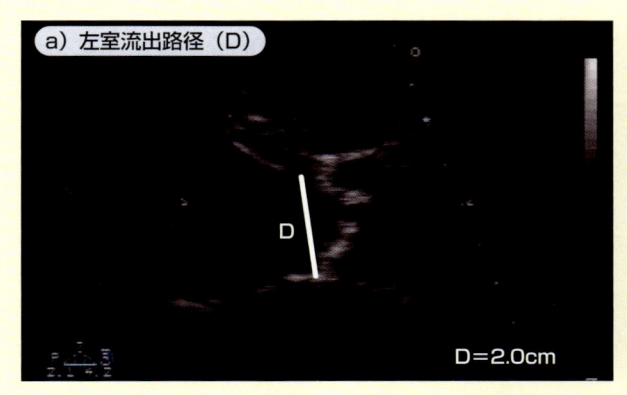

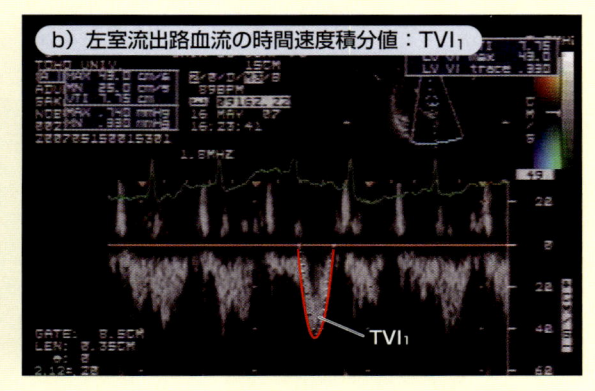

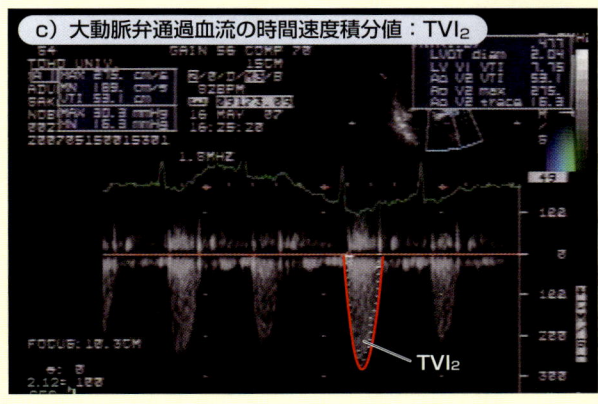

図10　連続の式を用いた大動脈弁口面積の求め方

本例の場合：
$A_2 = 0.785 \times 2^2 \times 7.8/53$
　　$\fallingdotseq 0.5 cm^2$

3　カラードプラ法

　カラードプラ法は，断層図上に心腔内血流をカラー表示して載せたものです．ここでは，正常心における各部位のカラードプラ法の記録法と，病的心で認められるモザイク血流を示します．

● 左室流入血流のカラードプラ記録法

　心尖部左室長軸断層図および心尖部四腔断層図を描出した後にカラードプラ法を行うと，左房から僧帽弁を通過し左室に向かう赤色の血流が観察されます（図11）．

左室流入血流

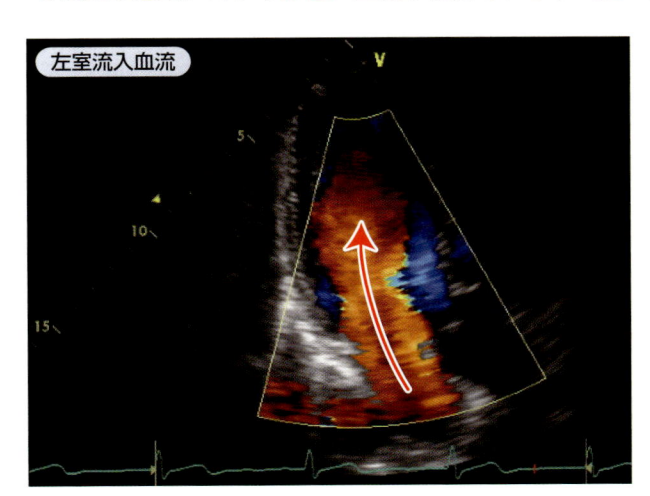

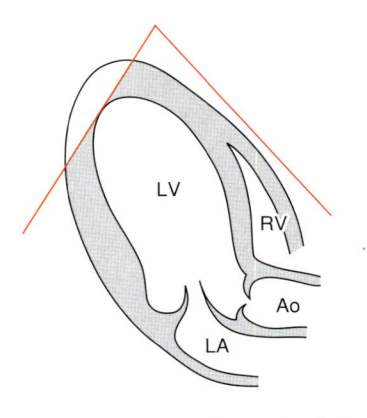

図11　カラードプラ法（左室流入血流）
心尖部長軸断層図

● 左室駆出血流のカラードプラ記録法

心尖部左室長軸断層図を描出した後にカラードプラ法を行うと，左室から大動脈弁を通過し大動脈へ向かう青色の血流が観察されます（図12）．

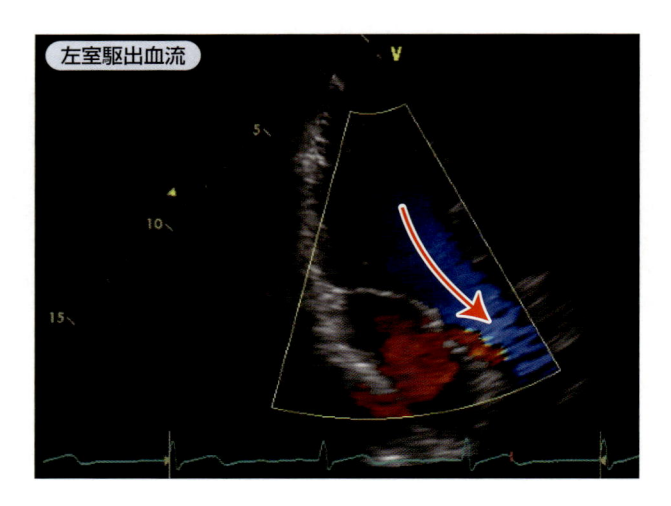

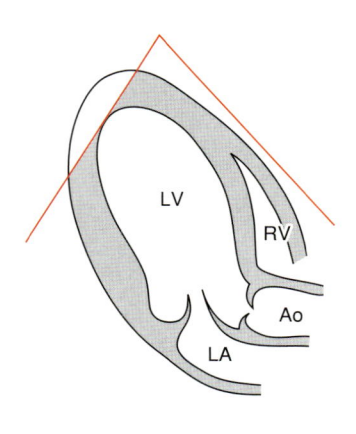

図12 カラードプラ法（左室駆出血流）
心尖部長軸断層図

● 右室流入血流のカラードプラ記録法

大動脈弁レベルの短軸断層図を描出した後にカラードプラ法を行うと，右房から三尖弁を通過して右室に向かう赤色の血流が観察されます（図13）．

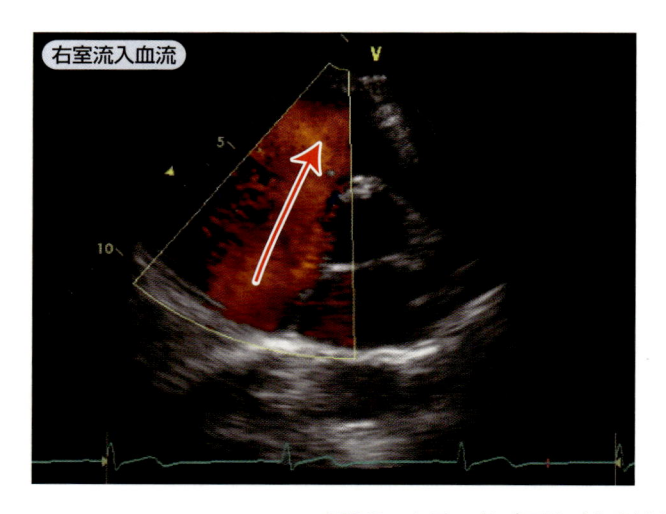

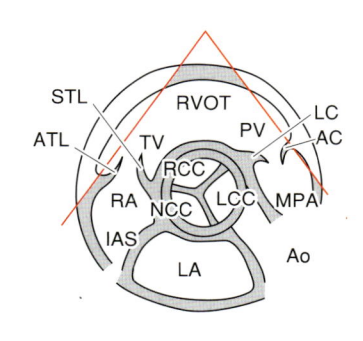

図13 カラードプラ法（右室流入血流）
大動脈弁レベルの短軸断層図

● 右室駆出血流のカラードプラ記録法

大動脈弁レベルの短軸断層図を描出した後にカラードプラ法を行うと，右室から肺動脈弁を通過して肺動脈に向かう青色の血流が観察されます（図14）．

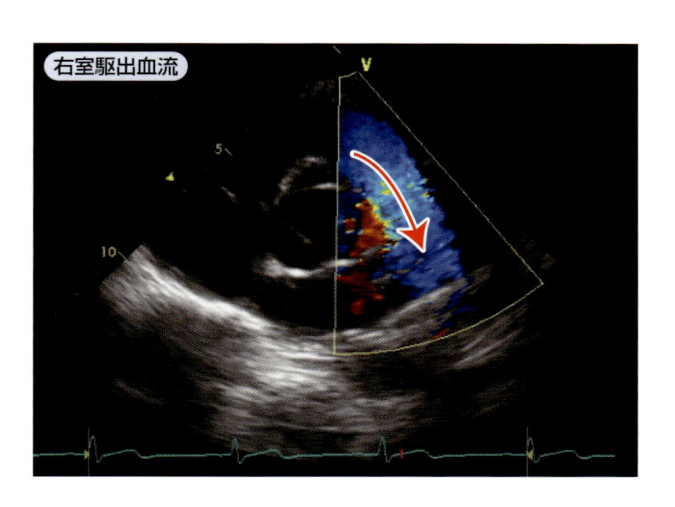

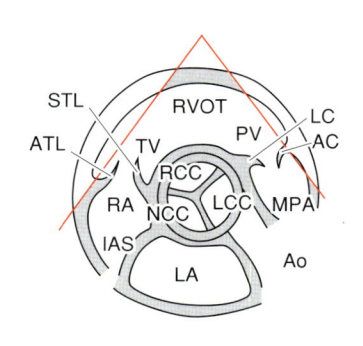

図14　カラードプラ法（右室駆出血流）
大動脈弁レベルの短軸断層図

● モザイク血流

　正常心の場合，心腔内血流は層流でありモザイク血流を認めることはありません．弁狭窄や弁逆流およびシャント疾患などの異常があると，乱流を生じてモザイク血流を認めるようになります．大動脈弁閉鎖不全症および僧帽弁閉鎖不全症のモザイク血流を示します（図15）．

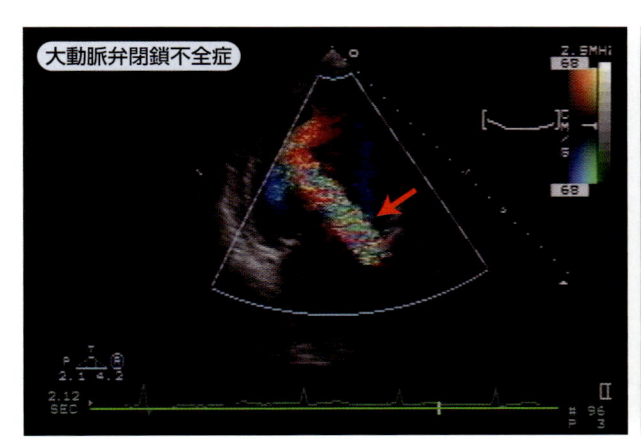

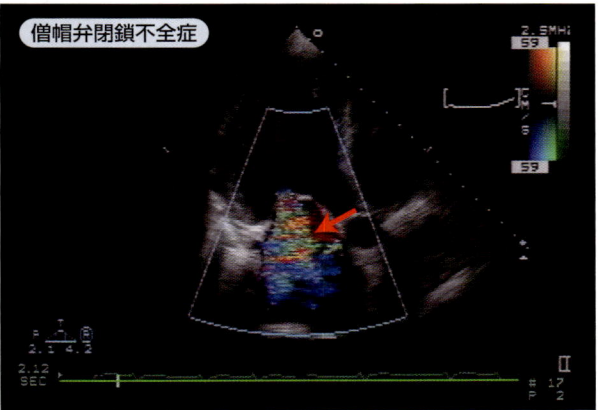

図15　カラードプラ法（モザイク血流：→）

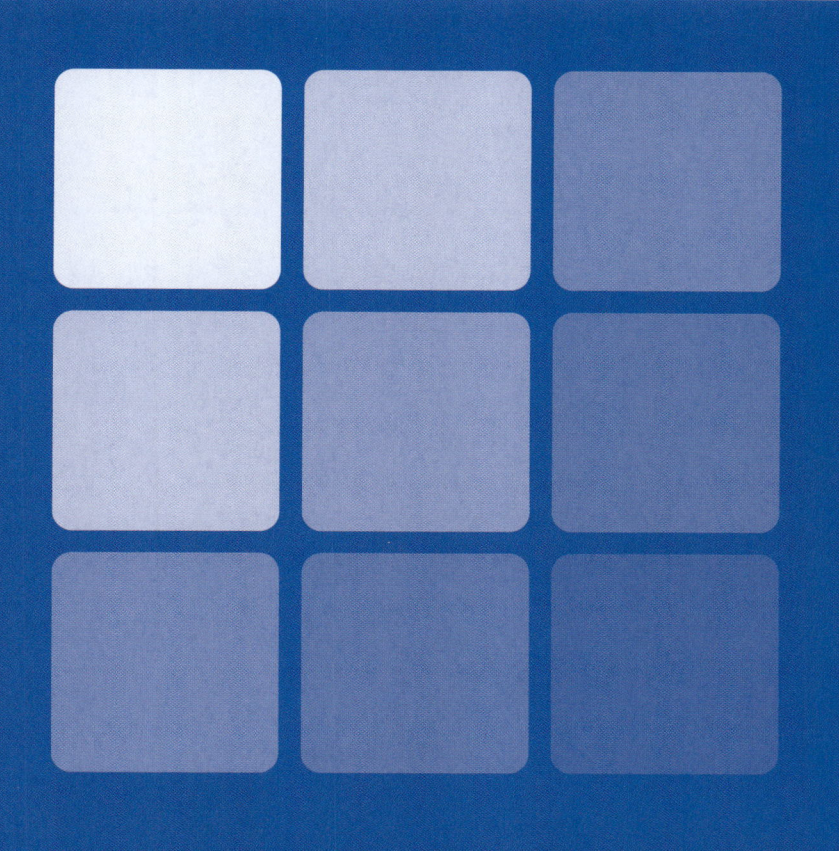

PART II
実践編 1

原田昌彦

§1 ● はじめる前に
- 1-1. 心エコー検査の予備知識 ……………………………… 50
- 1-2. 心エコー装置の予備知識 ……………………………… 53
- 1-3. 断層図をうまく描出する ……………………………… 57

§2 ● 記録の実際
- 2-1. 検査の手順 ……………………………………………… 62
- 2-2. 断層法 …………………………………………………… 64
- 2-3. Mモードエコー図の記録 ……………………………… 98
- 2-4. カラードプラ法による血流評価 ……………………… 103
- 2-5. パルスドプラ法による血流評価 ……………………… 109

§3 ● 評価の実際
1. 心機能の評価 …………………………………………… 111
2. 心腔拡大と肥大の評価 ………………………………… 117

§4 ● 記録・トラブルシューティング
1. 画像の記録とレポート作成 …………………………… 121
2. うまく撮れない場合の対処法 ………………………… 123

PART II 実践編1　§1. はじめる前に

1-1 心エコー検査の予備知識

> ＊ 実際に心エコー検査を行うにあたり，知っておくべきことがいくつかあります．初めて心エコー検査を行う方は，ぜひ一度読んでおきましょう．

1 検者と被検者（患者さん）の位置

　一般に，検者は被検者（患者さん）の右側に座り，検者は右手で探触子を持ち，左手で超音波装置のパネルを操作します（図1）．救急室などで緊急を要する場合には立って検査を行う場合もあります．

　被検者用のベッドは転落防止など安全面の点からも幅広で大きめのものが望ましく，その場合，検者はベッドに腰掛けて検査ができます．

　小さめのベッドであれば椅子を用意して検査を行います．その際，椅子の高さはベッドと同じ高さに合わせると，検者の腰への負担が少なくなります（図2）．

検者は被検者と腰の高さをほぼ同じにすることで無理な姿勢をとることなく検査ができます．

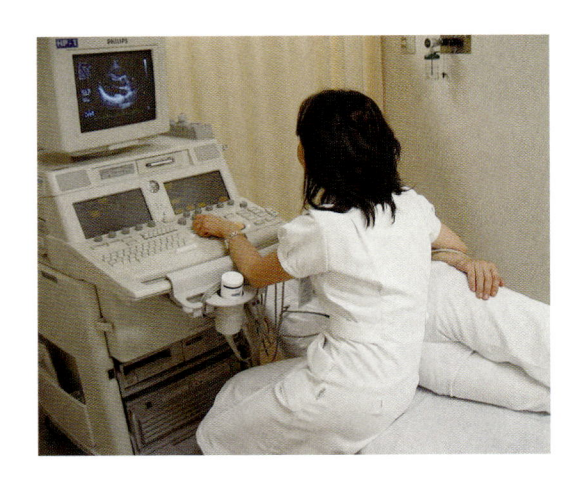

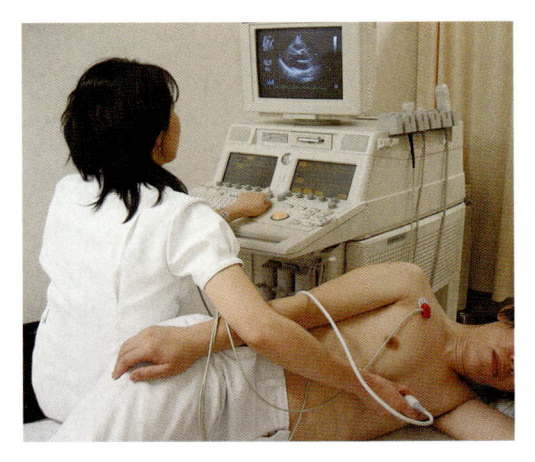

図1　検者は被検者の右側に座る

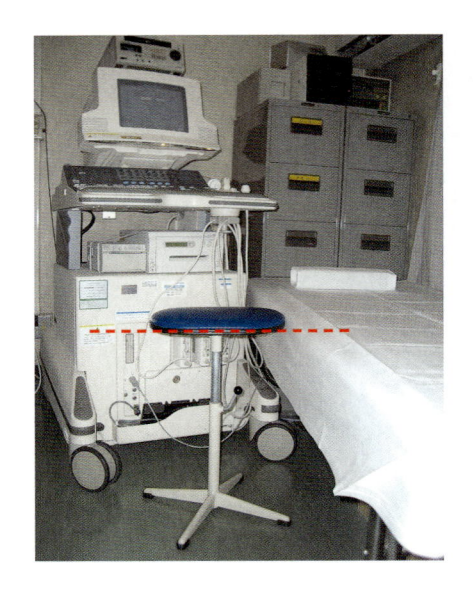

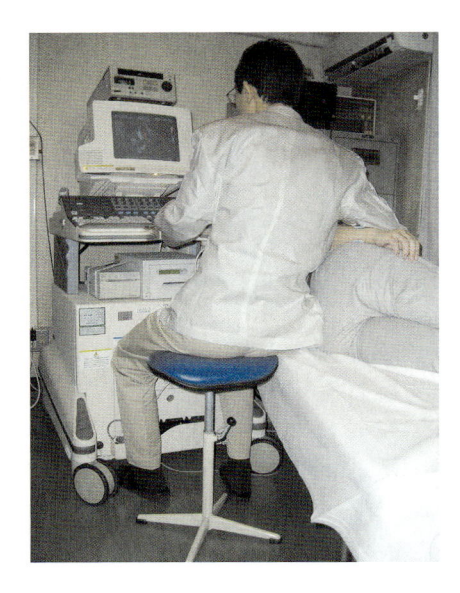

図2　椅子の高さはベッドの高さに合わせる

2 被検者の体位と呼吸

通常は，被検者を左半側臥位にして検査を行います．被検者の左手は頭の方へ（手枕する感じ），右手は腰のあたりに置いてもらいます．検者は直接ベッドに座り，検者自身の腰で被検者の背中や腰を支えるようにすれば，被検者の体位も安定します（図3）．

ベッドが小さく検者がベッドに座れない場合は，被検者の背中から腰に大きめの枕や巻いたバスタオルを入れて，できるだけ左側臥位の状態を保ちます．もし，エコーの描出が不良であれば強い左側臥位（真横）にすることもあります．

心窩部から記録する場合は，被検者は仰臥位で両膝を立ててもらい検査を行います（p93，Ⅱ-2-2-d，図1参照）．

被検者の呼吸はほとんどの場合，通常の呼吸のままで問題はありません．しかし，呼吸の影響で描出が不良となる場合，浅い呼吸をさせるか，あるいは，最大呼気時に呼吸を止めてもらって記録します．

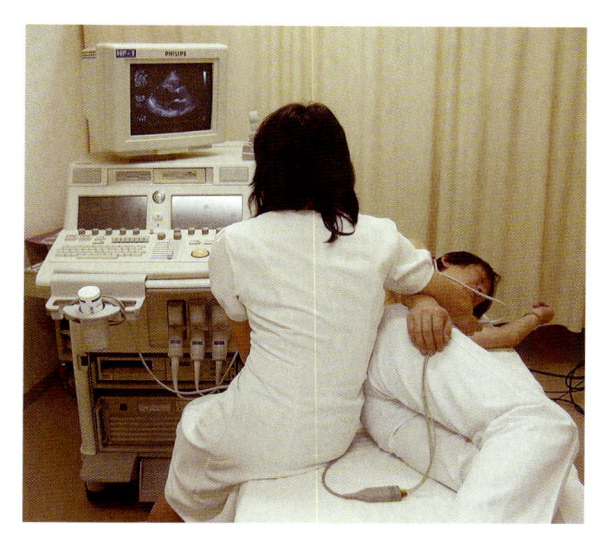

図3　検者自身の腰で被検者の背中や腰を支える

> **ワンポイントアドバイス**
> 呼吸を止めて記録する場合，「息を吸って，吐いて，はい，そのまま息を止めて」と指示し，十分な記録ができたら，「はい，楽にしてください」と声をかけてあげます．その際，検者も同時に息を止めておけば，被検者に苦しい思いをさせなくてすみます．

3 部屋の明るさや温度

少し部屋を暗くしてモニター画面が見やすく，かつ，パネル操作がしやすい程度の明るさが適しています．真っ暗にしてしまうと，パネル操作に支障をきたすだけでなく，被検者に恐怖感を与えてしまいます．検査室の照明が調節できない場合は，できるだけ遮光してモニター画面を見やすくします．最近の装置はほとんどが液晶画面なので，必ずしも部屋を暗くする必要はありません．

被検者は上半身裸で検査を受けるので部屋の温度には配慮し，寒い場合は肩や胸にバスタオルや毛布などをかけてあげます．

> **⚠ 注意**　冬場は暖かくし，夏場は冷房による冷えすぎに注意しましょう．

4 検査に必要な備品

● エコーゼリー

エコー検査にエコーゼリーは欠かせません．このゼリーは，探触子と胸壁間の超音波の音響的結合をよくし，さらに探触子の走査をスムーズにするためのもので，**ゼリーがないと断層図の描出は困難です**．エコーゼリーは専用の容器に入れて使用します（図4①）．

> **ワンポイントアドバイス**
> エコーゼリーは少し冷たいので，寒い時期などは探触子をあてる前に「ちょっと冷たいですよ」と一言かけてあげる配慮が必要です．あらかじめ，専用の保温器でゼリーを暖めておけば，患者さんには優しい検査として喜ばれます．

§1-1 心エコー検査の予備知識

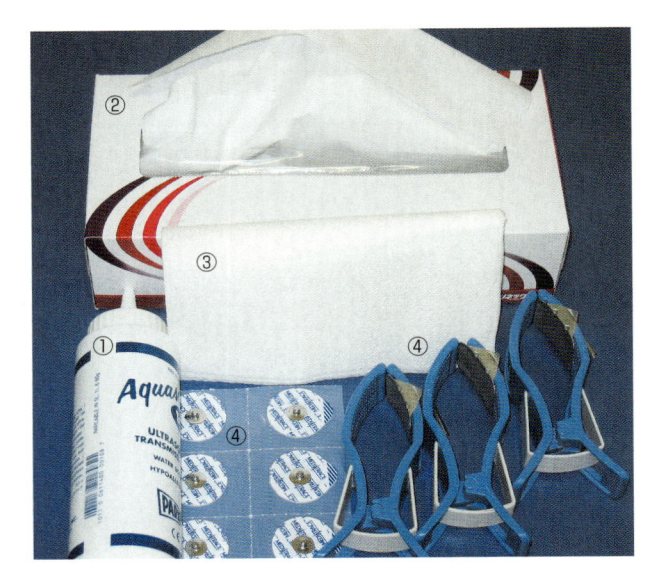

図4 心エコー検査に必要な備品
① エコーゼリー
② ティッシュペーパー
③ ペーパータオル
④ 心電図電極

● **ティッシュやタオル**

　ティッシュペーパーやペーパータオルは，検査終了後に胸壁のエコーゼリーを拭き取るために使用します（図4②，③）．ティッシュがなければ乾いたタオルやガーゼを用います．エコーゼリーがついたままだと下着が汚れて，被検者に不快感を与えることになります．

● **心電図の電極や心音図**

　心エコー検査において，心電図や心音図の同時記録は，心時相を確認するうえで欠かせません．必ずしも心音図は必要ありませんが，**心電図は必ずつけて検査しましょう**．そのためにも，心電図の電極はあらかじめ用意しておきます（図4④）．

● **検査用ベッド**

　前でも述べたように，検査用のベッドは安全面の点からも幅広の大きめのものが望ましく，その場合，検者はベッドに腰掛けて検査ができます．また，ベッドの高さは，低いベッドの方が被検者の移動がスムーズで安全に行えます．

> **ワンポイントアドバイス**
>
> 高齢者や膝の悪い患者さんにとって，高いベッドへの移動は転倒の危険性が増します．高さが調整可能なベッドであれば，一番低い状態でベッドに移動してもらい，検者は直接ベッドに腰掛けてパネル操作しやすい高さに合わせて検査を行います．

> **ポイント**
>
> 心エコー検査では，被検者（患者さん）を左半側臥位にし，検者は被検者の右側に座ります．検者は右手で探触子を持ち，左手で超音波装置のパネルを操作します．検者は被検者と腰の高さを同じにすることで無理な姿勢をとることなく検査ができます．被検者は上半身裸で検査を受けるので部屋の温度などに十分配慮しましょう．

PART II 実践編1 §1. はじめる前に

1-2 心エコー装置の予備知識

* 検査を行ううえで，心エコー装置に関しての知識や探触子の扱い方についても十分理解しておきましょう．特に，探触子は大変高価なので，その扱いには十分注意します．

1 心エコー装置

　心エコー装置には，従来からの大型の高性能装置の他に，最近ではノートパソコンタイプの小型装置も登場しています（図1）．また，持ち運び可能な携帯型装置（ハンドヘルドエコー：hand-held echoとも呼びます）は，救急外来や病棟，CCUなどベッドサイドでの迅速診断に役立つとともに，外来の診察室に置けばスクリーニングにも利用できます（図2）．

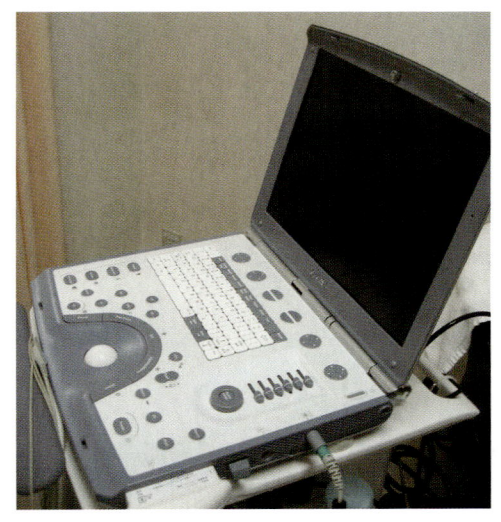

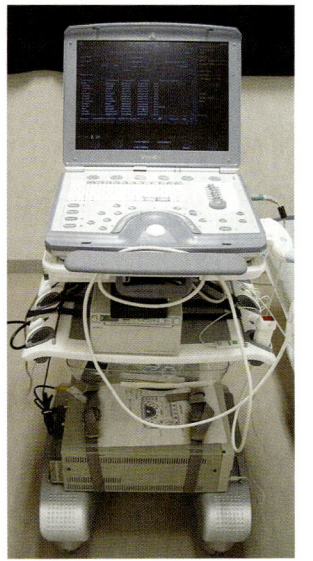

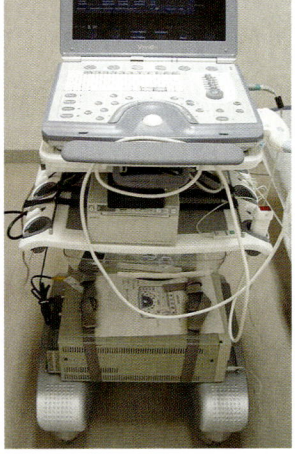

図1　ノートパソコン型心エコー装置

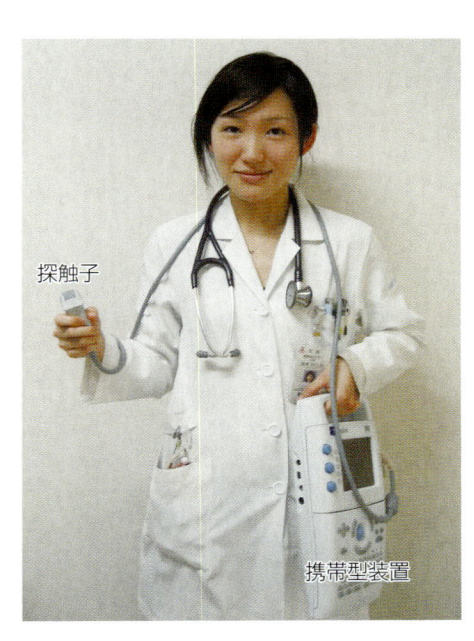

図2　携帯型心エコー装置

2 電源のコンセント

　装置の電源は，医用接地極つき2極コンセント（3P）を使用します（図3）．
　大型の心エコー装置は電源を入れてから立ち上がるまでに多少時間がかかるので，あらかじめ電源を入れて準備しておきます．電源が入り，**装置が立ち上がったらフリーズボタンを押しておきます**（次頁「3．探触子（プローブ）の扱い」 ワンポイントアドバイス を参照）．

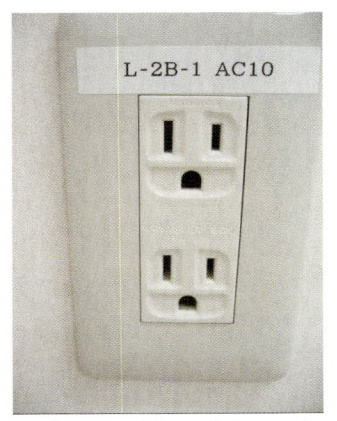

図3　心エコー装置の専用コンセント

3　探触子（プローブ）の扱い

　探触子のことを"プローブ（probe）"とも呼びます．

　探触子は超音波の送信と組織からの反射波を受信する重要な役割を担う，まさに超音波装置の「心臓部」でもあります．探触子は大変高価（通常100〜200万円）なため，その取り扱いには十分注意しましょう．

　使用しないときは，床に落とさないよう専用のホルダー（通常は装置本体横にある）に保管しておきます（図4）．

　探触子と同様に扱いに注意しなければならないのが探触子のケーブルです．**ケーブルは床に垂れ下がらないよう，使わないときは専用のアームにかけておきましょう．**

　装置本体を移動する際，ケーブルが垂れ下がった状態だと車輪（キャスター）でケーブルを踏みつぶしてしまい断線の原因にもなります（図5）．この場合，探触子ごとの交換が必要となり膨大な修理費用がかかってしまいます．探触子はもちろんのことケーブルの扱いにも十分注意を払う必要があります．

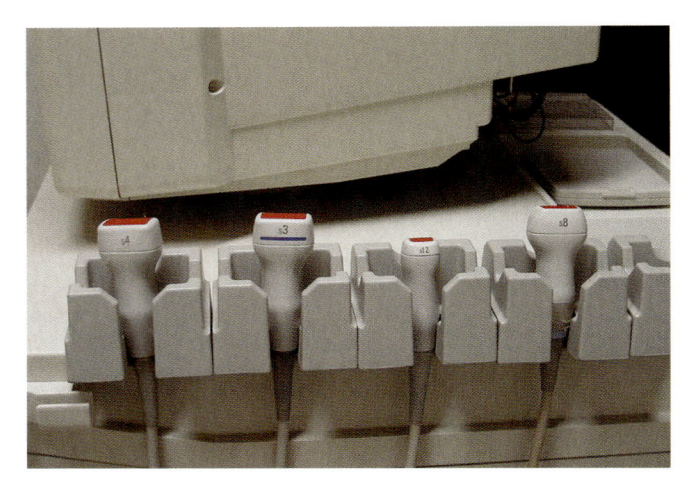

図4　探触子の保管

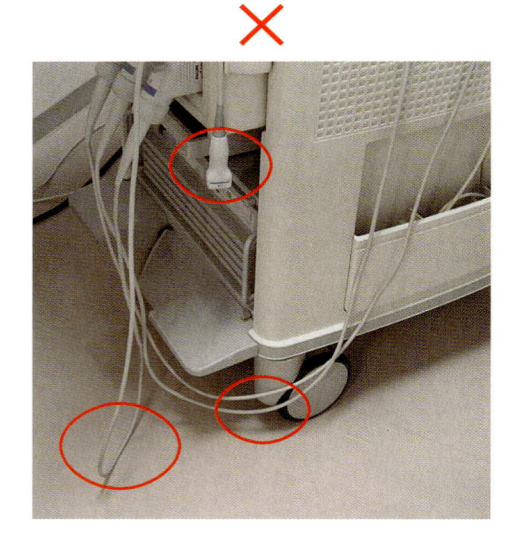

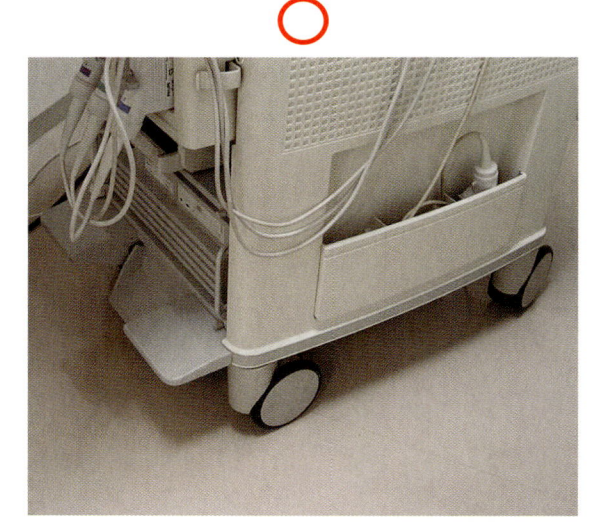

図5　探触子とケーブルの扱いに注意

ワンポイントアドバイス

装置の電源が入った状態で探触子を使わないときは，フリーズボタンを押しておきます．フリーズボタンを押さないまま放置しておくと，超音波が常に発射され探触子の劣化を早めてしまいます．

4 探触子の周波数

探触子から送信される周波数が高いほど画像の分解能はよくなりますが，超音波の透過性は低下してしまいます．したがって，超音波の減衰が少ない小児などでは高い周波数の探触子を，一方，超音波の減衰が大きい肥満者や胸壁の厚い大人では低い周波数の探触子を用います．

一般に，成人では2.5〜3.5 MHz，小児では5 MHzの探触子を使用します．最近の装置では，1つの探触子で広帯域の周波数を備えたものもあり，同一の探触子のままボタン1つで送信周波数をかえることもできます．

5 操作パネルでよく使うツマミやボタン

装置によって，ツマミやボタンの位置は異なりますので，検査を行う前にはあらかじめ確認しておきます．ここでは，「Philips社製 Sonos 7500®」の操作パネルを例に解説します（図6）．

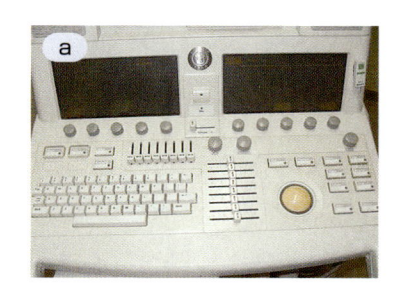

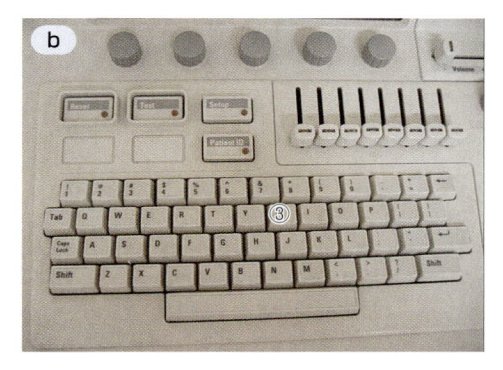

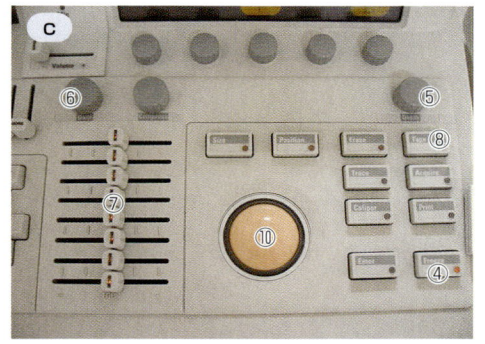

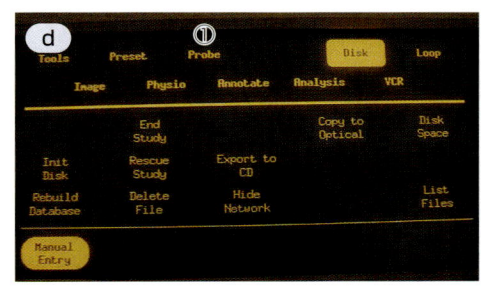

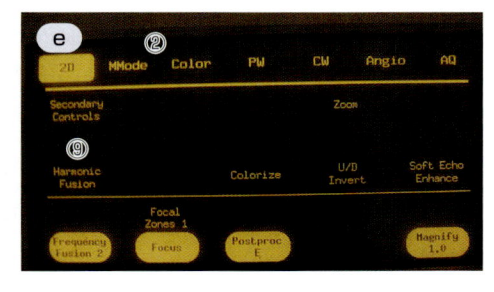

図6　超音波装置の操作パネル（a〜c）およびタッチパネル（d, e）
① 探触子の選択，② 各手法の切り替え，③ キーボード，④ フリーズ，⑤ デプス，⑥ ゲイン，⑦ STC，
⑧ プリンターやビデオ，⑨ ティッシュ・ハーモニック，⑩ トラックボール

使用頻度の高いツマミやボタンを以下①〜⑩に示します．

① 探触子の選択

探触子を選択するためのものです．腹部や血管エコー検査兼用の装置では心臓専用（セクタ）の探触子を選択します．最近は，タッチパネルで選択する機種が増えています．

② 各手法の切り替え

　　各手法（断層法，Mモード法，カラードプラ法，パルスドプラ法など）を切り替えるボタンです．

③ キーボード

　　患者氏名やID番号などを入力するためのものです．

④ フリーズ（freeze）

　　超音波の静止画像を得るためのものです．通常，プリンターなどに静止画を記録する場合に用います．また，フリーズボタンを押さないで放置しておくと，超音波が常に発射された状態となり探触子の劣化を早めます．**電源がonの状態で探触子を使わないときは，必ずフリーズボタンを押しておきます．**

⑤ デプス（depth）

　　視野の深度を調節するものです．目的の画像がモニター画面に入りきらない場合は，デプスの数値（cm）を上げて画像を縮小します．逆に画像が小さければデプスの数値を下げて画像を拡大します．

　　通常，成人の胸骨左縁からの記録では12〜14cm，心尖部からでは15〜18cmの深度となります（図7）．

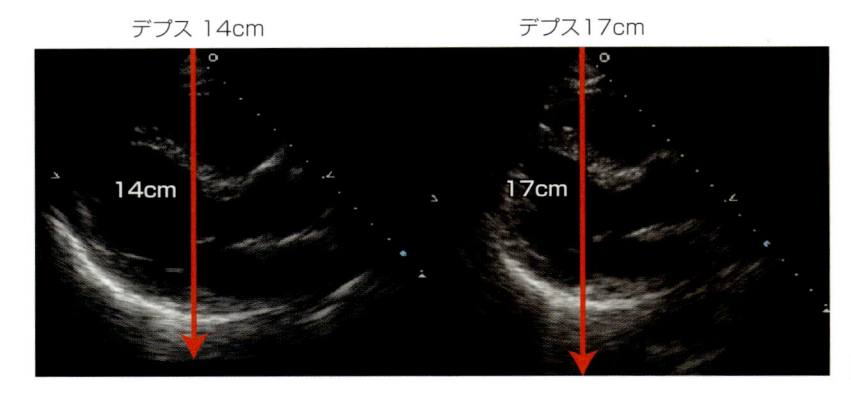

図7　異なるデプスでの記録

⑥ ゲイン（gain）

　　反射波の増幅度を調整するもので，画像の表示を明るくしたり暗くしたりするものです．ゲインが高すぎるとノイズが生じて画像が白っぽくなり，逆にゲインが低すぎると本来あるべきエコー画像が欠落してしまいます．

⑦ STC（sensitivity time control）

　　探触子から近い部分，遠い部分などの受信信号の増幅を調節するものです．胸壁からの距離が深くなるほど反射してくる超音波の減衰は大きくなります．そこで，近距離の強いエコーを抑えて，反対に遠距離からの弱いエコーを増幅して全体が一様な強さのエコーが得られるように調節するためのものです．

⑧ プリンターやビデオ

　　画像を記録するためのものです．最近は，装置内蔵のハードディスクにデジタル画像として保存できるようになっています．動画の記録法としてはVHSなどのビデオテープが一般的ですが，最近はDVDなどのデジタル画像として記録する施設も増えています．

⑨ ティッシュ・ハーモニック

　　新技法としてのティッシュ・ハーモニック・イメージングを用いるものです．断層図の描出が不良な場合心内膜面が強調され，左室壁運動評価や左室容積測定での心内膜トレースが容易となります．

⑩ トラックボール

　　Mモードのカーソル移動，径や面積を計測する際に用いるものです．また，パルスドプラ法のサンプルボリュームを設定する際にも用います．

> **ポイント**　心エコー装置では，探触子の扱いに最も気を配ります．電源が入った状態で探触子を使わないときは，必ずフリーズボタンを押しておきます．検査をはじめる前に，操作パネルでよく使うツマミやボタンの位置はあらかじめ確認しておきます．

PART II 実践編1 §1. はじめる前に

1-3 断層図をうまく描出する

> * 心エコー検査の基本は断層法であり，いかに断層図をうまく描出するかがポイントです．断層図の描出で最も重要なのが探触子の操作です．探触子は正しく持ち，胸壁にしっかりと固定させます．探触子をあてる場所は，胸骨左縁，心尖部，心窩部の3つのアプローチが心エコー検査の基本となりますが，この際，心臓の解剖，特に胸壁からの位置関係を十分に理解しておきましょう．さらに，より明瞭な断層図にするためには適切なゲイン調節も重要です．

1 探触子の操作

● 探触子の持ち方

探触子の操作において，探触子の持ち方は大変重要です．通常，探触子は右手で握り，親指と人差し指，中指の間にしっかりと把持します（図1）．

探触子の根元（ケーブル側）を握ったり（図2a）鷲づかみ（図2b，c）は，探触子の固定や操作に支障をきたします．先端寄りを握れば，探触子をあてた際，自然と胸壁に手のひらがあたりしっかり固定するようになります．

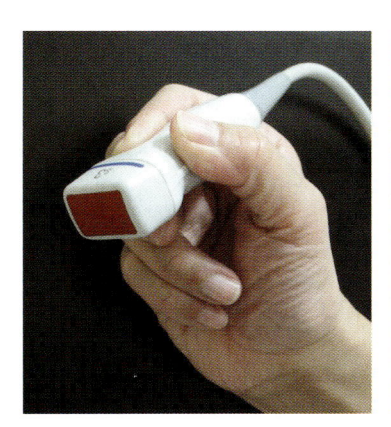

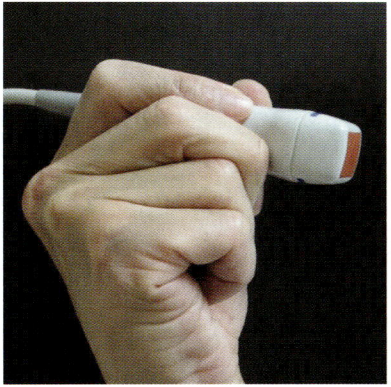

図1　探触子の正しい持ち方

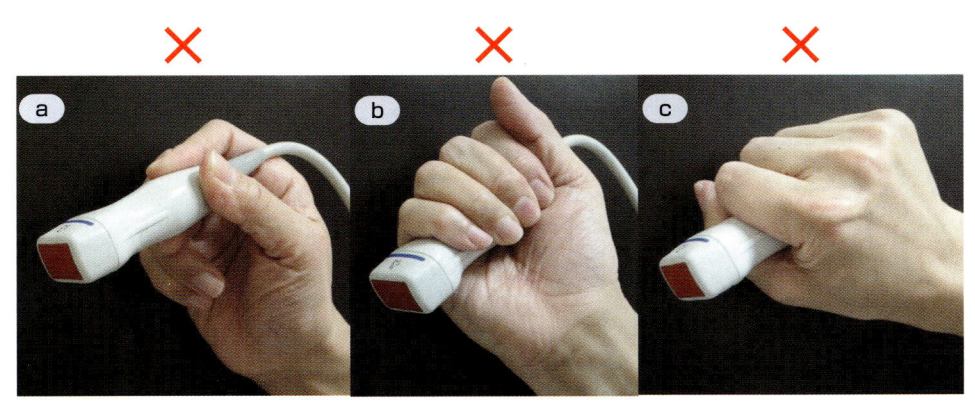

図2　探触子の悪い持ち方

● 探触子の固定

断層図の描出において特に重要なのが胸壁での探触子の固定です．**探触子を握った手のひらの小指側（尺側面）から小指を胸壁にあてることで探触子の固定が得られます**（図3）．この固定がしっかりしていれば，探触子の微妙なブレを防ぐことができ，安定した細やかな操作が可能となります（図4）．

§1-3 断層図をうまく描出する

図3 探触子の固定に重要な部位

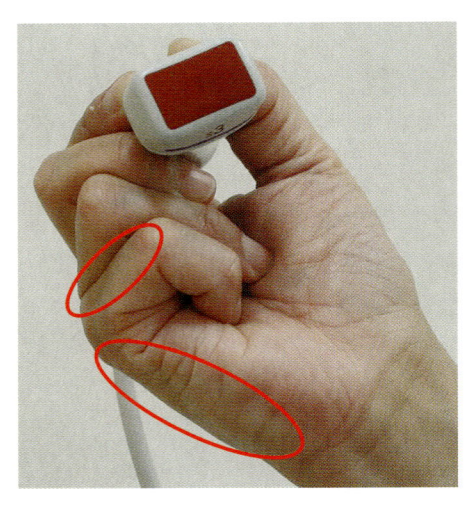

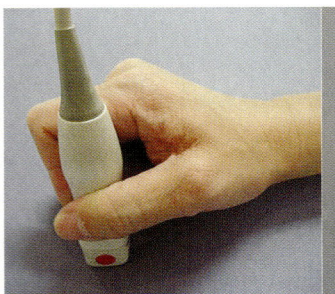

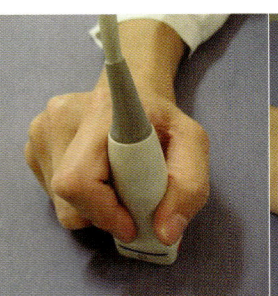

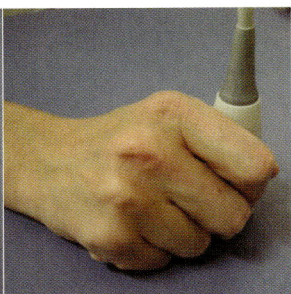

図4 実際に探触子をあてた場合

● 探触子のマーカー

　通常，探触子には側面のどちらか一方に突起したマーカーがあります（図5）．これは，モニター画面で得られる断層図の左右の関係を表す指標となります．このマーカーを目印にして探触子の向きと画像の映り方の関係を理解しておきましょう（図6）．モニター画面は固定されているので，探触子のマーカー（●）の向きによってモニター画面の写り上は変わります．

　実際に探触子を胸壁にあてる際，このマーカーの向きが大変重要になってきます．そこで，**本実践編の解説ではマーカーの位置が確認できるよう，探触子のマーカー側に赤い目印（●）をつけてあります**（図7）．

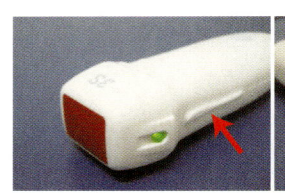

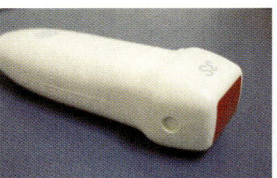

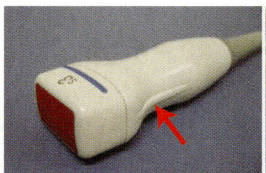

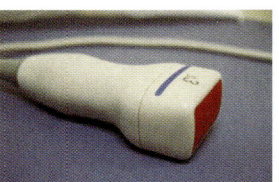

図5 探触子のマーカー（→）

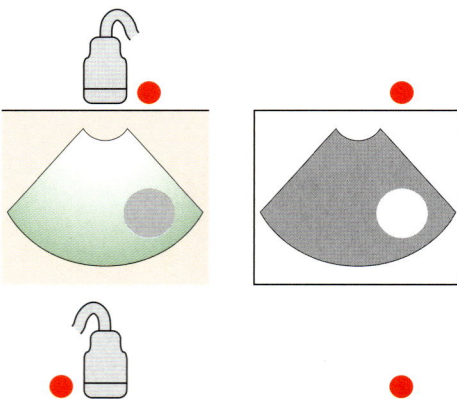

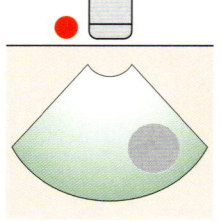

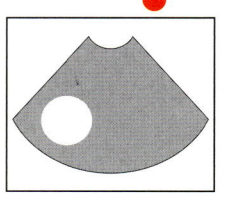

断層法　　　モニター画面

図6 探触子のマーカーとモニター画面の関係
モニター画面は固定されているので，探触子のマーカー（●）の向きによってモニター画面の写り方は変わります

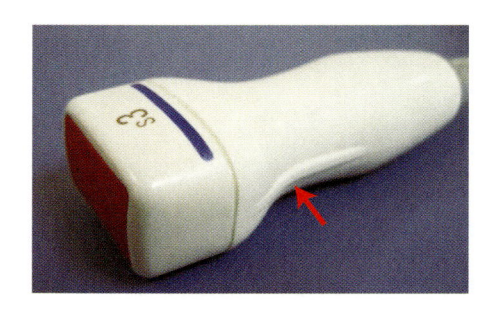

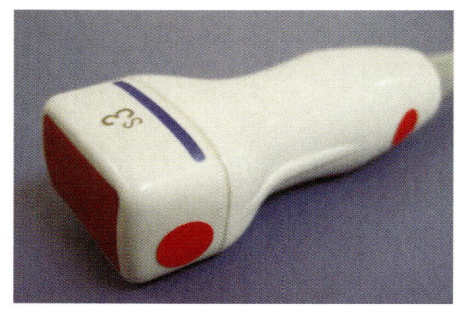

図7 探触子のマーカー側に目印（●）

2 探触子をあてる場所（アプローチ法）

● 心臓の位置関係

ここで，もう一度，解剖を整理しておきましょう．
中でも胸壁からの心臓の位置関係を理解しておくことは大変重要です（図8）．

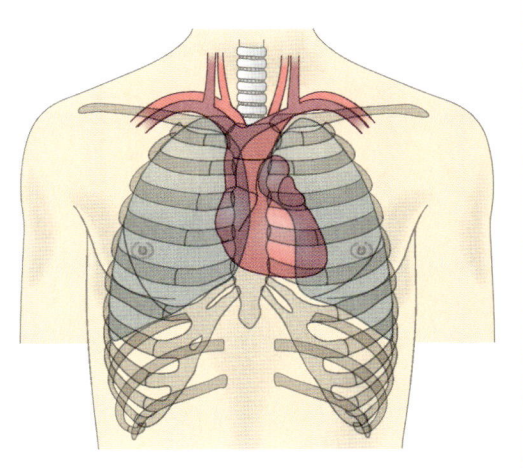

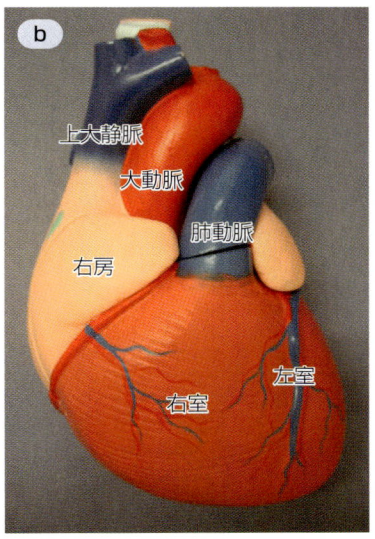

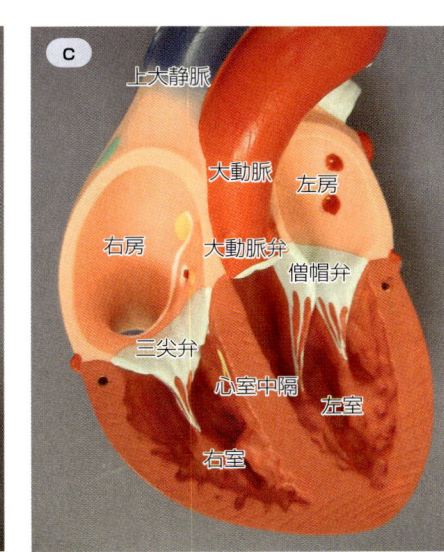

図8 心臓の位置関係
a，b）正面からの心臓の位置関係，c）心臓の解剖

● 超音波の入射可能な音響窓

心臓は肺や胸骨，肋骨に覆われています（図8a）．このため，超音波を入射する部位は音響窓（acoustic window）と呼ばれる胸壁の比較的狭い場所に限られます．したがって，心エコー検査では被検者を左側臥位にすることによって肺が左方に偏位し，この音響窓が広がります．

心臓を観察するための音響窓には，①胸骨左縁，②心尖部，③心窩部（肋骨弓下）があり，この3つのアプローチが心エコー検査の基本となります（図9）．

> **ワンポイントアドバイス**
> この音響窓には個人差があります．3つともすべて良好な音響窓の人もいれば，1つしかない人もいます．良好な音響窓を探すポイントは，モニター画面を見ながら探触子をゆっくり操作することです．

これら3つのアプローチ法はあくまでも探触子をあてる目安であり，探触子の位置や超音波のビーム方向を微調整しながら，より最適な断層図を描出します（図10）．

胸壁に探触子あてる際は，**探触子の先端にエコーゼリーをつけます**．また，先端部がズレないためにも，適度の力を加えることは必要です．

> **⚠注意** 強く押しつけてしまうと患者さんに苦痛を与えますので力の入れ過ぎに注意しましょう．

§1-3 断層図をうまく描出する

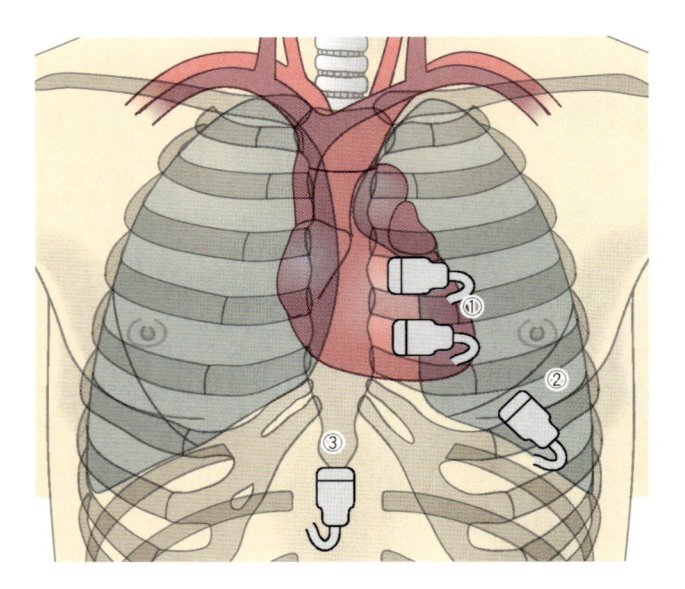

図9　心エコー検査のアプローチ部位
①胸骨左縁，②心尖部，③心窩部（肋骨弓下）

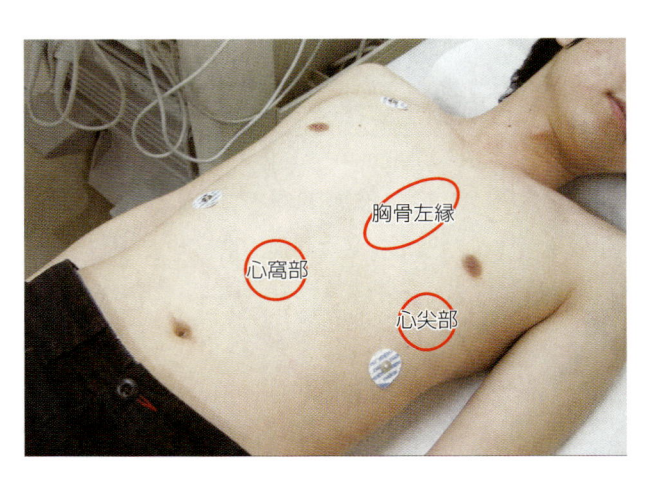

図10　実際に探触子をあてる部位

3　断層図のゲイン調整

　明瞭な断層図を描出するうえでゲインの調整は大変重要です．良好な音響窓が得られ，本来なら明瞭な画像が描出できるはずが，ゲインの調整次第では不鮮明な画像になってしまう可能性もあります．ゲインが高すぎるとノイズが生じて画像が白っぽくぎらついてしまいますし，逆にゲインが低すぎると本来あるべきエコー画像が欠落し，見落としの原因にもつながります（図11）．

　一般に，**画像全体をゲインのツマミでまず調整し，体表面からの深さに応じた部位に関してはSTCのツマミで微調整しながら**，**より明瞭で説得性のある画像を描出していきます**．特に，体表に近い部位や遠い部位のゲイン設定には気を配ります（図12）．

　ゲイン調節を十分に行ったつもりでも（モニター画面では明瞭な画像であっても），実際，プリンターに記録してみると，白っぽかったり，黒っぽくなったりすることもあります．この場合は，プリンター側の調整も必要となります．

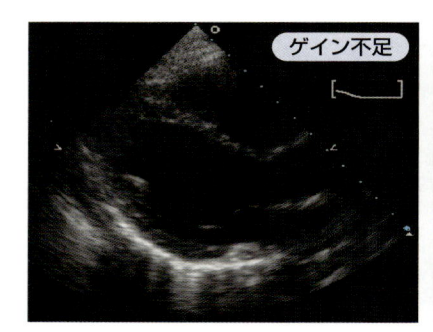

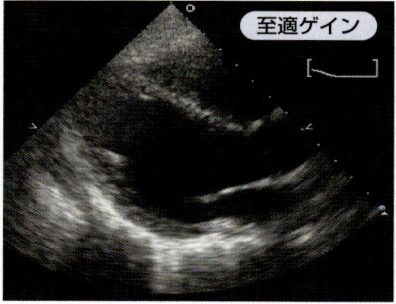

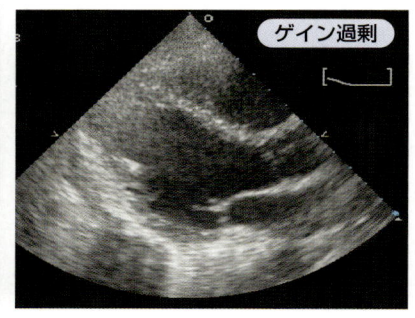

図11　断層図のゲイン調節

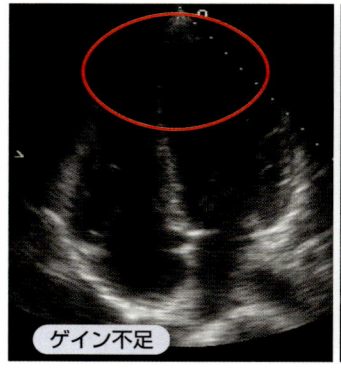

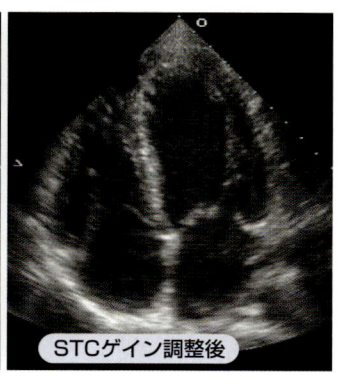

図12　探触子に近い場所のゲイン不足
心尖部四腔像において，探触子に近い場所のゲイン不足のため心尖部の断層図が不明瞭となってしまう

上達へのステップ

ゲイン不足の場合，重要な情報が欠落し，見落としの原因にもなります．はじめのうちは，多少画面がぎらついてもかまいませんので，少し高めのゲインで記録した方が確実でしょう（図11）．

ポイント

＜断層図をうまく描出するには＞
1. 探触子を正しく操作します
   （探触子の持ち方や固定の仕方）
2. 探触子をあてた際，どのような断面を設定しているかをイメージします
   （心臓の解剖，特に胸壁からの位置関係を理解する）
3. 探触子のマーカーとモニター画面の関係を理解します
4. 適正なゲインに調節します
   （はじめは少し高めのゲインで，ゲイン不足は見落としの原因にもつながる）

文献

1）「基本をおさえる心エコー　撮りかた、診かた」（谷口信行 編）．羊土社，2006

2-1 検査の手順

PART II 実践編1　§2. 記録の実際

> *検者はあらかじめ聴診し，心エコー検査の目的を十分把握しておきます．氏名などを入力し，心電図をつけたら左側臥位にして検査をスタートさせます．検査の手順として，一般には断層法からはじめて，Mモード法，ドプラ法の順で観察します．

1　検査をはじめる前に

● 患者氏名の確認

患者氏名を確認することは，診察や検査を行ううえでの基本です．患者さん自身にフルネームで名前を言ってもらえば確実です．

● 心エコー検査の目的

心エコー検査で何を診るのか，検査の目的を十分把握していなければなりません（例えば，胸部X線で心拡大を認めた場合，心腔の拡大なのか？　心膜液貯留なのか？　もし，心腔の拡大であればどこが拡大しているのかなど）．

これにより，効率よく短時間で検査が行えます．特に患者さんの状態が悪い場合，限られた検査時間内で何をみてどう評価するかをしっかりと理解しておく必要があります．また，**検査前には必ず聴診する**習慣を身につけましょう．

● 検査の説明

検査をはじめる前に，患者さんには心エコー検査は安全で痛みのない検査であること，また，検査の目的や検査時間（通常のスクリーニング検査であれば20〜30分程度）などを説明しておきます．これによって，患者さんは安心して検査を受けることができます．

腹部エコー検査のように食事の影響はないので，特に制限する必要はありません．

● 氏名，登録番号などの入力

患者氏名はアルファベットで，できたら登録番号（ID番号）を超音波装置に入力します．緊急時の場合もできるだけ名字だけでも入力しておきましょう．氏名なしで記録すると，後で誰のものかわからなくなってしまいます．

● 心電図の電極装置

心電図の電極は探触子の走査に邪魔にならないところにつけます．前胸壁であれば，右鎖骨下，左右季肋部あたりの3カ所に（図），また，四肢用電極であれば，右手首，両足首につけて第II誘導の波形を用います．**女性の場合，ストッキングを脱がなくても，電極と皮膚の間に湿ったガーゼ（アルコール綿など）を挟めば十分な波形が得られます**．電極をつけたら，モニター画面で心電図の波形を確認し，波形の大きさや位置，ノイズを調整します．

もし，十分な波形が得られなければ，電極の位置を変えます．

2　検査の流れ

一般には，断層法からはじめて，Mモード法，ドプラ法の順で観察します．緊急時や検査に時間をかけられない場合は目的に応じた検査を行います．Mモード法やドプラ法は断層図がガイド（心臓内部構造の位置関係を知る）となるので，その描出は大変重要です．

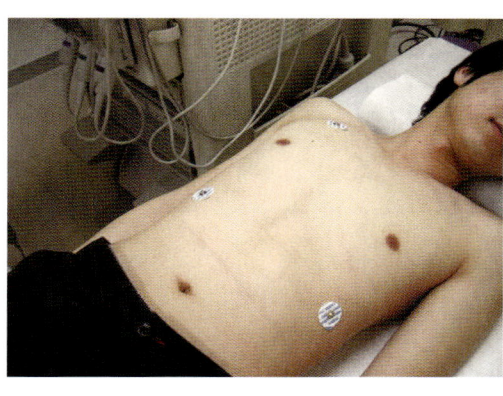

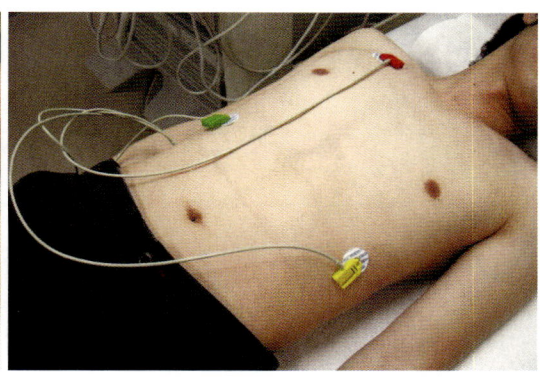

図 心電図の電極装置

① 断層法　　：心臓の形態や動態を観察する
② Mモード法：左室, 左房径などを計測し, 心機能を評価する
③ ドプラ法　：主にカラードプラで血流状態を評価する

以下に, 代表的な検査の流れを示します.

1) 胸骨左縁より左室長軸像の描出

2) 胸骨左縁より左室短軸像の描出
・心基部から心尖部方向へゆっくりとスキャンする.
・心尖部までスキャンしたらまた心基部に戻る.

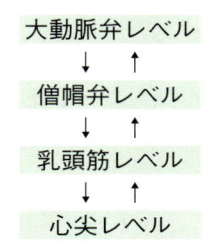

大動脈弁レベル
↓　↑
僧帽弁レベル
↓　↑
乳頭筋レベル
↓　↑
心尖レベル

3) Mモードエコー図の記録
大動脈弁Mモード
僧帽弁Mモード
左室Mモード

4) 心尖部からの描出
心尖部四腔像
心尖部長軸像
心尖部二腔像

5) カラードプラ法による血流評価
左室長軸像
左室短軸像
心尖部左室長軸像
心尖部四腔像

6) パルスドプラ法による血流評価
心尖左室長軸像
・左室流入血流
・左室駆出血流

> **ポイント**　検査をはじめる前に, 患者氏名の確認や検査の説明を怠らないようにしましょう. 検者は心エコー検査の目的を十分把握して検査を行いますが, あらかじめ聴診しておく習慣を身に着けておきましょう. 心電図は忘れずにつけて検査を行います. 検査の手順を決めておけば見落としがありません.

PART II 実践編1　　§2. 記録の実際

2-2 断層法
a) 胸骨左縁アプローチ：左室長軸像の描出

> * 胸骨左縁からの左室長軸像は最も基本的な断層面であり，一般に，この断層面を得ることから心エコー検査をはじめます．この像から得られる情報量は多く，心エコー検査の良し悪しはいかに左室長軸像をうまく描出するかが鍵となります．

1　被検者（患者さん）を左半側臥位にする

検者はマーカーが見えるように探触子を握ります（図1）．また，患者さんは左半側臥位にします（図2）．

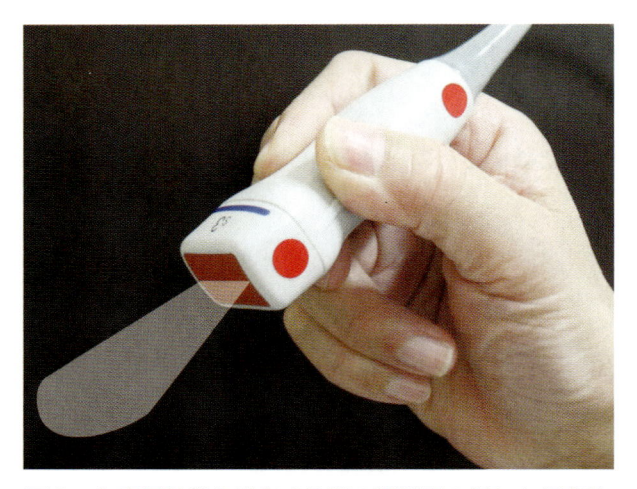

図1　左室長軸像を描出する際の探触子の握りと超音波のビーム方向

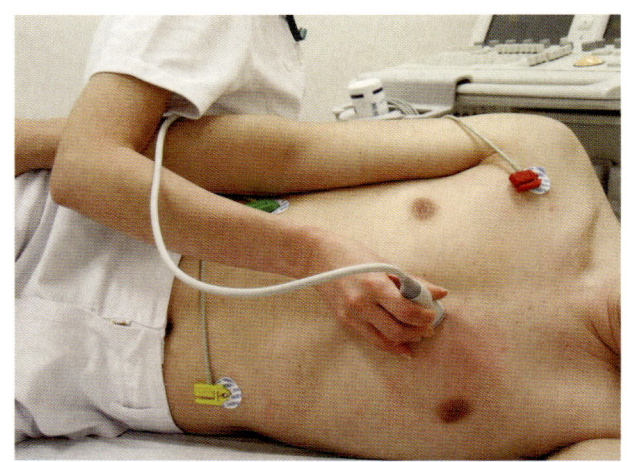

図2　胸骨左縁アプローチ

2　ゼリーをつけて探触子をあてる

探触子をあてる場所は，胸骨左縁第3ないし第4肋間です．目安としては，左右乳頭を結ぶ線上がほぼ第4肋間となります（図2）．このとき，探触子のマーカー方向は右肩です．また，超音波のビーム方向は背方になります（図3）．

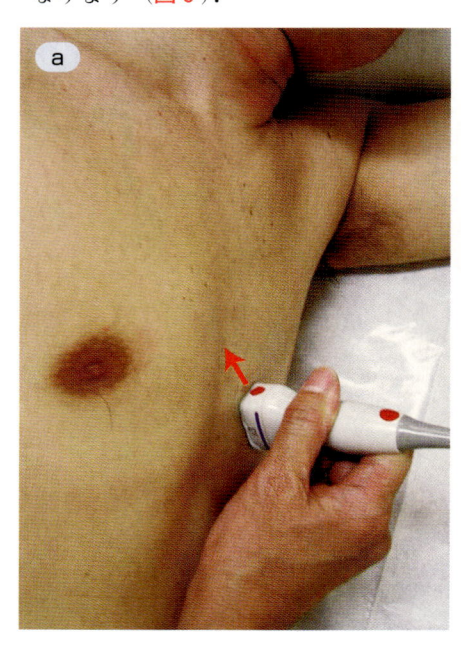

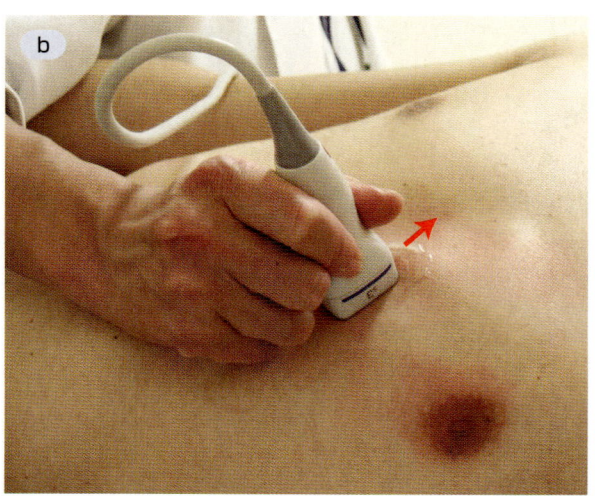

図3　左室長軸像の描出
探触子のマーカー（●）は被検者の右肩を向いている（→）
a）検者から見た探触子の位置
b）被検者側から見た探触子の位置

3 断層面をイメージする

　この断層面（図4）は心臓を左室中央で縦切りにした面（縦断面）で，**被検者の左側から眺めるようなイメ**ージとなります．

　左室，心室中隔と左室後壁，右室，大動脈基部，大動脈弁，僧帽弁，左房が観察できます．

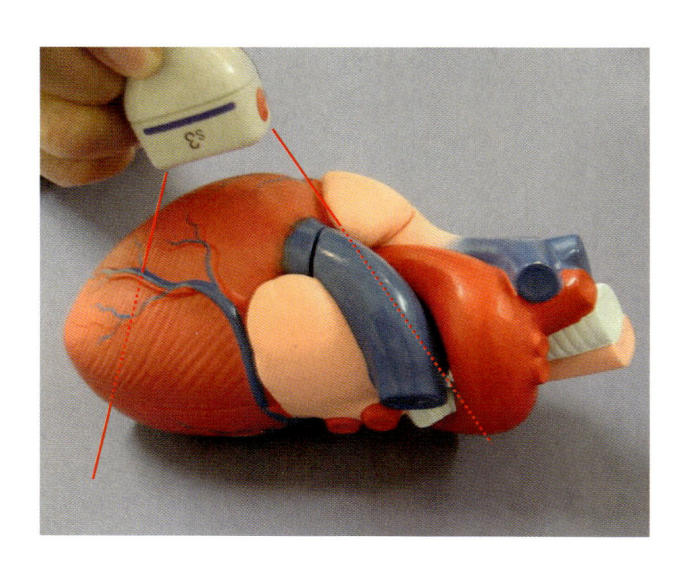

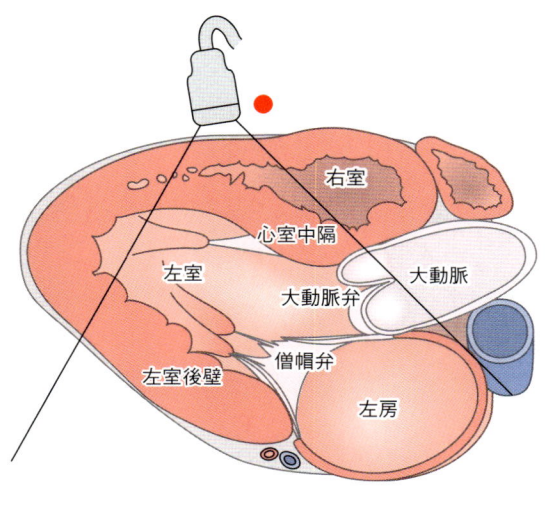

図4　左室長軸像（イメージ）
A）心臓に対するビーム方向
B）Aで得られる断面のイメージ

4 モニター画面にはどう映る？

　モニター画面には**被検者の心臓を左側から眺めた像として表示されます**．画面の右が心基部側，画面の左が心尖部側となります（図5）．

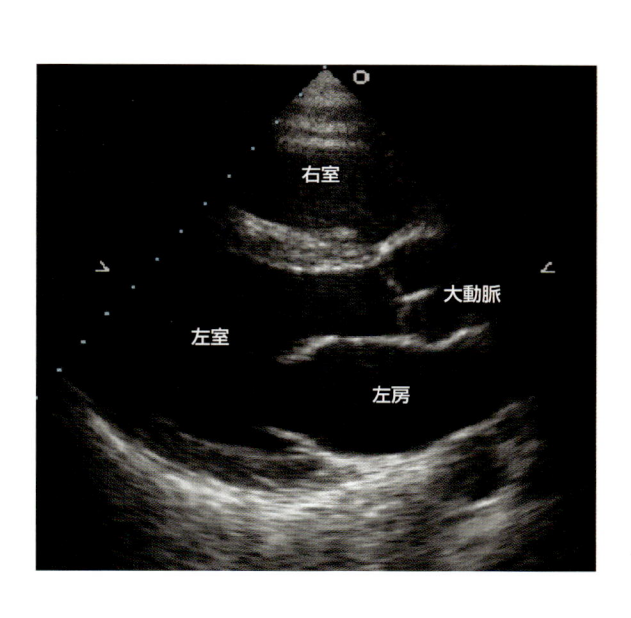

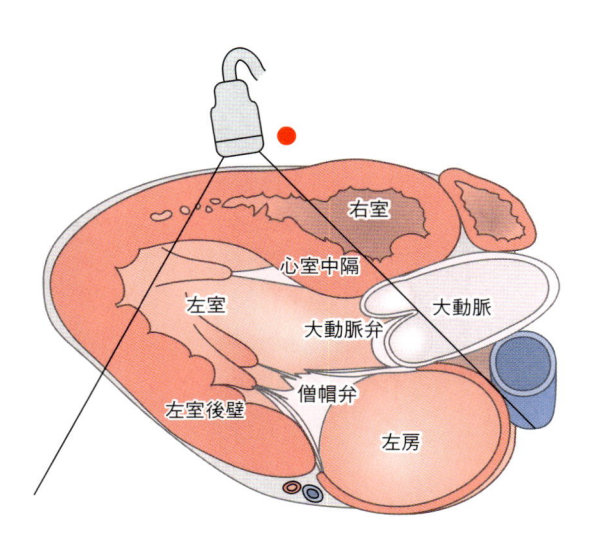

図5　左室長軸像

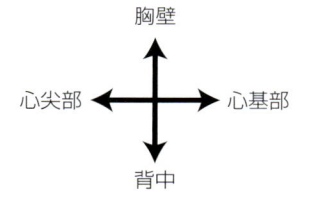

5 ▶ 正しい左室長軸像を描出する

　大動脈の前壁は心室中隔へとつながり，大動脈の後壁は僧帽弁前尖へと連続するエコーとして描出されるよう，探触子を微調節します．全体のバランスとしては画面のほぼ中央に僧帽弁がくるようにします．探触子に近い方から僧帽弁前尖と後尖になります（図6）．

　長軸像をうまく描出するには，探触子をしっかりと胸壁上に固定し，探触子の先端をほんの少し回転，あるいは傾けながら超音波のビーム方向を微調節し，最適な画像が得られる位置を探します．

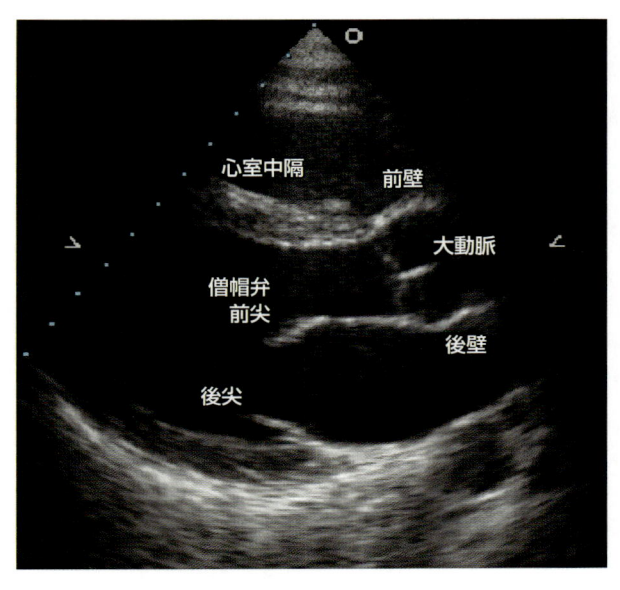

図6　正しい左室長軸像の描出

ワンポイントアドバイス　探触子の位置はほんの数ミリずれただけでも画像は変わってしまうので，検者は探触子をあてている位置ではなく，モニターの画面をじっくり見ながらこの操作を行います．

上達へのステップ

　正しい左室長軸像は，僧帽弁エコーの先端には何も描出されません．もし，僧帽弁エコーの先端に腱索やそれにつながる乳頭筋エコーが描出されている場合（図7a →）は，超音波のビーム方向が若干，内側か外側に傾いている可能性があります．この場合は，探触子の傾きを微調整して僧帽弁の先端をフリーにします（図7b）．

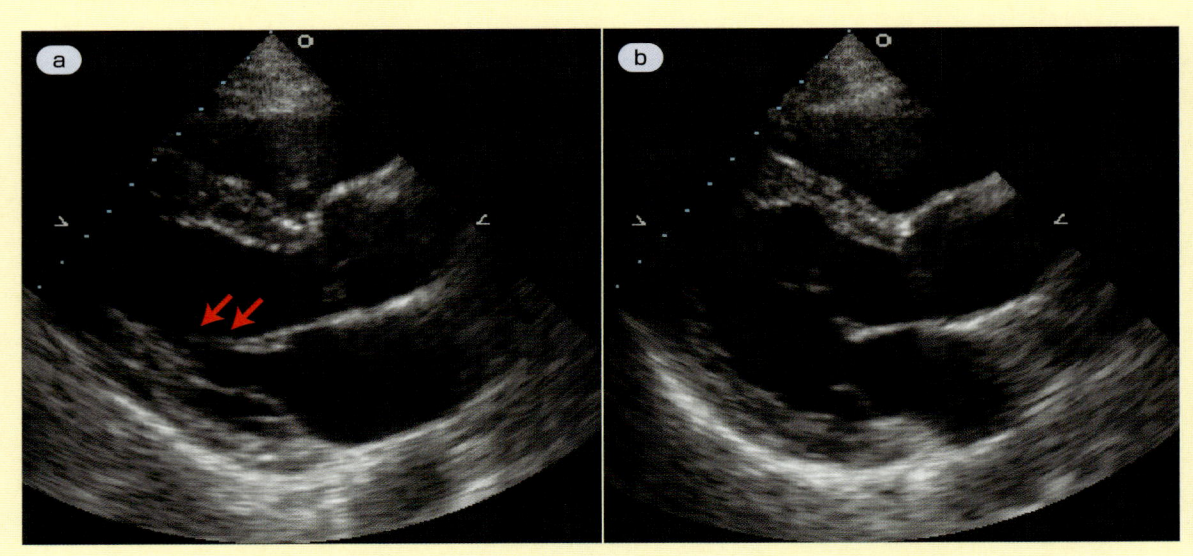

図7　僧帽弁の先端はフリーにする
　a）ビームが少し斜めの左室長軸像，b）正しい左室長軸像

6 うまく描出できない場合

被検者（患者さん）の体位を左側臥位（ほぼ真横）にしてみます．

それでも変わらなければ，探触子のあてる位置を一肋間下げてみます．探触子の握りやマーカーの向きはそのままです．やや心尖部よりからの長軸像となるため，画面上，左房が右下がりのやや斜めの左室長軸像となりますが，特に，初心者の場合は比較的描出しやすい像です（図8）．

しかし，Mモードエコー図で左室や左房径を計測する場合は，Mモードビームが左室長軸方向に対して"斜め切り"になってしまうので注意が必要です（p102，Ⅱ-2-3，図8を参照）．

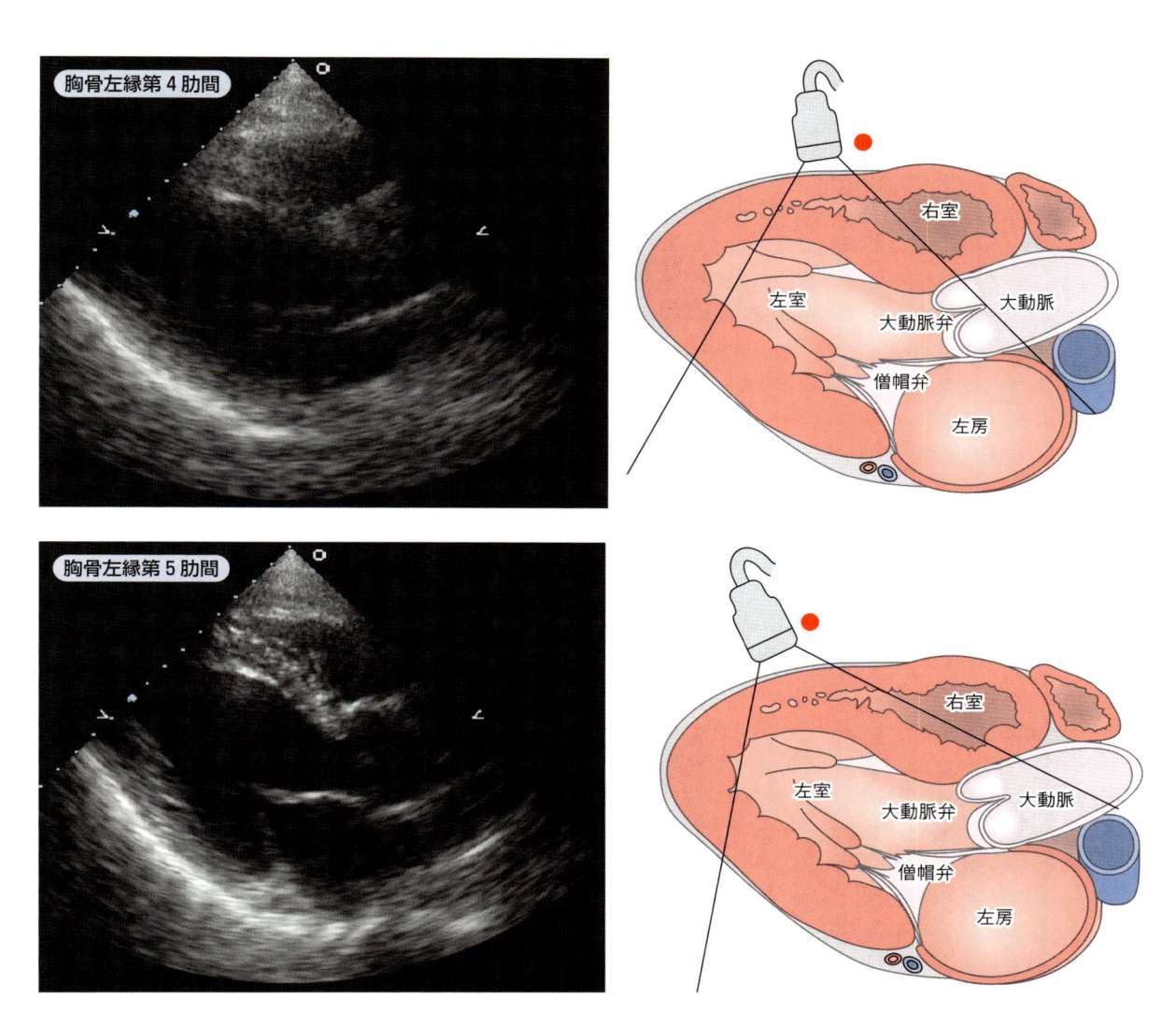

図8　一肋間下げて記録した場合

ワンポイントアドバイス

うまく長軸像が描出できなかったら，患者を真横にしてみるか，あるいは，肋間を1つ下げて記録してみます．
それでもうまく描出できない場合は，胸骨左縁からの描出はあきらめて，心尖部からアプローチします．胸骨左縁からの描出が困難でも，心尖部からは比較的容易に描出できる場合が多いので試してください．

§2-2 断層法 a) 胸骨左縁アプローチ：左室長軸像の描出

7 大動脈の基部を観察する

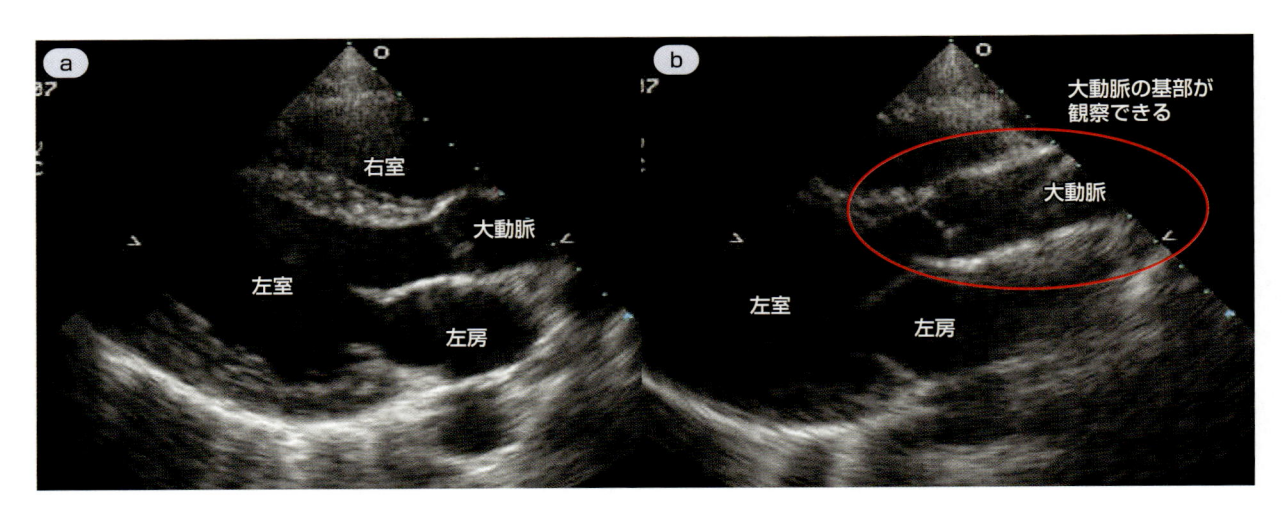

患者をほぼ真横にし，左室長軸像を描出している位置から肋間を1つ上げて記録すると，大動脈の基部側を観察することができます．大動脈基部が拡大している場合は，この観察も行います（図9）．

図9　大動脈基部の描出
a) 通常の左室長軸像
b) 一肋間上げた左室長軸像

8 デプスを変えて観察する

視野深度を深く（デプスの数値を大きく）して，左室や左房後方にも異常（心膜液貯留，胸水，胸部大動脈瘤など）がないかを確認します．この際，深いところのゲインが不足して，エコーが脱落しないようにゲインを調整します（図10）．

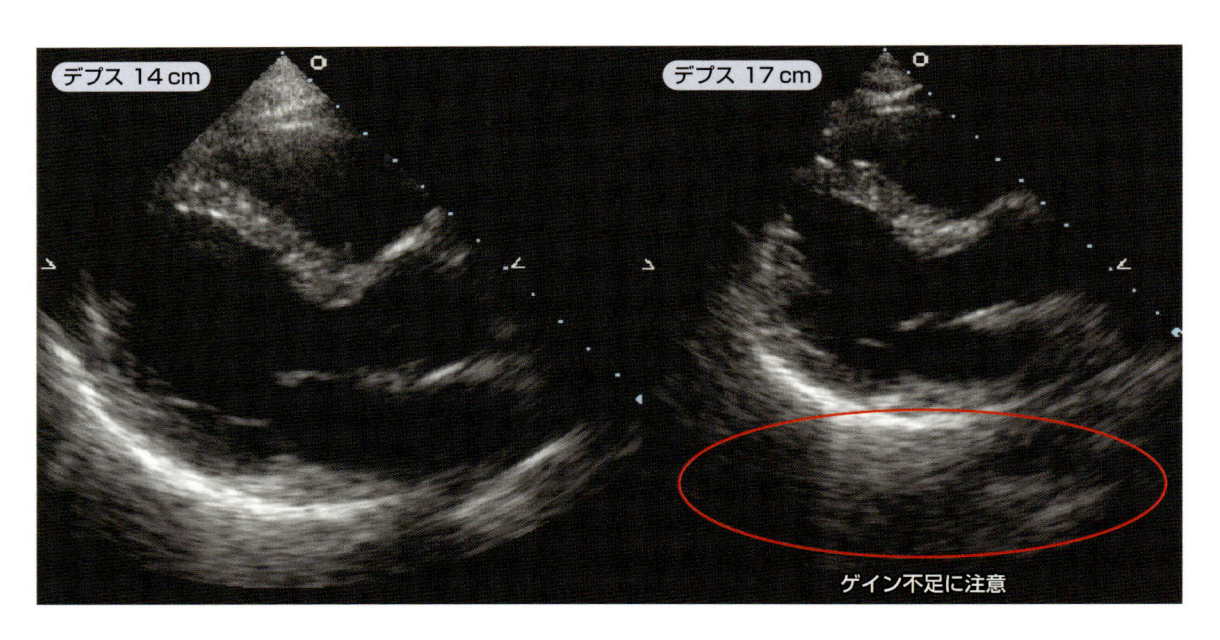

図10　デプスを変えた観察
デプスを大きくして観察した場合，左室や左房後方のゲインが不足しないよう調整する

> **⚠ 注 意**
> 心膜液貯留はデプスを変えて観察しないと見逃してしまうことがあります（図11）．
>
> **図11　心膜液貯留**
> 視野深度を深くする（デプス　14 →18cm）ことで，左室後方にエコーフリースペース（※）の存在が確認できる（b）．デプス 14 cm（a）の観察のみでは，心膜液貯留所見を見逃してしまう

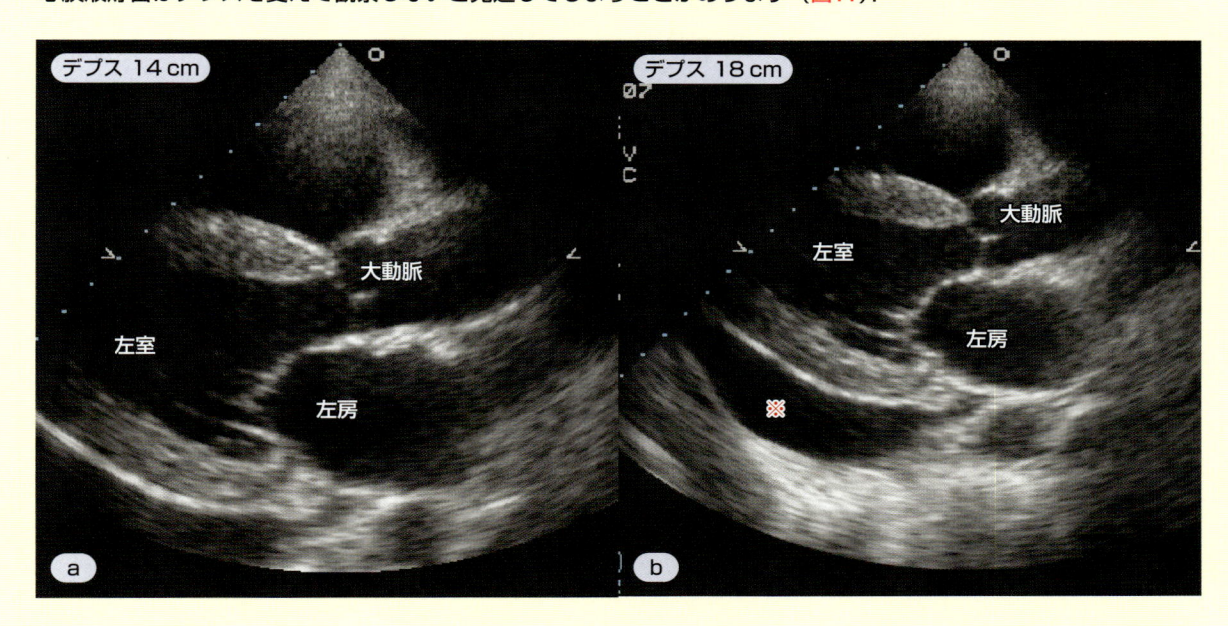

9　左室長軸像で観察するポイント

① 大動脈（基部）
　・拡大はないか？
　　→ 大動脈弁輪拡張症（annuloaortic ectasia：AAE），大動脈瘤，大動脈解離（Stanford A型）など
② 大動脈弁・僧帽弁
　・弁に硬化や肥厚はないか？
　　→ リウマチ性弁膜症，弁石灰化など
　・弁の開閉は？（開放制限や逸脱はないか）
　　→ 大動脈弁狭窄症，僧帽弁狭窄症，僧帽弁逸脱，腱索断裂など
　・弁に何か付着してないか？
　　→ 疣贅，腫瘍，血栓など
③ 左室
　・左室の大きさは？
　　→ 左室拡大，左室腔狭小化など
　・心室中隔，後壁の動き（wall motion）は？
　　→ 心筋梗塞，拡張型心筋症，心筋炎など
　・心室中隔，後壁の厚さ（壁厚）は？
　　→ 左室肥大，非対称性心室中隔肥大（asymmetric septal hypertrophy：ASH），壁菲薄化など
　・左室の形態は？
　　→ 心室瘤，壁在血栓など
④ 左房
　・左房の大きさは？
　　→ 左房拡大

- 左房内に異常はないか？
  - → 血栓，腫瘍，三心房心など
⑤ 右室
- 右室の大きさは？
  - → 右室拡大
⑥ 左室や左房の後方
- エコー・フリースペースはないか？
  - → 心膜液貯留（pericardial effusion），胸水貯留（pleural effusion）
- 冠静脈洞（coronary sinus：CS）の拡大はないか？
  - → 左上大静脈遺残（persistent left superior vena cava：PLSVC），高度の三尖弁逆流など
- 胸部大動脈に異常はないか？
  - → 胸部大動脈瘤，大動脈解離など

ポイント 左室長軸像は心臓の縦断面を被検者（患者さん）の左側から眺めるようなイメージで，この描出は心エコー検査の登竜門ともいえます．探触子をしっかりと胸壁に固定させ，超音波ビームの向きを微調整しながら像を描出します．とにかく，根気よく経験を積めば必ず左室長軸像を上手に描出できるようになります．

文献
1）「基本をおさえる心エコー　撮りかた、診かた」（谷口信行 編）．羊土社，2006

PART II 実践編 1　　§2. 記録の実際

2-2 断層法
b）胸骨左縁アプローチ：左室短軸像の描出

> ＊ 左室短軸像の描出は左室長軸像が基本となります．まず，明瞭な長軸像を描出した後に，探触子を時計方向に90°回転させると短軸像が描出できます．短軸像には，大動脈弁レベル，僧帽弁レベル，腱索〜乳頭筋レベル，心尖部レベルがあり，探触子の傾き加減で調整します．なかでも乳頭筋レベルは左室の局所壁運動異常（アシナジー）の観察に重要な短軸像です．

1　左室長軸像を描出する

はじめに左室長軸像を描出してから短軸像の描出を行うのが基本です．

2　探触子を90°時計回転させる

胸骨左縁で安定した左室長軸像が描出できたら，探触子の位置はそのままで時計方向に90°回転させます．これにより，探触子のマーカー方向は右肩から左肩へ向くこととなります（図1，2）．

回転の際，探触子の先端をずらさないことが最大のポイントです．探触子を回転するときに探触子の位置がズレてしまうと，長軸像に沿った正しい短軸像が描出できません（図3）．

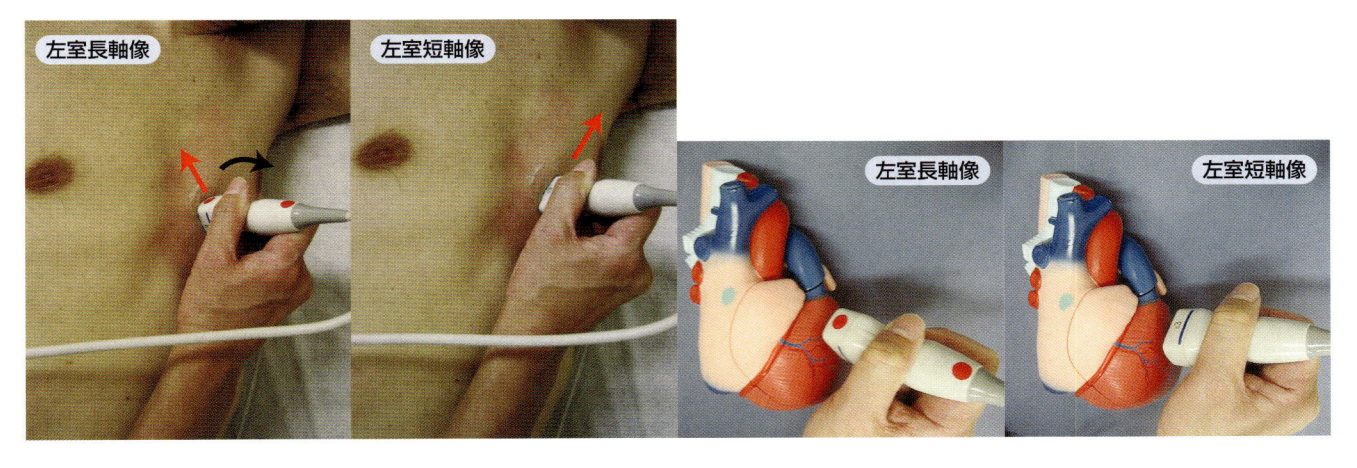

図1　左室長軸像と短軸像のマーカー（●）の向き（検者からみる）
短軸像にすると，探触子のマーカー（●）は被検者の左肩を向く（→）ので，検者からは見えない

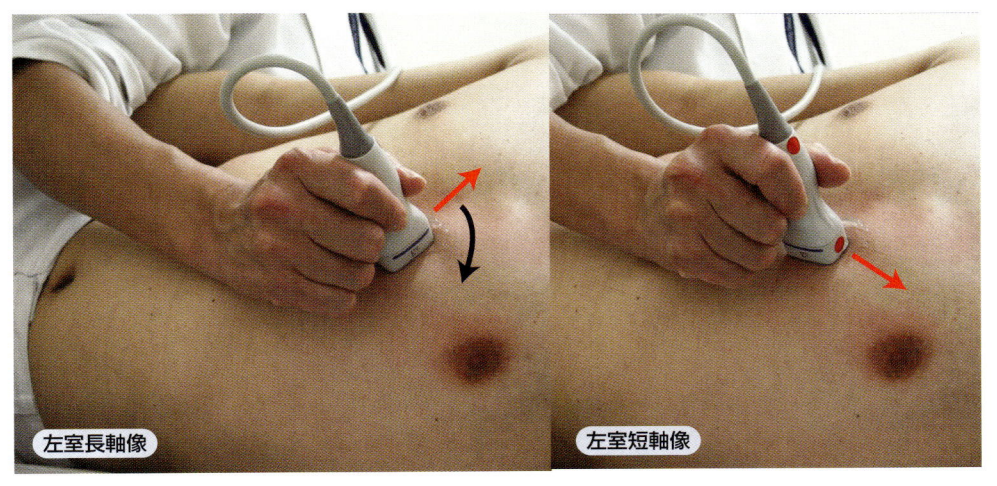

図2　左室長軸像と短軸像のマーカー（●）の向き（被検者側からみる）

§2-2 断層法 b）胸骨左縁アプローチ：左室短軸像の描出

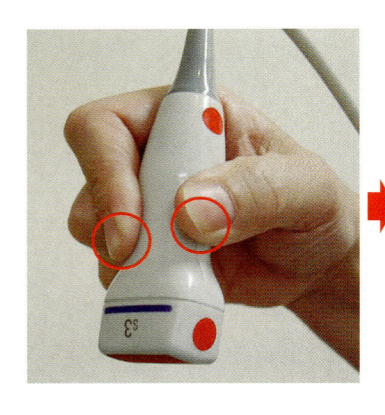

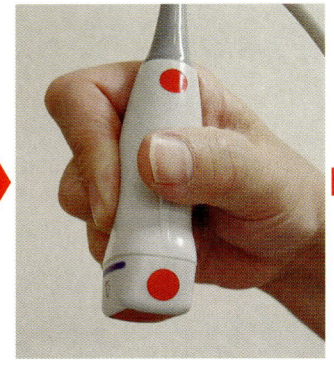

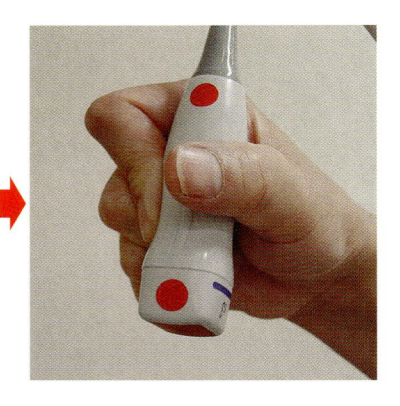

図3　探触子の回転
ポイントは，親指と人差し指の2本の指先

上達へのステップ

探触子をしっかりと固定させ，探触子の先端を少し押しながら人差し指と親指を使って回転させます．これにより先端のズレを最小限にします（図4）．

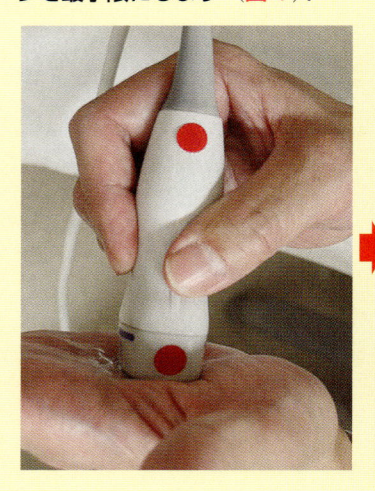

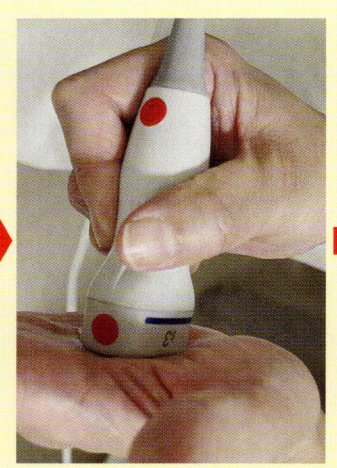

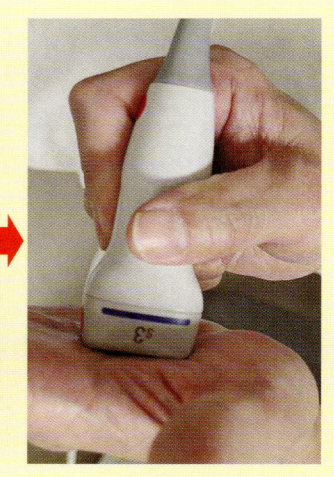

図4　回転の練習法
探触子を実際，自分の手のひらにあてて練習してみる

3　断層面をイメージする

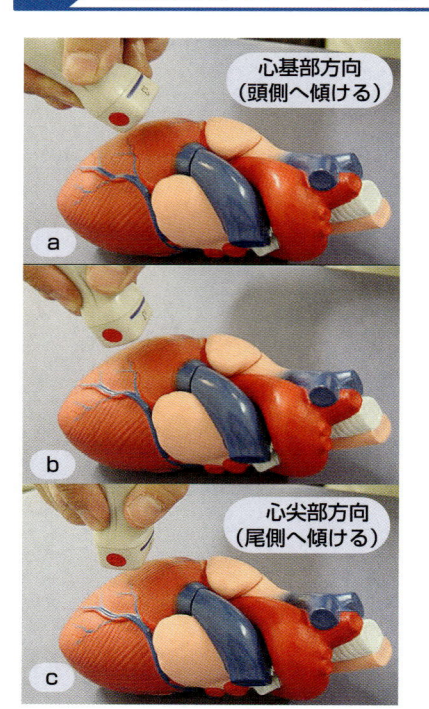

左室短軸の断層面は，左室長軸断面にほぼ直角な横断面（心臓を輪切りにした面）をさまざまなレベルで**心尖方向**から**眺めるようなイメージ**となります．

探触子の先端を頭側に傾ければ心基部方向，尾側に傾ければ心尖方向の短軸断面となります（図5）．

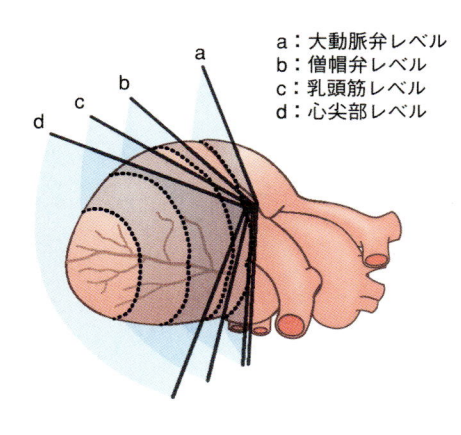

心基部方向（頭側へ傾ける）
心尖部方向（尾側へ傾ける）

a：大動脈弁レベル
b：僧帽弁レベル
c：乳頭筋レベル
d：心尖部レベル

図5　左室短軸像（イメージ）

§2-2 断層法 b）胸骨左縁アプローチ：左室短軸像の描出

4 モニター画面にはどう映る？

モニター画面には，輪切りにした心臓を**心尖方向から眺めるような像として表示されます**．画面の右が被検者の左側（外側），画面の左が被検者の右側（内側）で，上が胸壁側，下が背中側となります（図6）．

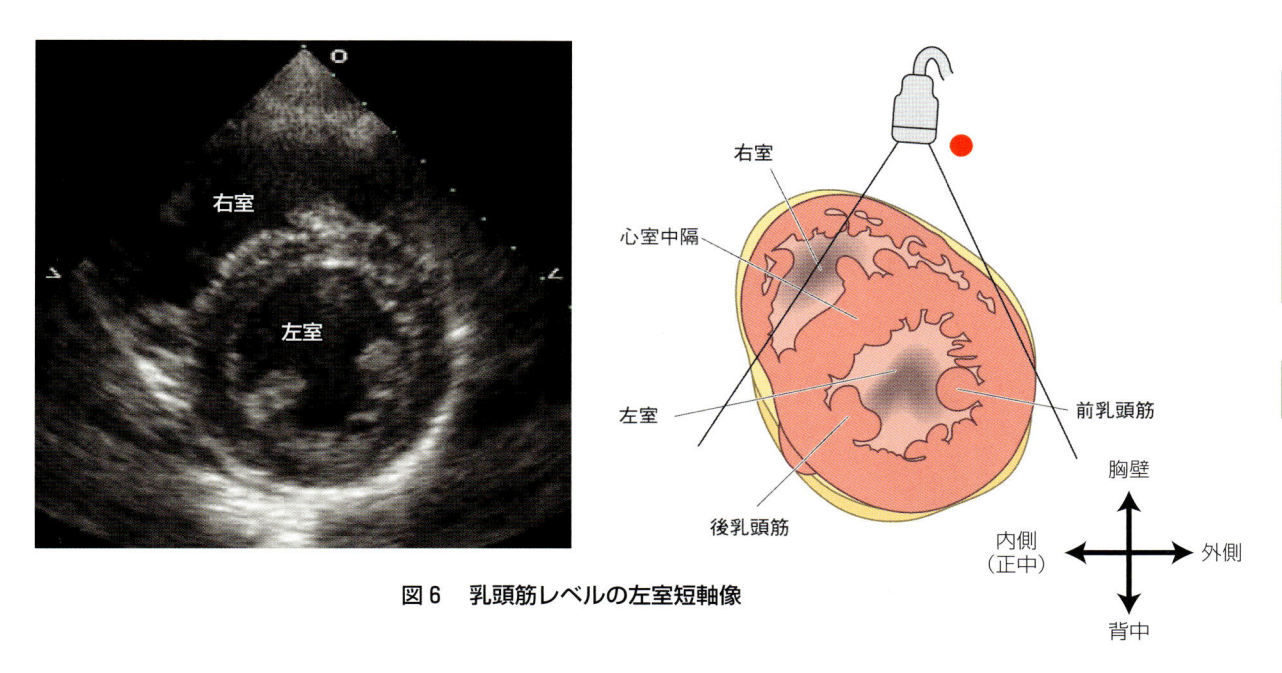

図6　乳頭筋レベルの左室短軸像

5 探触子を傾ける

探触子を90°回転させたら，探触子の傾きを変えることで各レベルの断面が描出できます．探触子の先端を頭側に傾ければ大動脈弁方向（図7a），尾側に傾ければ心尖方向（図7c）の短軸断面となります．

探触子の操作に慣れたら，大動脈弁レベル，僧帽弁レベル，乳頭筋レベル，心尖部レベルをスキャンしながら連続して観察しますが，最初はまず，乳頭筋レベルの描出に専念します．

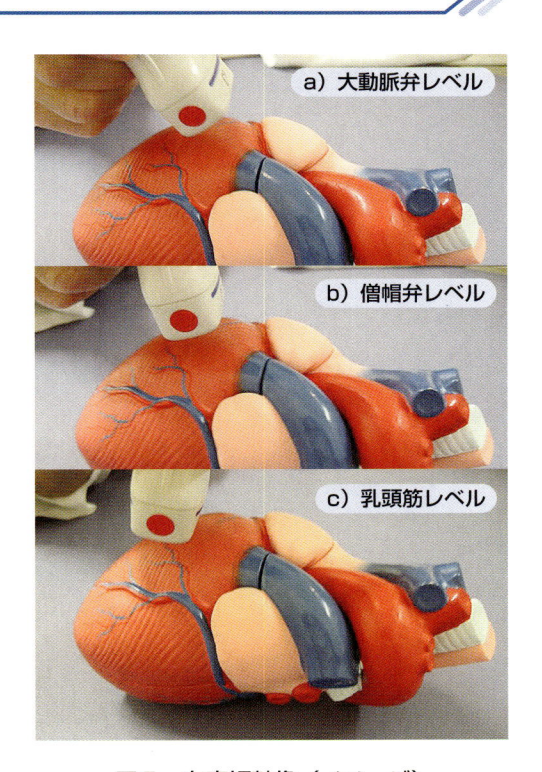

図7　左室短軸像（イメージ）

🖐 上達へのステップ

探触子を傾ける際も，探触子の回転と同様に先端部がズレないよう胸壁にしっかりと探触子を固定し，手首を使ってゆっくりと傾きの加減を調節します（図8，9）．

§2-2 断層法 b) 胸骨左縁アプローチ：左室短軸像の描出

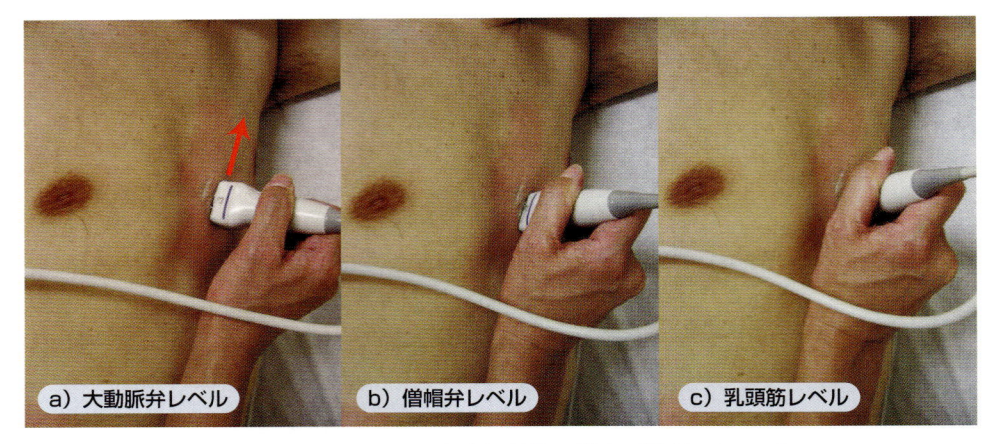

a) 大動脈弁レベル　　b) 僧帽弁レベル　　c) 乳頭筋レベル

図8　各レベルにおける左室短軸像の描出（検者からみる）
矢印（→）はマーカーの向き

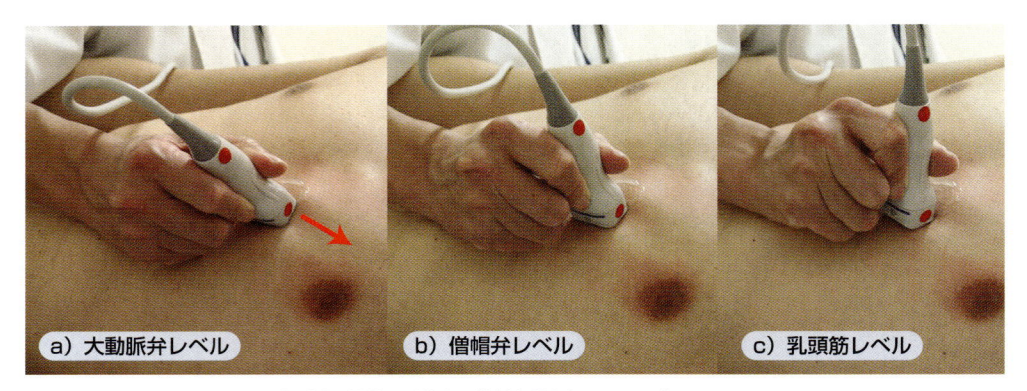

a) 大動脈弁レベル　　b) 僧帽弁レベル　　c) 乳頭筋レベル

図9　各レベルにおける左室短軸像の描出（被検者側からみる）
頭側に向ければ心基部方向の大動脈弁レベル（a），その反対（尾側）に向ければ乳頭筋レベル（c）となる．
探触子の位置は変えずに，探触子の傾きのみを変えます．矢印（→）はマーカーの向き

以下，乳頭筋レベルから順に解説します．

● 乳頭筋レベル

　探触子を90°時計回転させたら，探触子の先端を尾側（外側下方）へわずかに傾けます（図8c, 9c）．

　超音波ビームが左室長軸に対して垂直方向であれば，左室はドーナツ状の丸い断面として描出されます（図10）．

　乳頭筋レベルは，3時と8時方向に描出される丸い乳頭筋エコーが目印となります．3時方向（画面右側）が前乳頭筋（APM），8時方向（画面左側）が後乳頭筋（PPM）です．探触子に近い方が右室になります．正常であれば収縮期に左室壁は均等に中心に向かって厚みを増す様子が観察できます．

　左室は，8時〜12時方向が心室中隔，12時〜2時方向が前壁，2時〜5時方向が側壁，5時〜7時方向が後壁，7時〜8時方向が下壁となります（図11）．

　この断層面は，左室の壁運動と壁厚を評価します． 特に，左室の局所壁運動異常（asynergy：アシナジー）の検出は，虚血性心疾患における冠動脈病変を推定するうえで重要です．

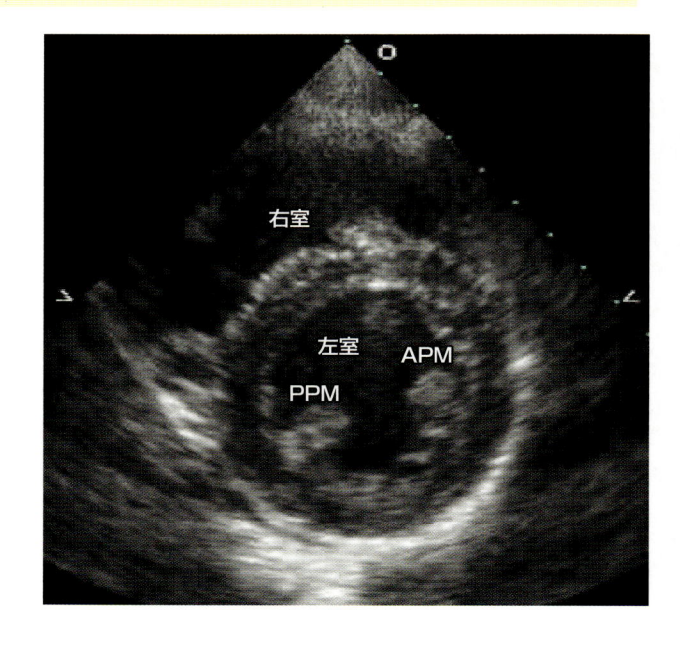

図10　左室短軸像（乳頭筋レベル）
APM：前乳頭筋，PPM：後乳頭筋

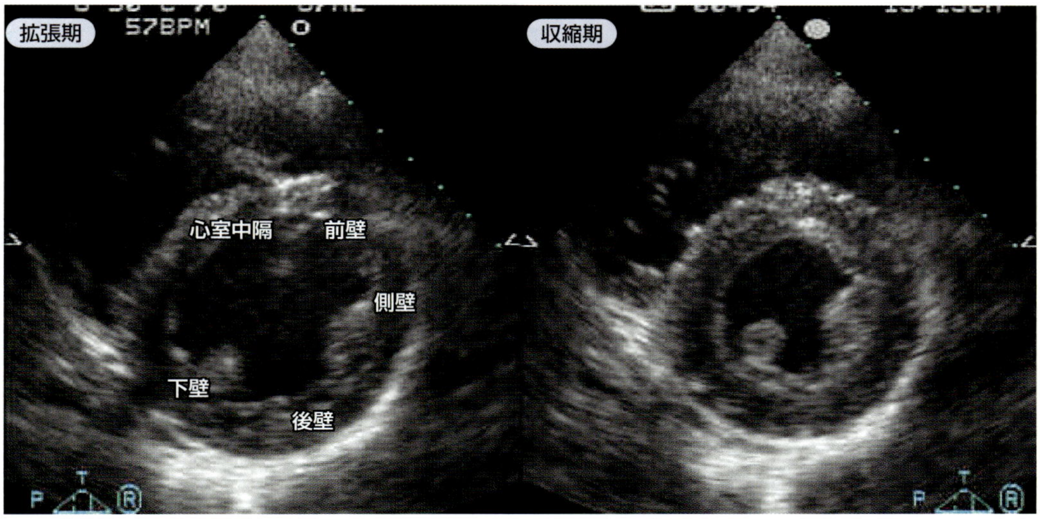

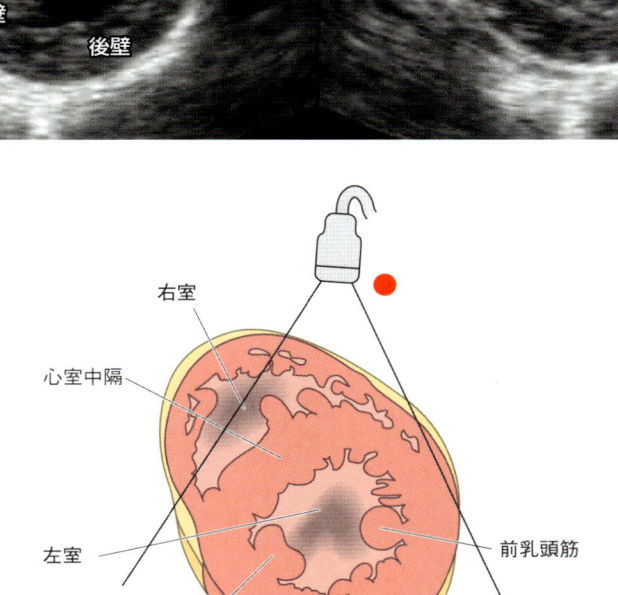

図11　左室短軸像（乳頭筋レベル）

上達へのステップ

左室短軸像のなかでも，比較的描出しやすいのが乳頭筋レベルです．とにかく，左室が丸いドーナツ状に描出されるように探触子を微調整します．その際，画面のほぼ中央に左室がくるように心掛けます．

ワンポイントアドバイス

乳頭筋レベルの断層図では心内膜面をきちんと同定することが重要です．これができないと正しい左室壁運動評価ができません．うまく同定できないときは，エコーのゲインを上げる，探触子の送信周波数を低くする，あるいはハーモニックイメージングなどに切り替えて，心内膜面の同定に努めます．

　もし，うまく描出できなかったら（図12），1肋間下げてもう一度左室長軸像を描出し，そこから90°時計回転させて同様に描出を試みます（図13）．

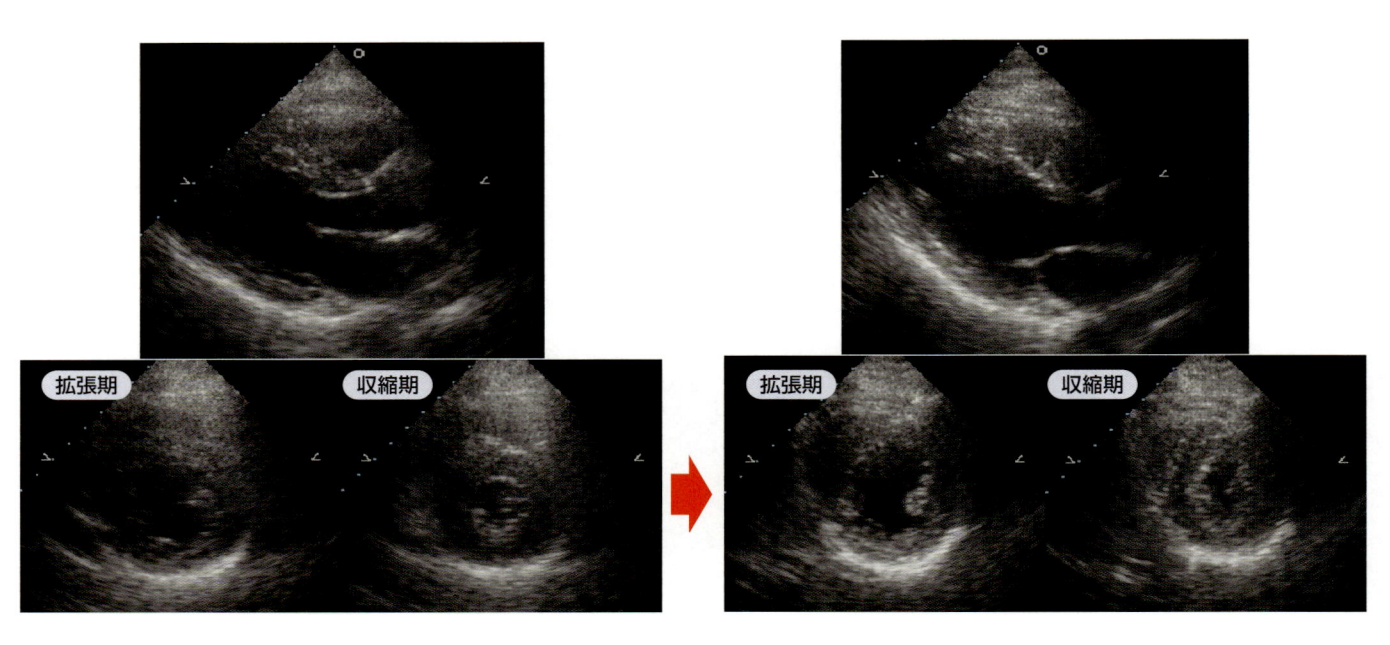

§2-2 断層法 b) 胸骨左縁アプローチ：左室短軸像の描出

図12　左室短軸像描出不良例
上段：長軸像
下段：短軸像

図13　肋間を1つ下げて記録した場合
上段：長軸像
下段：短軸像
左室短軸像の描出が向上する

● 腱索～僧帽弁レベル

1）腱索レベル

　乳頭筋レベルが描出できたら，左室の円形を保ちながら探触子の先端を頭側へ少し傾けます（図8，9のbとcの中間）．すると，左右の乳頭筋の位置に紐状のエコーが描出される，腱索レベルとなります（図14）．この像は，左室のMモードエコー図を記録する際に用います（p102，Ⅱ-2-3，図10参照）．

2）僧帽弁レベル

　さらに，探触子の先端を頭側（内側上方）へ少し傾けます（図8b，9b）．すると，上下に開閉運動する僧帽弁エコーが描出されるようになります．ちょうど，魚が大きな口を開けたり閉じたりする様子（fish mouth）に似ていますので，これが目印となります（図15）．前方（画面上方）が僧帽弁前尖（anterior mitral leaflet：AML）で，後方（画面下方）が僧帽弁後尖（posterior mitral leaflet：PML）です．前尖と後尖で囲まれた部分が僧帽弁口で，外側（画面右側）が僧帽弁の前交連部，内側（画面左側）が後交連部となります．一般に，この断面で左室の壁運動評価はできません．

　僧帽弁後尖は3つのscallop（内側よりmedial scallop, middle scallop, lateral scallop）より構成されます．正常の場合は，これら3つを分離して観察することはできませんが，僧帽弁逸脱の評価に重要な断面です．

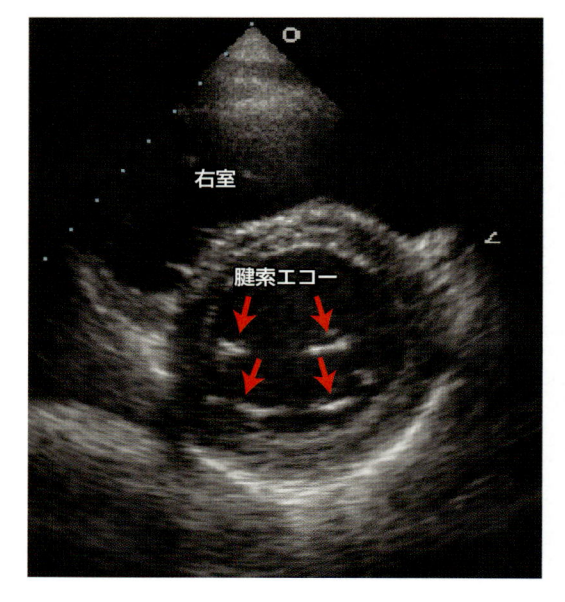

図14　左室短軸像（腱索レベル）

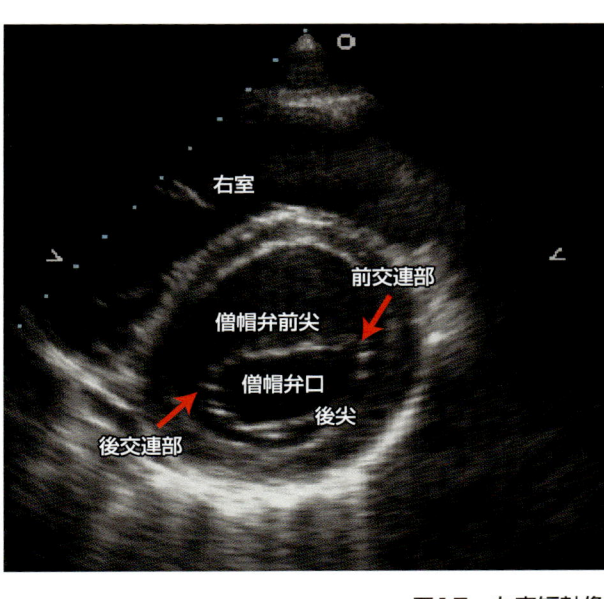

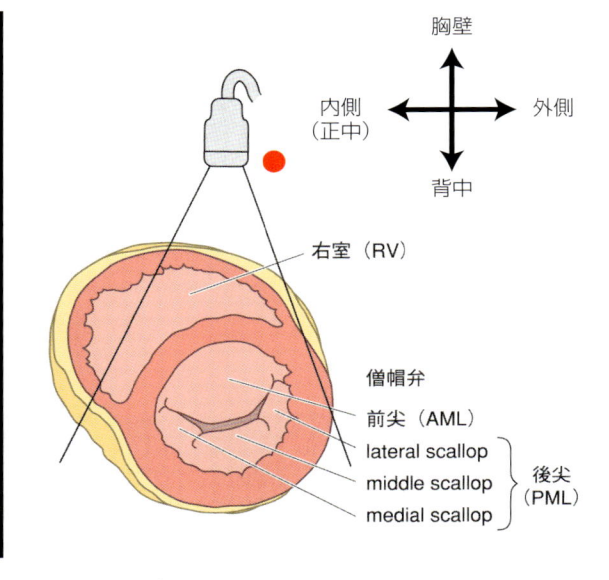

図15 左室短軸像（僧帽弁レベル）

● 大動脈弁レベル

腱索レベルよりもさらに探触子の先端を頭側（内側上方）へと傾けます（図8a，9a）．

モニター画面を見ながら，中央に円形の大動脈弁エコーが描出されるような断面を設定します（図16a）．

正常では，Y字状に合わさる3つの弁尖が描出でき，12時方向が右冠尖（right coronary cusp：RCC），4時方向が左冠尖（left coronary cusp：LCC），8時方向が無冠尖（noncoronary cusp：NCC）となります（図16b）．画面中央の大動脈弁を中心に，前方は右室流出路，後方は左房，右側は肺動脈，左側は右房となります．左房と右房の隔壁エコーが心房中隔，右室流出路と肺動脈の間（画面でおおよそ1時方向）に肺動脈弁が描出されます．しかし，正常でも肺動脈弁エコーは不明瞭となることがしばしばあります．

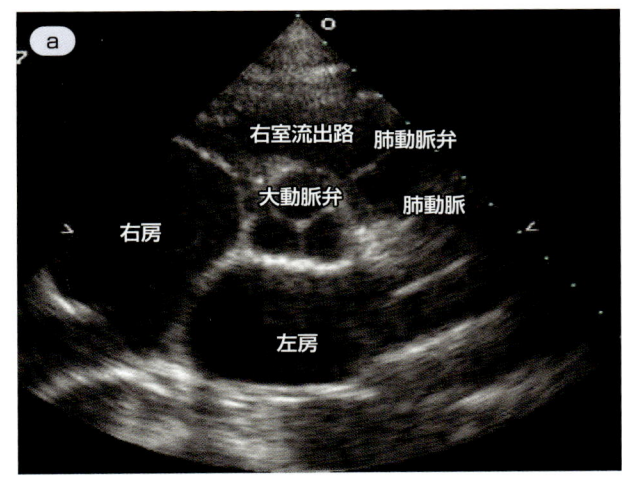

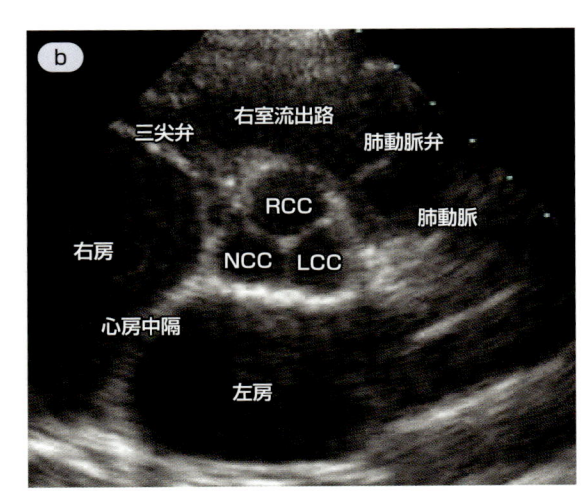

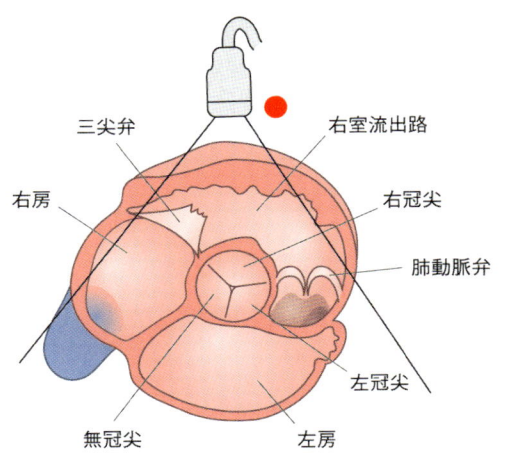

図16 左室短軸像（大動脈弁レベル）

ワンポイントアドバイス

正常若年者では，大動脈弁の硬化が少ないため3つの弁尖エコーを十分に描出できないこともあります．一方，中高年以上の正常例では，ほとんどの場合3つの弁尖エコーを同定することができます．

● 心尖部レベル

乳頭筋レベルからさらに探触子の先端を尾側（外側下方）へ傾けるか（p72，図5d），あるいは**探触子の位置を1肋間下げて，乳頭筋エコーが消えるところまで外側に傾けると左室心尖部の輪切りの像が描出できます**（図17）．

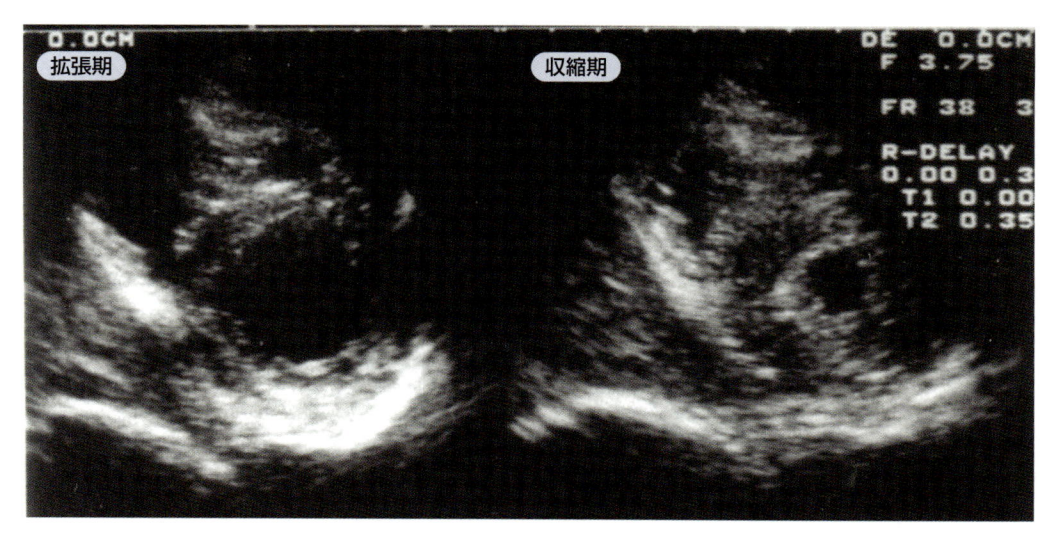

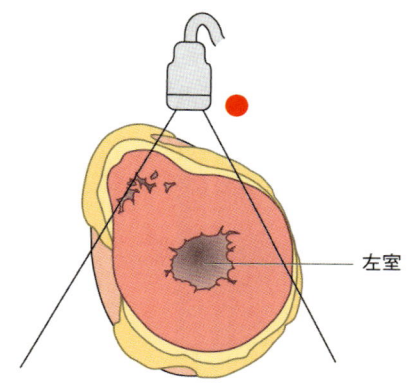

図17　左室短軸像（心尖部レベル）

6　左室短軸像で観察するポイント

● 乳頭筋レベル

1）左室
- 壁の動き（wall motion）は？
  → びまん性壁運動低下（diffuse hypokinesis），局所壁運動異常（asynergy），過剰運動（hyperkinesis）など
- 壁の厚さ（壁厚）は？
  → 左室肥大，非対称性心室中隔肥大（ASH）など
- 心室中隔の扁平化はないか？
  → 右室拡大，肺高血圧症

2）その他
- 心周囲にエコー・フリースペースはないか？
    - → 心膜液貯留
- 右室の拡大はないか？
    - → 右心系負荷など

● 僧帽弁レベル

1）僧帽弁（前尖と後尖）
- 弁尖の硬化や肥厚は？
- 弁口の狭小化や交連部の癒合は？
    - → 僧帽弁狭窄
- 逸脱は？
    - → 僧帽弁逸脱，腱索断裂
- 何か付着は？
    - → 疣贅，腫瘍など
- 弁輪部の石灰化は？
    - → 僧帽弁輪石灰化

● 大動脈弁レベル

1）大動脈弁
- 弁の開閉は？
    - → 大動脈弁狭窄症，大動脈弁閉鎖不全症など
- 弁尖は3枚か？
    - → 2枚なら二尖弁を疑う
- 交連部の癒合はないか？
    - → 交連部の癒合性変化はリウマチ性病変を疑う
- 石灰化や弁口の狭小化は？
    - → 高齢者や透析患者，大動脈二尖弁など
- 弁に何か付着してないか？
    - → 疣贅，腫瘍，血栓など

2）左房，右房，肺動脈
- 拡大や異常構造物はないか？
    - → 血栓，腫瘍など

3）右室流出路
- 肥厚や狭小化は？
    - → 肺動脈漏斗部狭窄，右室二腔症など（カラードプラ法の併用が必要）

4）三尖弁や肺動脈弁
- 硬化や肥厚は？
- 弁に何か付着してないか？
    - → 疣贅など

ポイント　左室短軸像は左室の横断面を心尖方向から眺めるような像です．はじめに長軸像を描出してから探触子を90°時計回転させると短軸像が得られます．この際，探触子の先端部がズレないよう胸壁にしっかりと固定することが重要です．まずは，乳頭筋レベルの左室短軸像の描出に専念します．探触子の操作に慣れたら，大動脈弁レベル，僧帽弁レベル，乳頭筋レベル，心尖部レベルをスキャンしながら連続して観察します．

文献
1）「基本をおさえる心エコー　撮りかた、診かた」（谷口信行 編），羊土社，2006

PART II 実践編1 §2. 記録の実際

2-2 断層法　c）心尖部アプローチ：心尖部四腔像，左室長軸像，二腔像の描出

> * 心尖部からの描出法には，心尖部四腔像，心尖部左室長軸像，心尖部二腔像の3つが基本となります．心尖部を含めた左室壁運動の観察，断層法による左室容積の計測，ドプラ法による血流評価を行ううえで大切なアプローチ法です．心尖部四腔像と心尖部左室長軸像の描出はそれほど難しくはないので，最低限この2つの描出法はマスターしましょう．

心尖部四腔像（apical four-chamber view）

1　被検者（患者さん）を左半側臥位にする

　胸骨左縁アプローチでの左側臥位よりもやや仰向けにします．これにより，心尖部に探触子をあてやすくなります（図1）．
　検者はマーカーが右手の人差し指側にくるように探触子を握ります（左室長軸像を描出するときとは反対で検者からマーカーは見えません）（図2）．

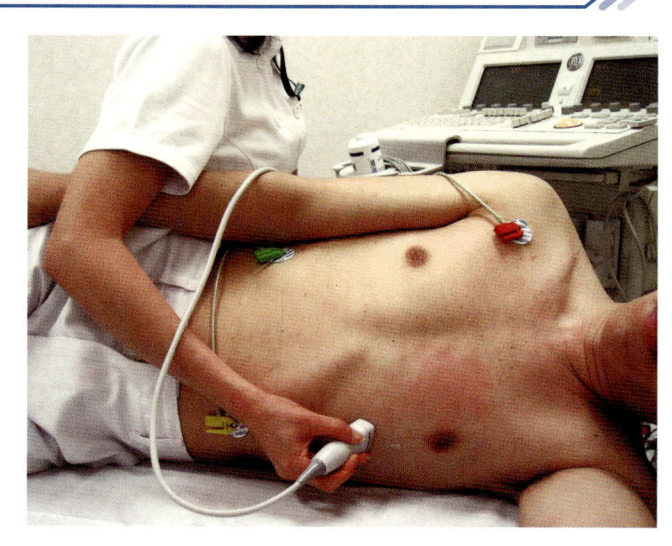

図1　心尖部アプローチ

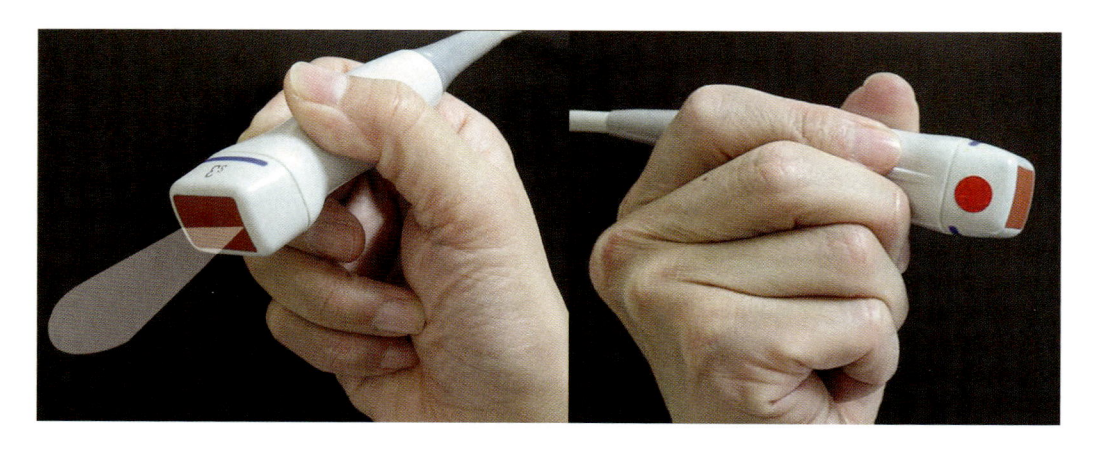

図2　心尖部四腔像を描出する際の探触子の握りと超音波のビーム方向
　検者から探触子のマーカー（●）は見えない

2　ゼリーをつけて探触子をあてる

　心尖拍動を触れる場合は，その付近に探触子をあてます．あるいは，心電図のV5（第5肋間前腋窩線）付近を目安とします（心尖拍動を触れる部位が必ずしも心尖とは限らないこともあります）．このとき，探触子のマーカー方向は左前腕です（図3）．また，超音波のビーム方向は内側上方（被検者の右肩方向）になります．

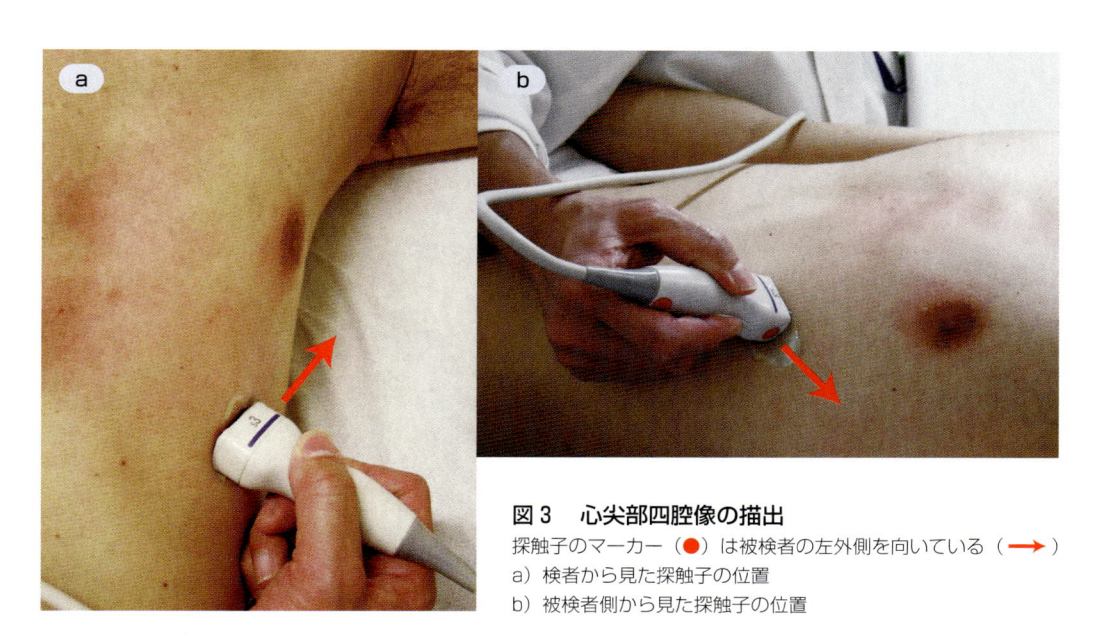

図3　心尖部四腔像の描出
探触子のマーカー（●）は被検者の左外側を向いている（→）
a）検者から見た探触子の位置
b）被検者側から見た探触子の位置

　心エコー専用のベッドも一般に市販されています．心尖部付近のベッドの一部が取り外せるので，強い左側臥位でも探触子のケーブルが邪魔にならず，また，真の心尖部を捉えた鮮明な画像を描出することができます（図4）．

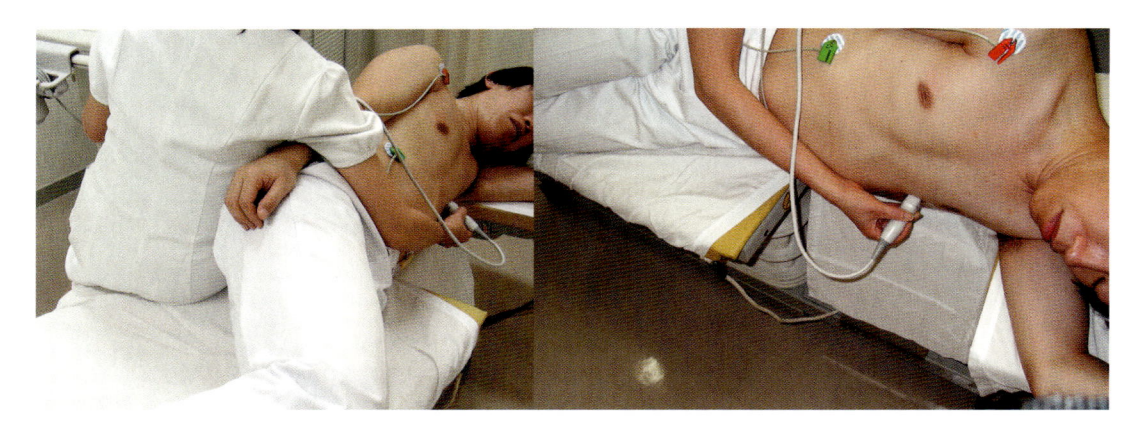

図4　心エコー専用ベッドでの心尖部アプローチ

3　断層面をイメージする

心尖部四腔像は，4つの心腔（右房，右室，左房，左室）が一緒になるような面（心臓の前額面に近い断面）を心尖方向から眺めるようなイメージとなります．

4つの心腔（右房，右室，左房，左室）と三尖弁，僧帽弁，心室中隔，心房中隔が観察できます（図5，6）．

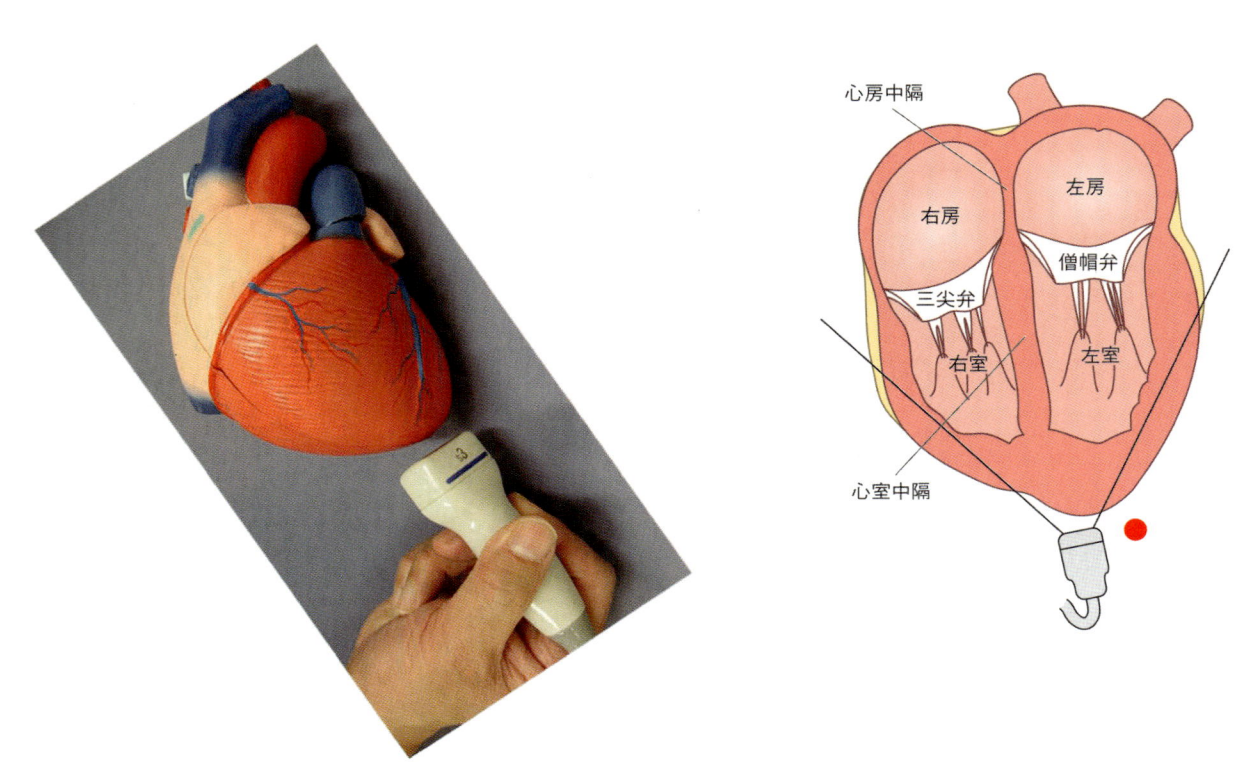

図5　心尖部四腔像（イメージその1）

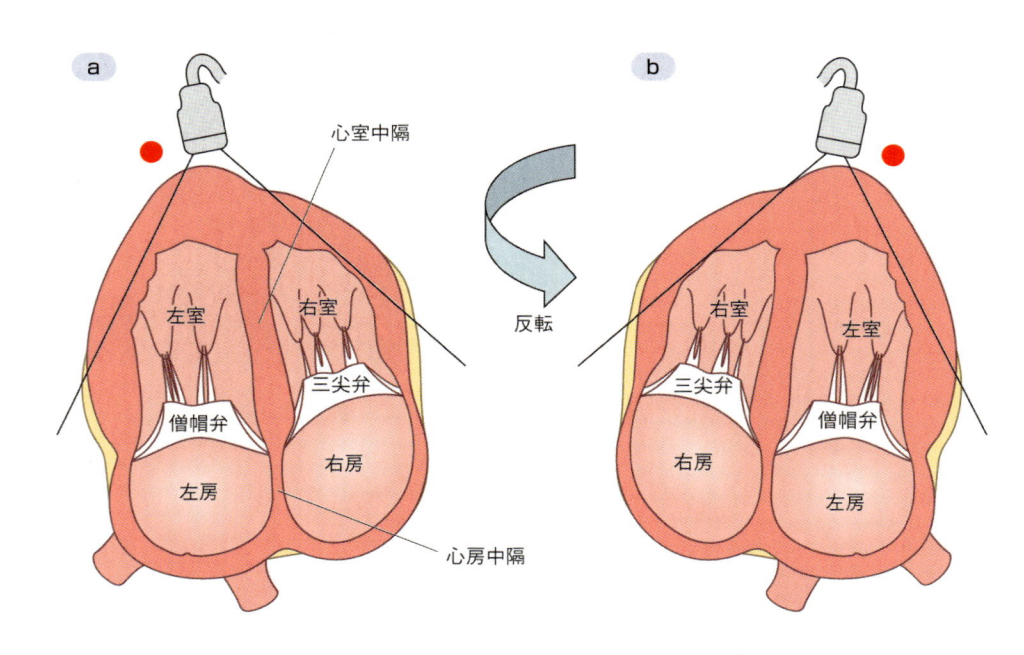

図6　心尖部四腔像（イメージその2）
a）図5のイメージを上下逆にしたシェーマ
b）a）を反転したシェーマ（モニター画面のイメージ）

§2-2 断層法 c) 心尖部アプローチ：心尖部四腔像，左室長軸像，二腔像の描出

4　モニター画面にはどう映る？

　モニター画面には実際に探触子をあてているイメージとは**逆さまに表示されます**（図6b）．画面の上が心尖部側，画面の下が心基部側となります．画面の左側が右室と右房，画面の右側が左室と左房となり，左室は側壁，心尖部，心室中隔が描出されます．心室中隔側が僧帽弁前尖で側壁側が僧帽弁後尖となります（図7）．

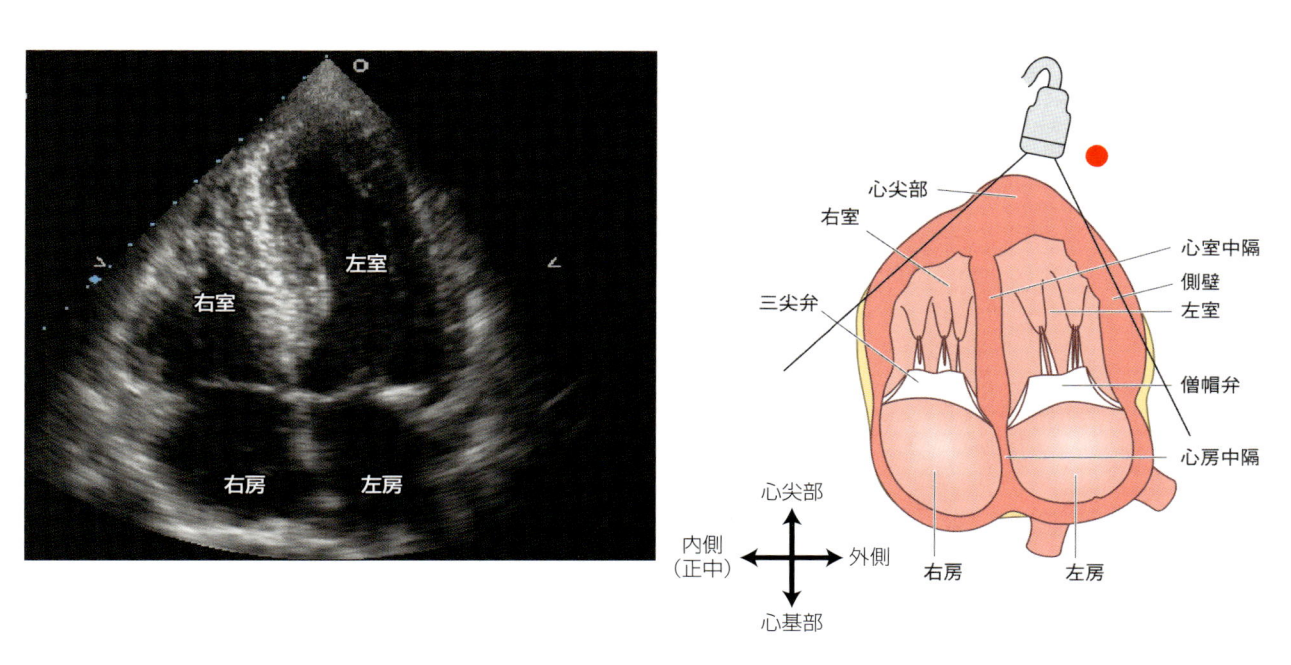

図7　心尖部四腔像

上達へのステップ

　せっかく明瞭な心尖部四腔像が描出されていても，心尖部のエコーゲインが不十分だと心尖部の評価ができません．STCなどを使って心尖部のゲイン調節を忘れずに行いましょう（図8）．

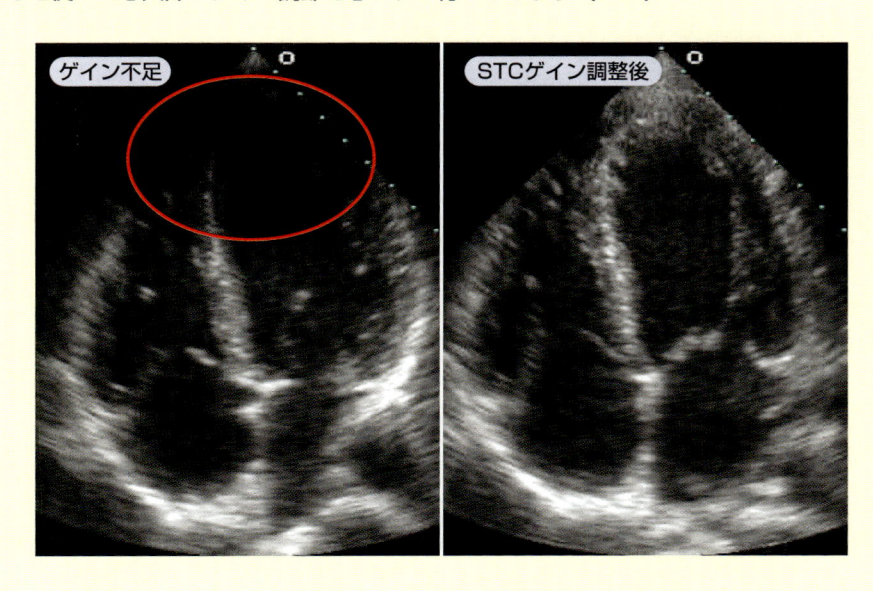

図8　心尖部のゲイン不足
心尖部四腔像において，探触子に近い場所のゲイン不足のため，心尖部の断層図が不明瞭となってしまう

⚠ 注 意

心房中隔は超音波ビームに平行となり，正常例でも卵円窩の部分はエコーの脱落を生じやすい（図9）ので，心房中隔欠損と誤らないよう注意が必要です．この場合，時相を変えてみたり，胸骨左縁からの描出を行ってみます（図10）．あるいは，心窩部四腔像もこの部分のエコーの脱落が少ないのが特徴です．

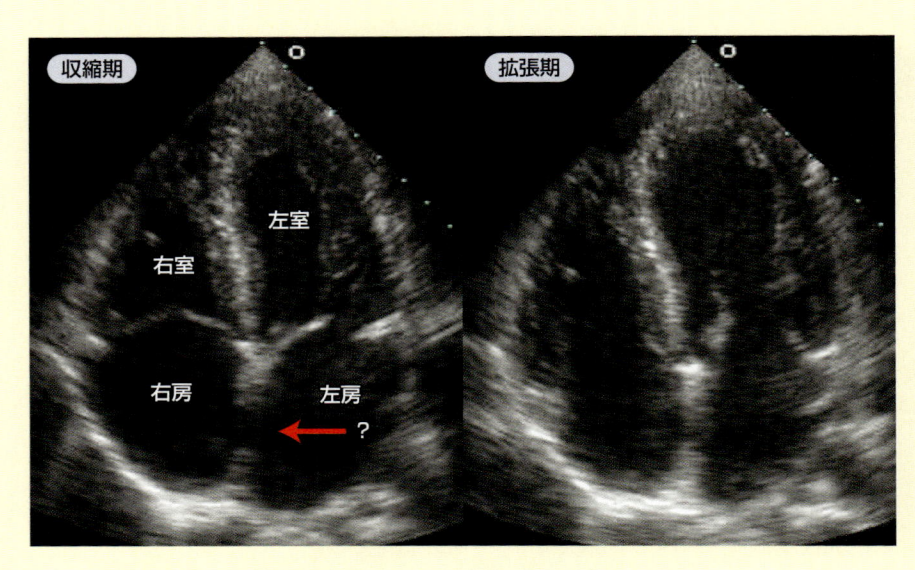

図9　心房中隔エコーの脱落（正常例）
時相により，卵円窩の部分にエコーの脱落を生じている（→）

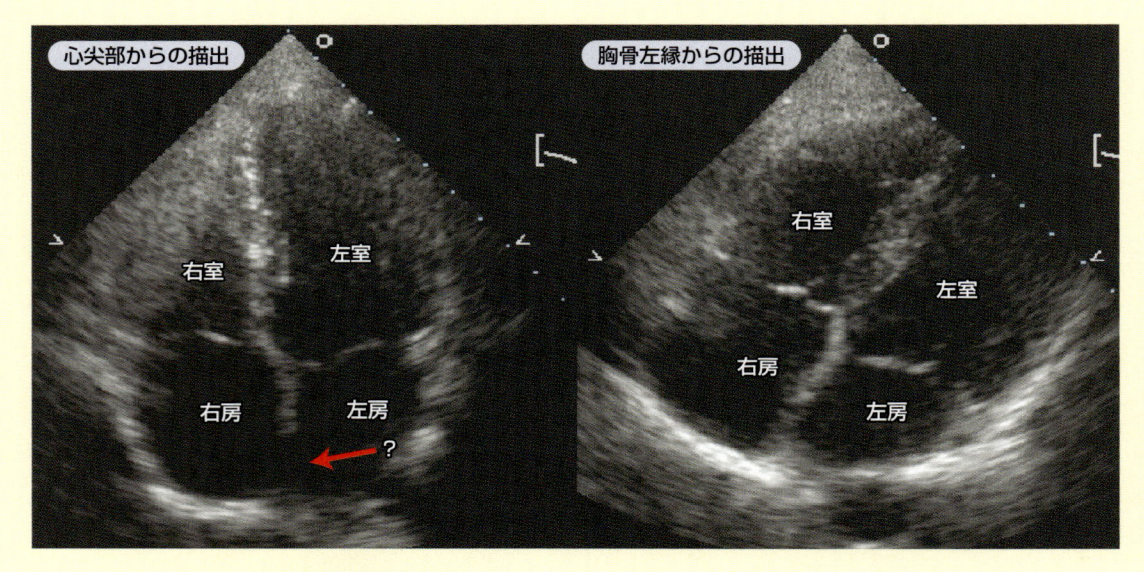

図10　心房中隔エコーの脱落（正常例）
探触子の位置を心尖部から前胸壁側へ移動し，胸骨左縁からのアプローチで四腔像を描出してみると，心房中隔エコーが明瞭となり正常であることがわかる

5　正しい心尖部四腔像を描出する

　正しい心尖部四腔像は，四腔の中央に大動脈弁や大動脈基部が描出されないよう探触子の位置やビーム方向を微調整し，**心尖部，心室中隔，心房中隔のラインが画面のほぼ中央になるような断面**を設定します（図7）．画面を見ながら，4つの心腔がバランスよく描出されるような断面を根気よく探ります．

上達へのステップ

四腔断面を描出した位置からビーム方向を胸壁に平行な面に近づける（探触子を少しねかせる）と，画面の中央から右房の付近に大動脈弁と大動脈（基部）が描出されます．この像は四腔像（four-chamber view）に対しfive-chamber view（左室，左房，右室，右房と大動脈の5つが描出されるので）とも呼ばれ，左室流出路狭窄や大動脈弁狭窄の評価に用います（図11b）．

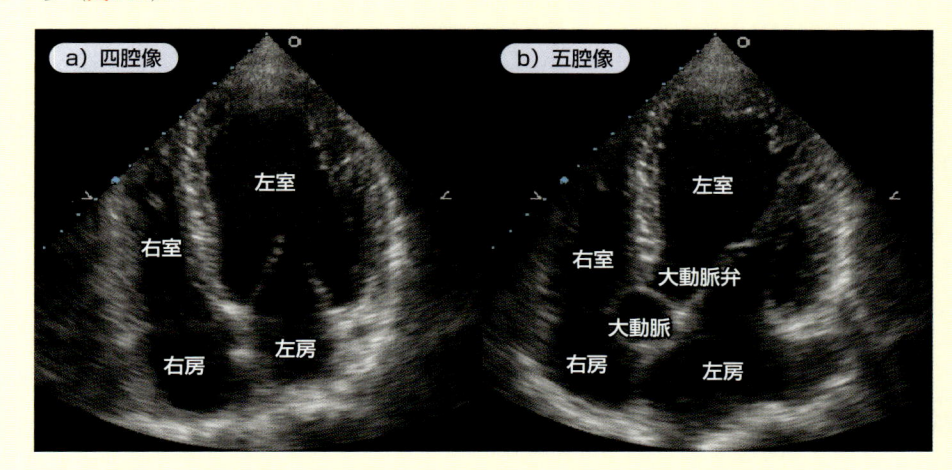

図11　心尖部四腔像と五腔像（five-chamber view）

6　心尖部四腔像で観察するポイント

- 4つの心腔のバランスは？
  正常では，右室＜左室，右房≒左房
- 左室の動きは？
  左室側壁，心尖部，心室中隔の壁運動は正常か？
- 三尖弁と僧帽弁の開閉は正常か？
- 4つの心腔内に異常構造物はないか？
- 心臓の周囲にエコー・フリースペースはないか？　など

心尖部左室長軸像（apical long-axis view）

1 被検者（患者）を左側臥位にする

心尖部四腔像と同様，軽い左側臥位で心尖部に探触子をあてやすくします．

検者はマーカーが見えるように探触子を握ります（胸骨左縁から左室長軸像を描出するときと同じ握り方です）（図12）．

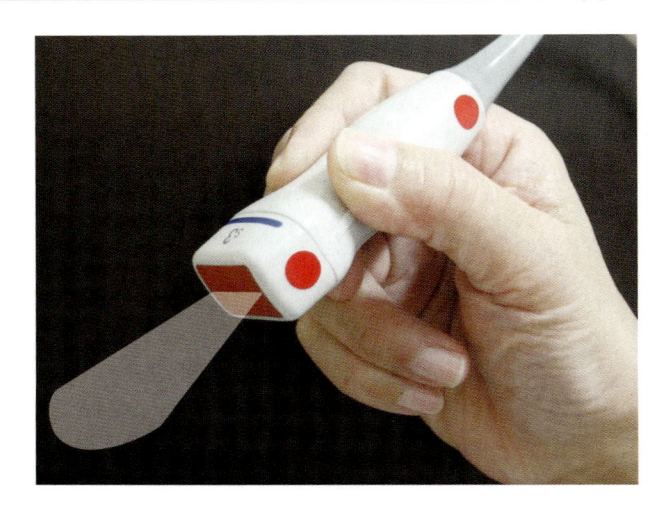

図12　心尖部左室長軸像を描出する際の探触子の握りと超音波のビーム方向

2 ゼリーをつけて探触子をあてる

基本的には四腔像を描出したところと同じ場所に探触子をあてます．このとき，探触子のマーカー方向はほぼ真上です（図13）．また，超音波のビーム方向は内側上方（被検者の右肩方向）になります．

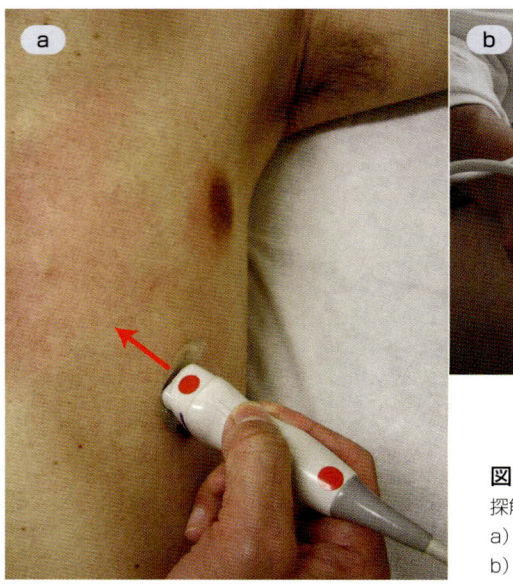

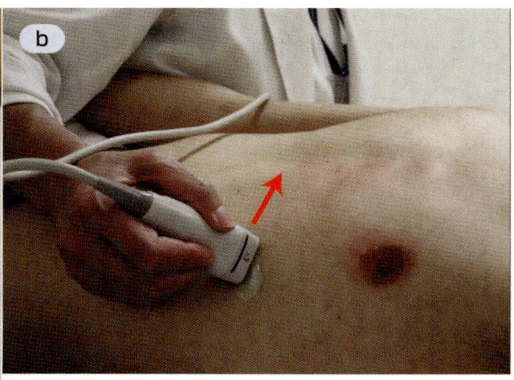

図13　心尖部左室長軸像の描出
探触子のマーカー（●）はほぼ真上を向いている（→）
a）検者から見た探触子の位置
b）被検者側から見た探触子の位置

3 断層面をイメージする

心尖部左室長軸像は，胸骨左縁からの左室長軸像とほぼ同じ断層面で，**心尖方向からの縦断面を眺めるようなイメージ**となります．胸骨左縁の左室長軸像では観察できなかった，左室心尖部領域が観察できます（図14，15）．

図14　心尖部左室長軸像（イメージ）

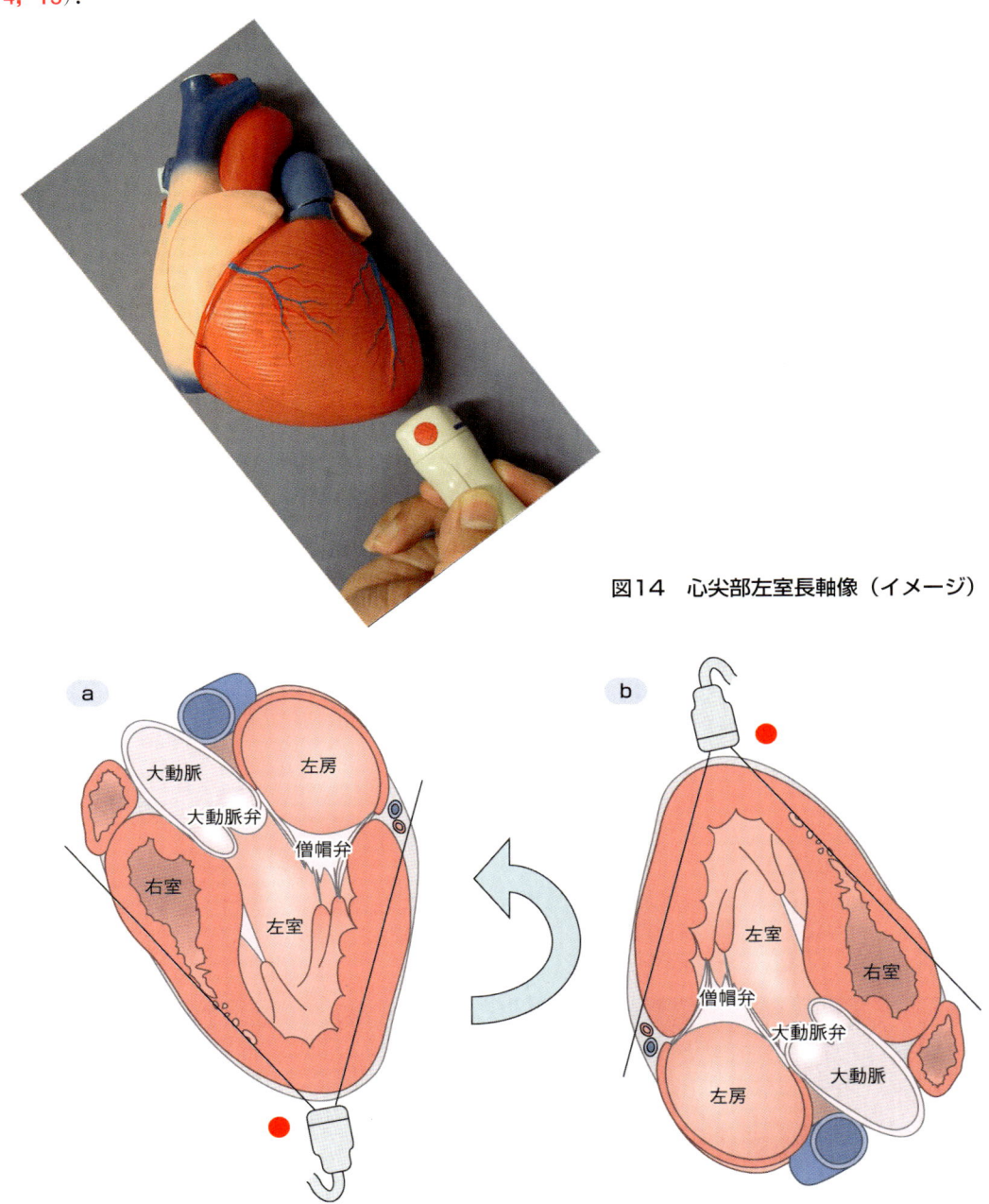

図15　心尖部左室長軸像（イメージ）
a）図14の断面のシェーマ
b）aを逆さにさせたシェーマ（モニター画面のイメージ）

4 モニター画面にはどう映る？

モニター画面には心尖方向から眺めた**左室長軸像を立てたような像として表示されます**（図15b）．

画面の上から心尖部，左室，僧帽弁，左房，大動脈弁，大動脈（基部）となります．左室は心室中隔，心尖部，後壁が描出されます．この断層図は，カラードプラ法で僧帽弁逆流や大動脈弁逆流の重症度評価，パルスドプラ法で左室流入波形の記録，連続波ドプラ法で大動脈弁圧較差計測などを行ううえで重要です（図16）．

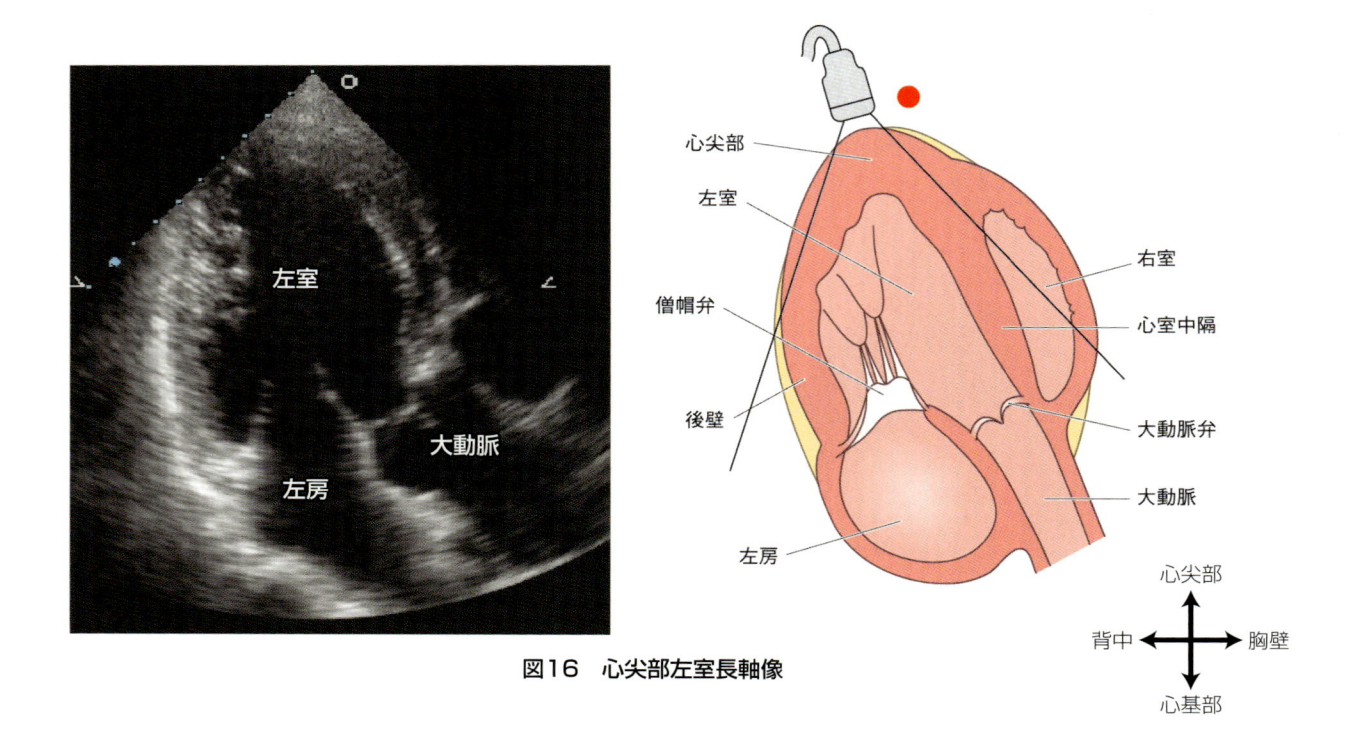

§2-2 断層法 c) 心尖部アプローチ：心尖部四腔像，左室長軸像，二腔像の描出

図16　心尖部左室長軸像

5　正しい心尖部左室長軸像を描出する

　探触子の位置やビーム方向を微調整し，画面中央に左室，僧帽弁，左房がくるような断面を設定します（図16）．胸骨左縁からの左室長軸像が描出不良でも，心尖部からは比較的明瞭に描出できる場合が多いので必ずアプローチしてみましょう．

> **ワンポイントアドバイス**
> 心尖部左室長軸像が画面の右側に寄ってしまうことがあります．このときは，探触子を少し外側にねかせ，超音波ビームを前方へ向けると，心室中隔が画面の中央へ寄ってきます．探触子を胸壁に密着させるのではなく，マーカー側をほんの少し浮かせる感じで，左室，左房が画面の中央にくるよう探触子を調節します（図17）． 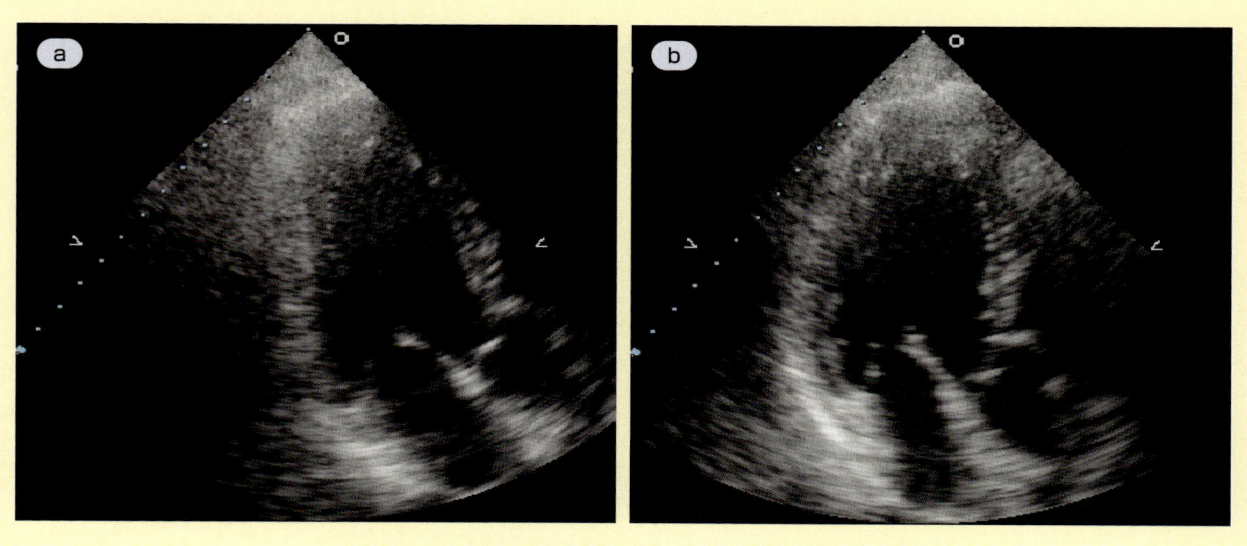
>
> **図17　心尖部左室長軸像が画面の右側に寄っている場合**
> a）画像が右側に寄っている
> b）画像が中央にくるよう調節

6 心尖部左室長軸像で観察するポイント

- 左室の動き（壁運動）は？
  → 左室心尖部，心室中隔，後壁
- 左室壁の厚さは？
- 左室や左房の大きさは？
- 左室や左房内に異常構造物はないか？
  → 血栓，腫瘍など
- 僧帽弁や大動脈弁の開閉は？
  → 大動脈弁狭窄，僧帽弁狭窄，僧帽弁逸脱など
- 大動脈（基部）は太くないか？
  → 大動脈弁輪拡張症（AAE），大動脈瘤など

心尖部二腔像（apical two-chamber view）

1 心尖部四腔像あるいは心尖部左室長軸像を描出する

本項「心尖部四腔像（p80）」，「心尖部左室長軸像（p86）」参照．

2 心尖部二腔像を描出する（図18）

1）心尖部四腔像であれば

心尖部四腔像を描出した位置から，探触子をゆっくりと**反時計方向へ回転**させます（図23，24）．徐々に右室と右房が画面から見えなくなり，60〜90°回転させると左室と左房のみの像となります．

2）心尖部左室長軸像であれば

心尖部左室長軸像を描出した位置から，探触子をゆっくりと**時計方向へ回転**させます（図23，24）．徐々に大動脈弁と大動脈（基部）が見えなくなり，30〜45°回転させると左室と左房のみの像となります．

> **ワンポイントアドバイス**
>
> 中心軸がズレないようにビーム方向は一定で探触子をしっかり固定しながらゆっくりと回転させます．

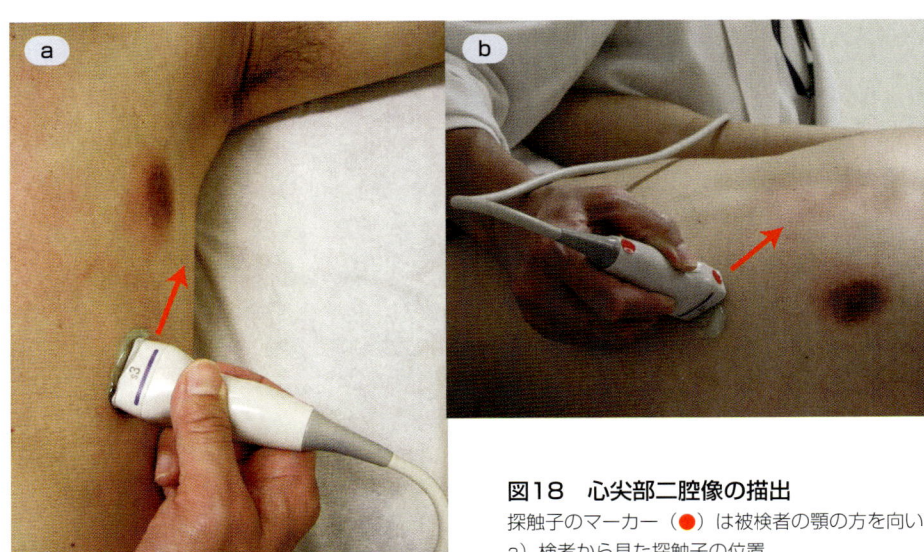

図18　心尖部二腔像の描出
探触子のマーカー（●）は被検者の顎の方を向いている（→）
a）検者から見た探触子の位置
b）被検者側から見た探触子の位置

§2-2 断層法 c）心尖部アプローチ：心尖部四腔像，左室長軸像，二腔像の描出

3　断層面をイメージする

心尖部二腔像における断層面のイメージを図19に示します．

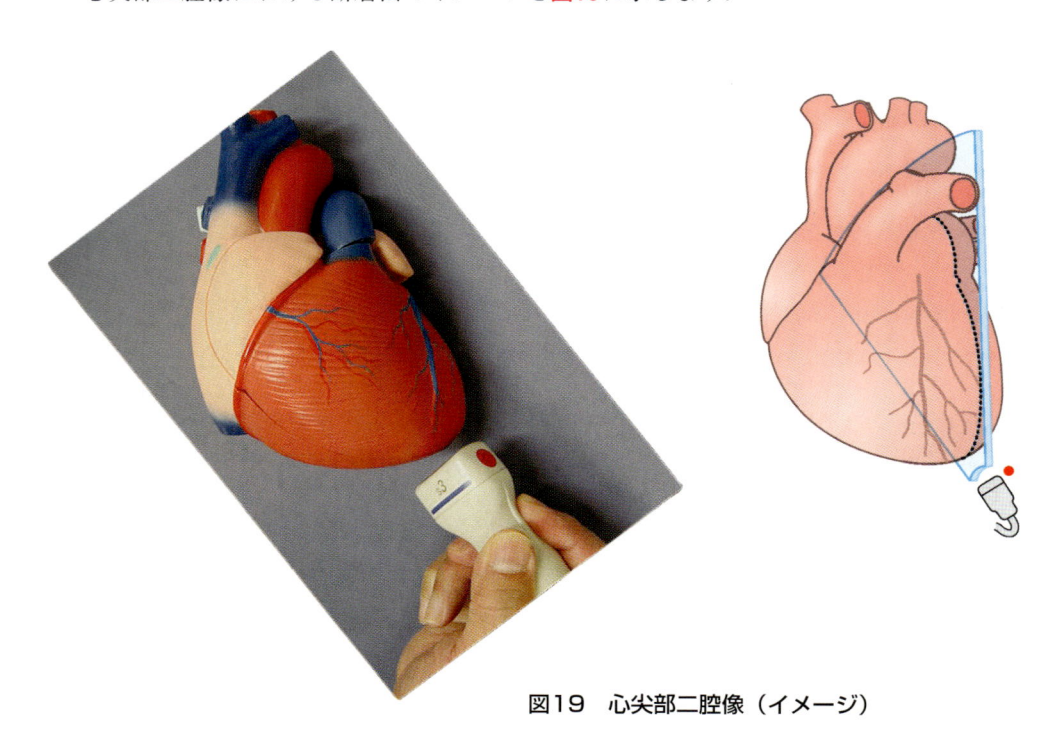

図19　心尖部二腔像（イメージ）

4　モニター画面にはどう映る？

　心尖部二腔像は，左室造影（LVG）の第1斜位（RAO view）に相当し，前壁基部，前側壁，心尖部，下壁，後壁基部が観察できます（図20）．画面上が心尖，右が前壁側，左が下壁側となります．
　この断層面の描出にはある程度の熟練が必要です．また，熟練しても十分な画像が描出できない場合も少なくありません．初心者の段階では必ずしも描出が必要な断層面ではありませんが，biplane法での左室容積計測には欠かせない断層面ですのでいずれはマスターしてください．

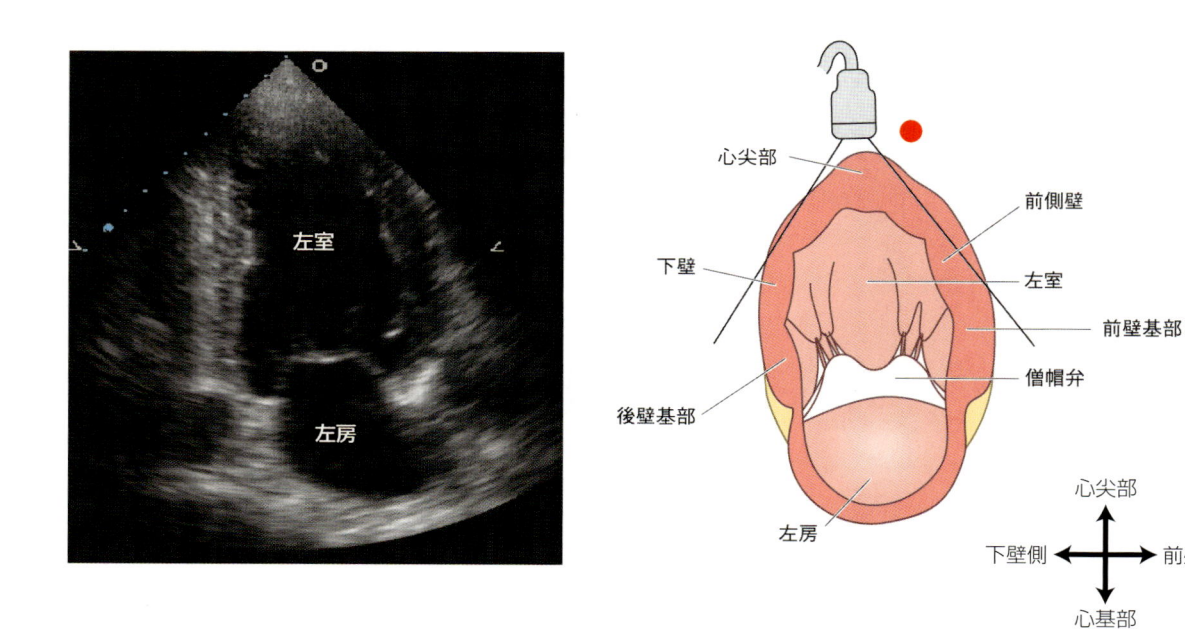

図20　心尖部二腔像

§2-2 断層法 c）心尖部アプローチ：心尖部四腔像，左室長軸像，二腔像の描出

心尖部アプローチにおける各断層面の位置関係

各断層面の位置関係を図21にまとめます．

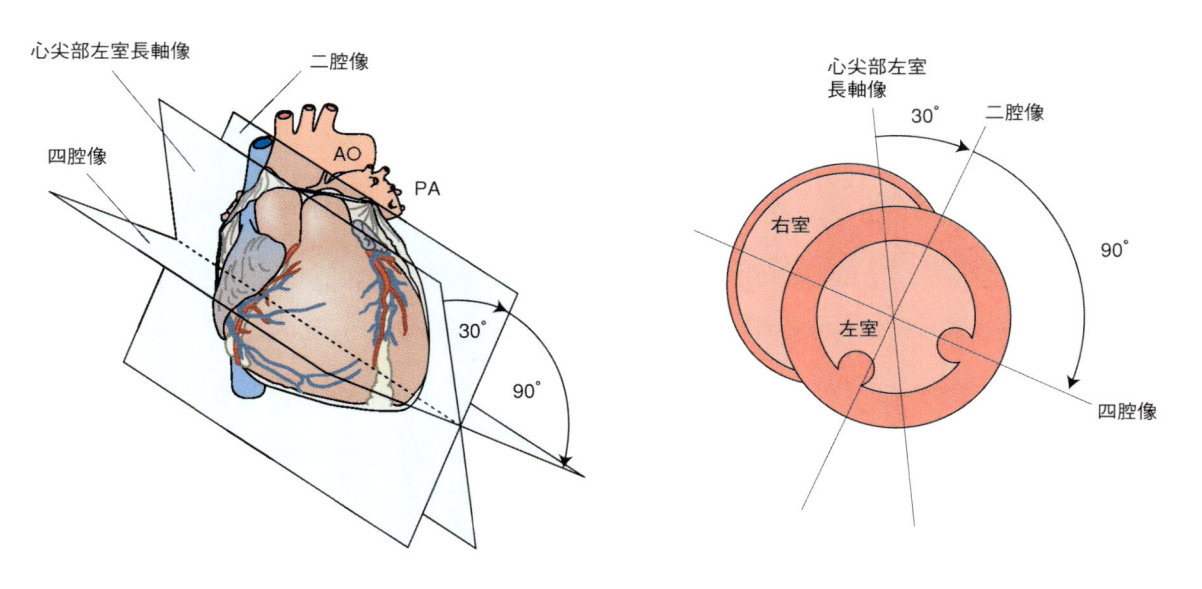

図21　左室短軸像からみた各断層面の位置関係
（文献1より引用改変）

3つの断層図描出のまとめ

各断層図における探触子の位置・角度を図22〜24にまとめます．

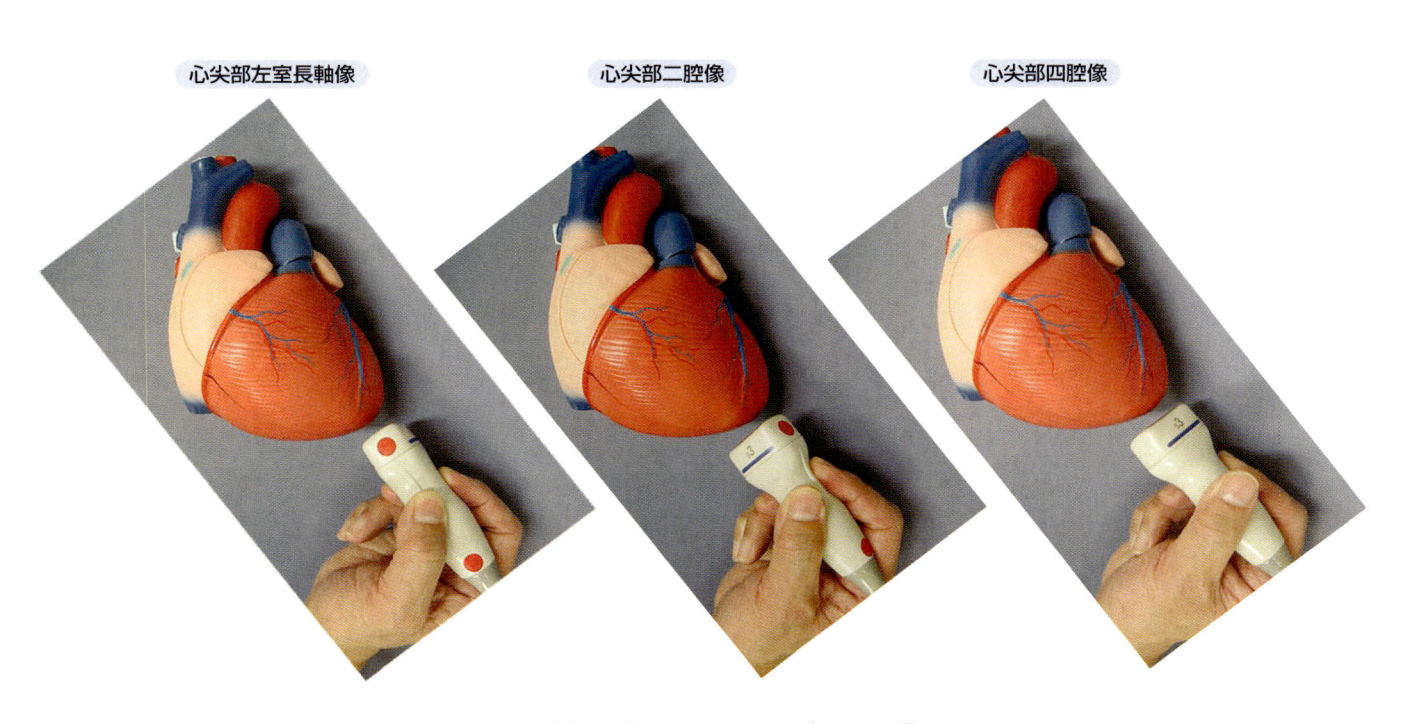

図22　心尖部アプローチのまとめ（イメージ）
探触子のマーカー（●）位置に注目

§2-2 断層法 c) 心尖部アプローチ：心尖部四腔像，左室長軸像，二腔像の描出

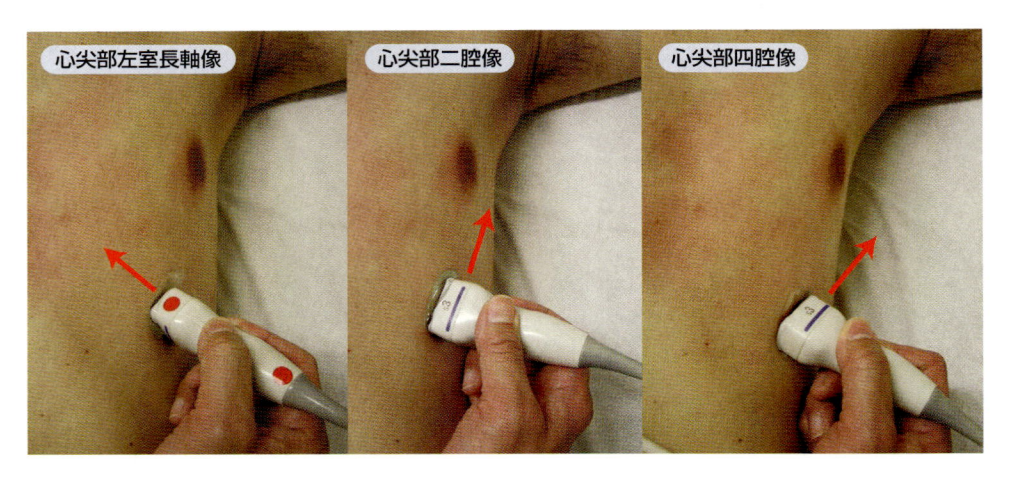

図23　心尖部アプローチのまとめ〔検者からみた探触子のマーカー方向（→）〕

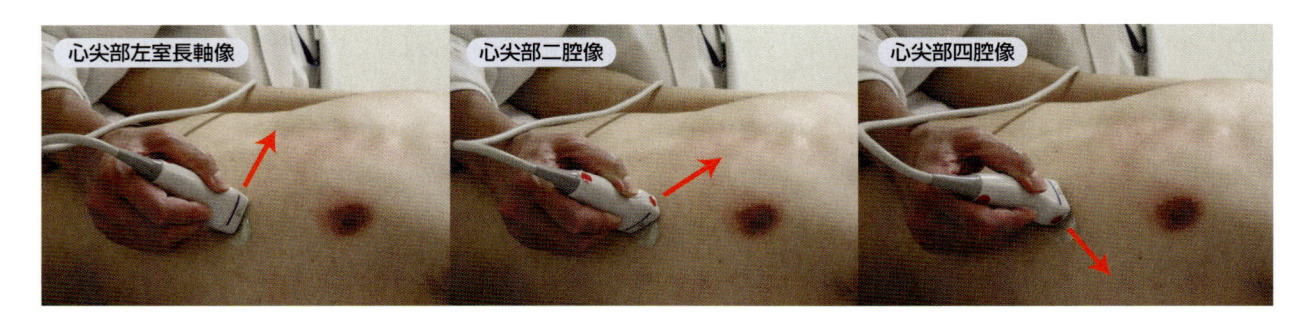

図24　心尖部アプローチのまとめ〔被検者側からみた探触子のマーカー方向（→）〕

> **ポイント**　心尖部からの断層図は，心尖方向から眺めた像がモニター画面では逆さまに表示されますので，まずは頭の中で整理してください．心尖部からの描出は，胸骨左縁からの描出に比べると比較的やさしいので，初心者でははじめに心尖部の左室長軸像や四腔像を描出して探触子の操作に慣れるのもいいでしょう．

参考文献

1) 田中教雄，宮武邦夫：断層心エコー図 記録の基本，心エコー，1（1）：16-21, 2000
2) 「基本をおさえる心エコー　撮りかた，診かた」（谷口信行 編），羊土社，2006

2-2 断層法　d）心窩部アプローチ：心窩部矢状断層図・心窩部四腔像の描出

§2. 記録の実際

> * このアプローチは，肺気腫を合併している症例などで，胸骨左縁や心尖部から全く描出が困難な場合に有効です．また，下大静脈の形態を容易に観察できる断層面でもあります．他のアプローチとは異なり，被検者を仰向けにして心窩部（剣状突起下）に探触子をあてて描出します．ただし，肥満者での描出は期待できません．

心窩部矢状断層図

1　被検者（患者さん）を仰向け（仰臥位）する

仰向けで**両膝を立てて**もらい腹壁の緊張を和らげます（図1）．

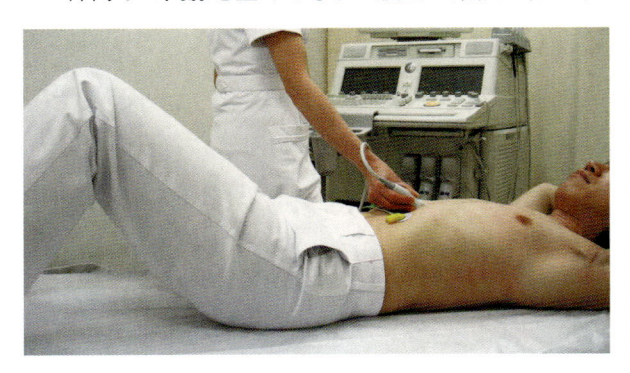

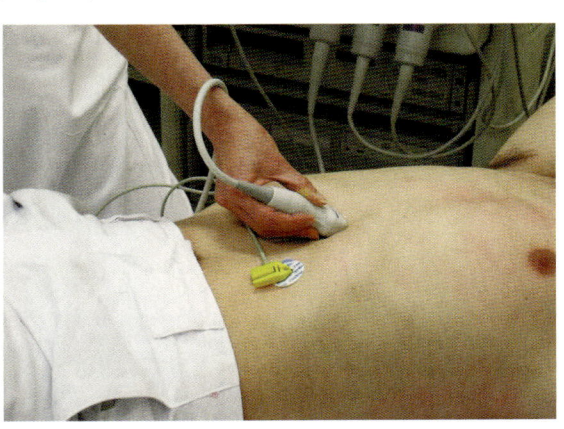

図1　心窩部アプローチ

2　ゼリーをつけて探触子をあてる

探触子をあてる場所は，心窩部やや右側です．このとき，探触子のマーカー方向は被検者の頭側です．また，超音波のビーム方向は背側（下大静脈はやや右側，腹部大動脈はやや左側）になります（図2）．

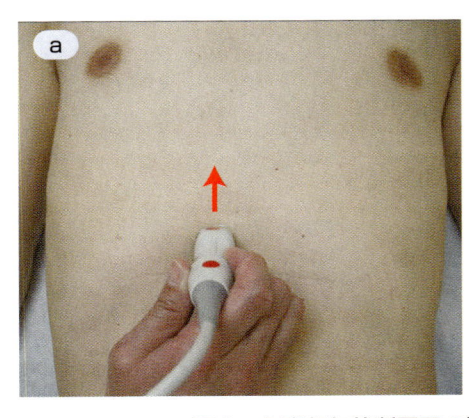

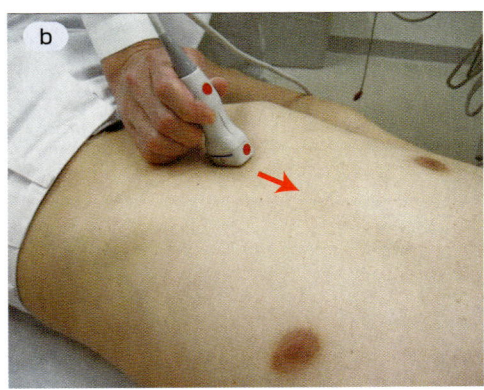

図2　心窩部矢状断層図の描出
探触子のマーカー（●）は被検者の頭側を向いている（→）
a）被検者の正面から見る
b）被検者の左側から見る

§2-2 断層法 d）心窩部アプローチ：心窩部矢状断層図・心窩部四腔像の描出

3　断層面をイメージする

この断層面は，下大静脈から右房付近の矢状断面で，**被検者の左側から眺めるようなイメージ**となります．肝臓の背側に右房へ流入する下大静脈の長軸像と右房が観察できます（図3）．

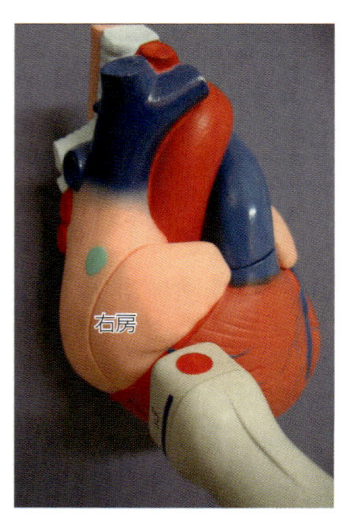

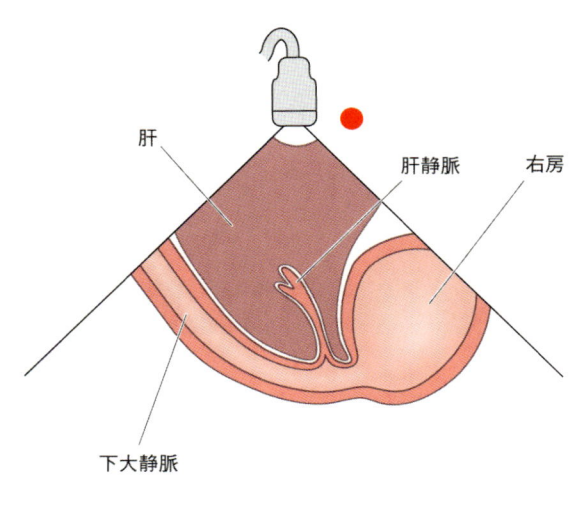

図3　心窩部矢状断層図（イメージ）

4　モニター画面にはどう映る？

モニター画面には，下大静脈から右房付近の矢状断面を**被検者の左側から眺めるような**像として表示されます．画面の右が右房で，画面の左が下大静脈の末梢側になります（図4）．

図4　心窩部矢状断層図

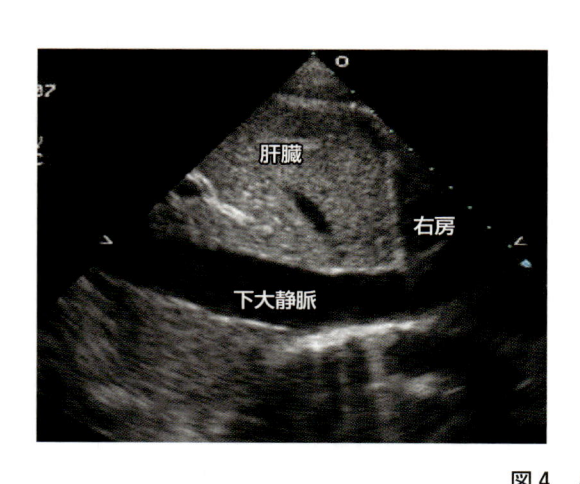

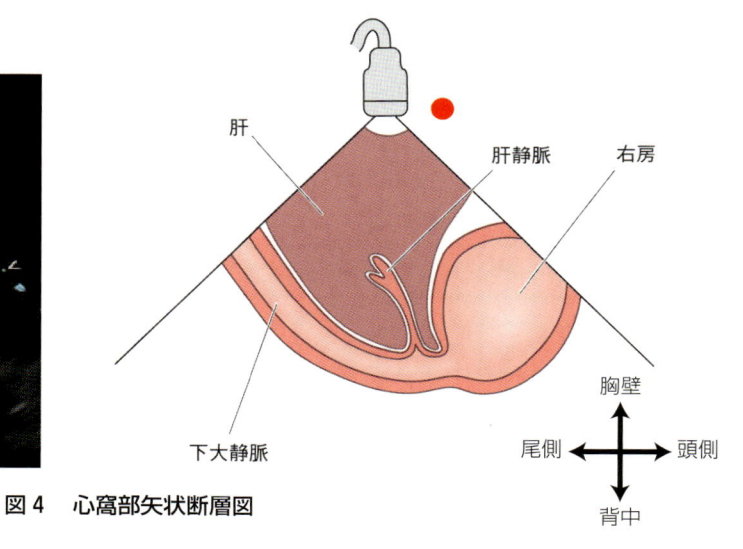

5　肝静脈，腹部大動脈を描出する

　下大静脈を描出した位置で少し探触子の先端部を右側に傾けると，下大静脈へ流入する肝静脈が描出できます（図5）．
　一方，探触子の先端部を被検者の左側に少し傾ける（図6b）と，腹部大動脈の長軸像が描出されます．モニター画面では，画面右下から左上に走行する管腔エコーとして描出されます（図7a）．この位置で，カラードプラ法にきりかえると大動脈の赤い血流シグナルが比較的容易に捉えられるので，カラードプラ法をガイド下にすると腹部大動脈は描出しやすくなります（図7b）．

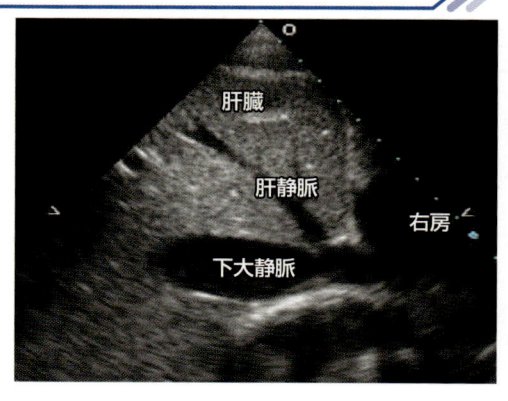

図5　肝静脈の描出（心窩部矢状断層図）

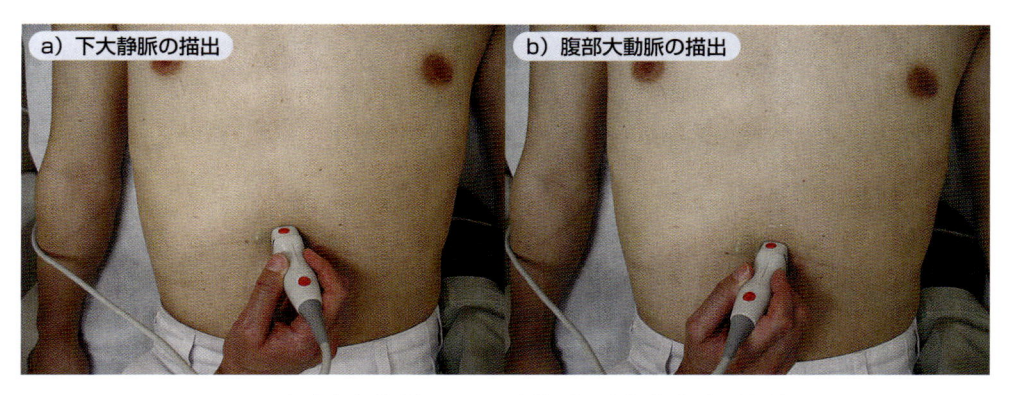

図6　心窩部矢状断層図（下大静脈と腹部大動脈の描出）

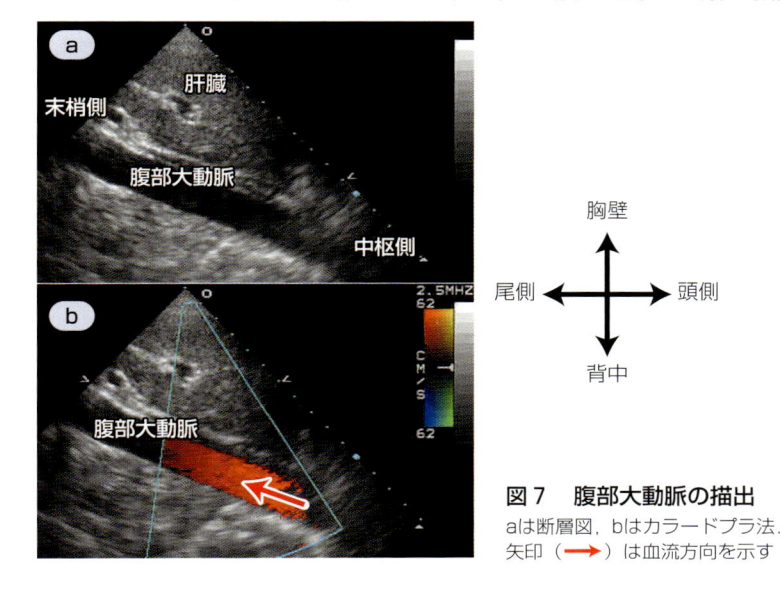

a）下大静脈の描出
b）腹部大動脈の描出

図7　腹部大動脈の描出
aは断層図，bはカラードプラ法．
矢印（→）は血流方向を示す

6 　心窩部矢状断層図で観察するポイント

- 下大静脈の太さは？（正常は20mm未満）
  → 太ければ右心負荷，虚脱なら脱水を示唆
- 下大静脈の呼吸性変動の有無は？
  → 呼吸性変動の消失は右房圧上昇
- 下大静脈内に異常構造物はないか？
  → 右房内に腫瘤状の異常構造物を認めた場合は，必ず心窩部から観察し，下大静脈との関係を調べる
- 腹部大動脈の太さは？（正常は20〜30mm）
  → 太ければ腹部大動脈瘤の可能性あり

心窩部四腔像

1 　被検者（患者）を仰向け（仰臥位）にする

仰向けで両膝を立ててもらい腹壁の緊張を和らげます．
検者はマーカーが右手の人差し指側にくるように握ります〔心尖部四腔像を描出するときとほぼ同じで，検者からマーカーは見えません（p80，Ⅱ-2-2-c，図2参照）〕．

2 　ゼリーをつけて探触子をあてる

探触子をあてる場所は，心窩部やや左側です．剣状突起下やや左側肋骨の下を這うように少し圧迫めで探

触子をあてます．このとき，探触子のマーカー方向は外側やや下方です．また，超音波のビーム方向は左肩になります（図8）．

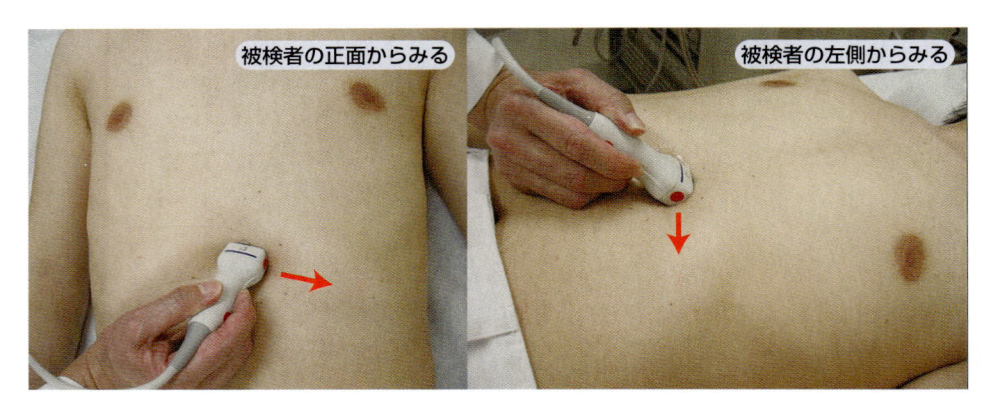

図8 心窩部四腔断層図の描出
探触子のマーカー（●）は被検者の左脇腹を向いている（→）

ワンポイントアドバイス 被検者に腹部をふくらませてもらうと，探触子と心臓との距離が近づき四腔像が描出されやすくなります．

3 断層面をイメージする

この断層面は，心窩部方向から肝臓を通して**心臓の前額面で4つの心腔を眺める**ようなイメージとなります（図9，10）．

図9 心窩部四腔像（イメージその1）

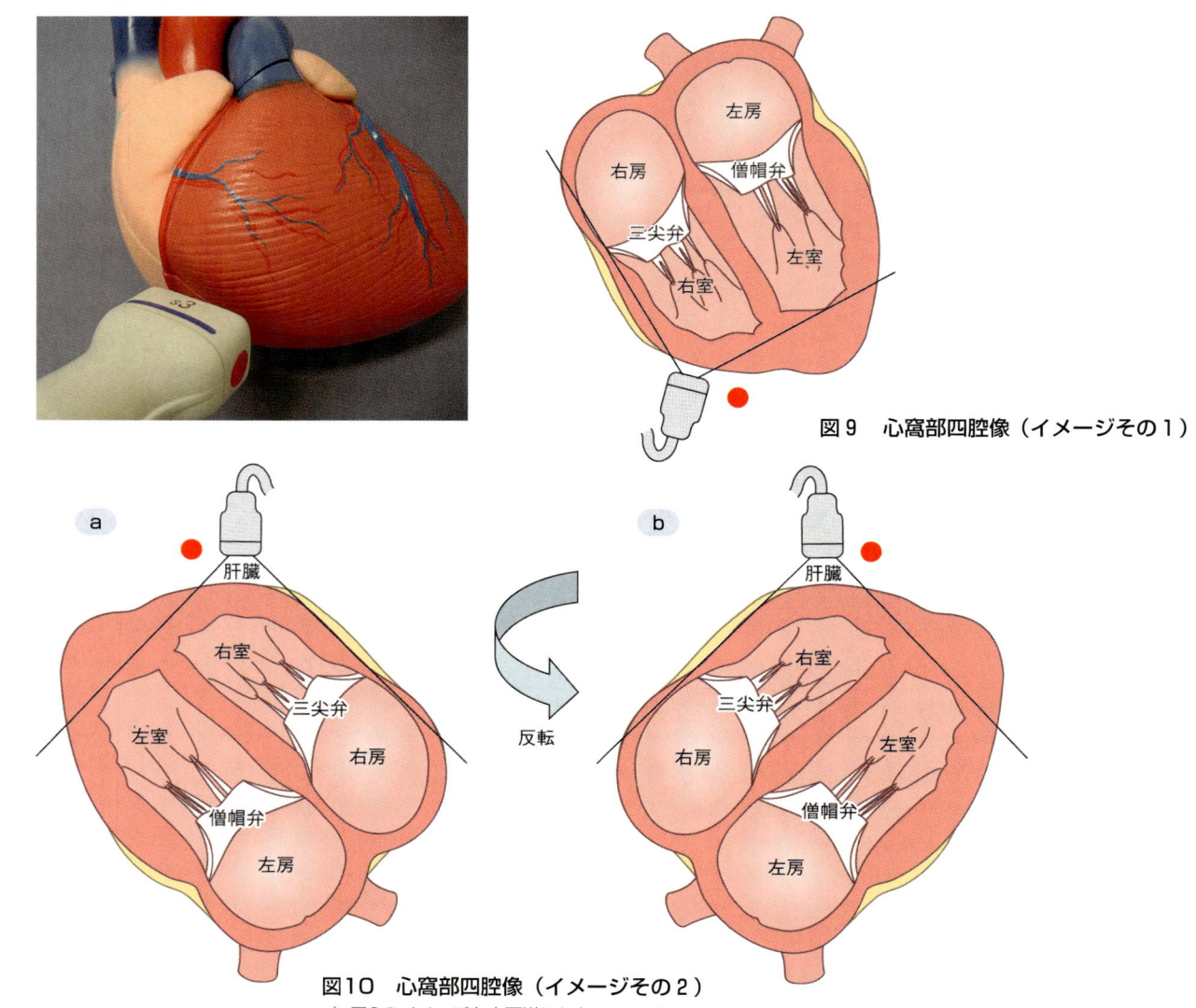

図10 心窩部四腔像（イメージその2）
a）図9のイメージを上下逆にしたシェーマ
b）aを反転したシェーマ（モニター画面のイメージ）

4 モニター画面にはどう映る？

モニター画面では，心窩部から**肝臓を通して眺めた四腔像を逆さにして，さらに反転した像**となります（図10）．画面の上が肝臓となり，肝臓に近い方が右室と右房，後方が左室と左房となります（図11）．

心尖部四腔像とほぼ同じですが，右室の心尖部側や心房中隔の観察，右室前面に貯まった少量の心膜液貯留の評価に適しています．

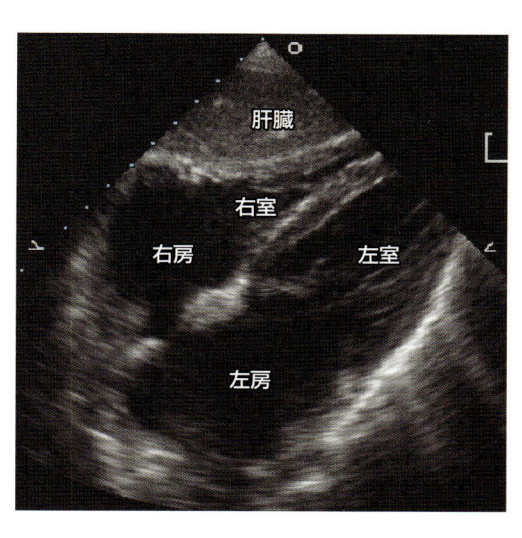

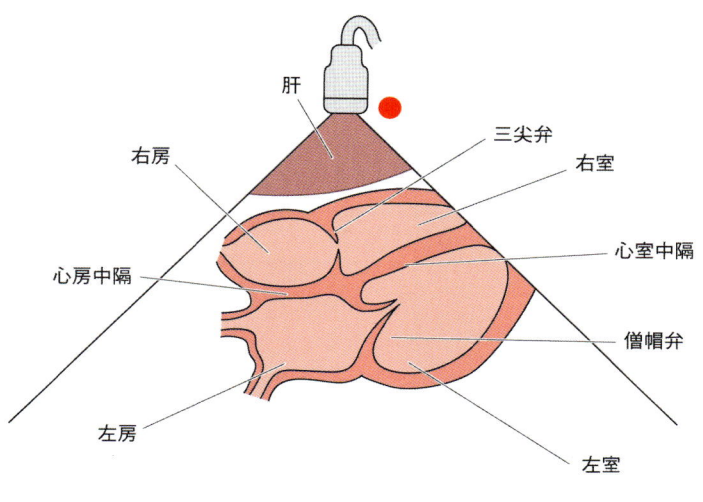

図11 心窩部四腔像

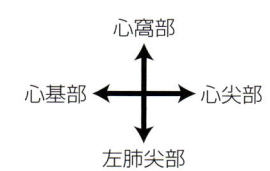

5 探触子の位置を微調整する

四腔像を描出した位置から探触子を90°反時計方向に回転させると左室の短軸像が得られます．胸骨左縁からのアプローチが全く不良な場合に試みる描出法です．

6 心窩部四腔像で観察するポイント

・4つの心腔のバランスは？
・右室心尖部
・心房中隔
　→卵円窩の部分のエコーの脱落が少ないことが特徴
・心膜液貯留
　→少量でも右室と肝臓の間にエコー・フリースペースを認めるので，少量の心膜液貯留の評価に有用

> **ポイント** 心窩部アプローチは，他のアプローチとは異なり，被検者を仰向けにして行います．下大静脈や腹部大動脈，四腔像などが描出できます．胸骨左縁や心尖部からの描出が困難な場合にも役立つアプローチ法です．

参考文献

1）「基本をおさえる心エコー 撮りかた、診かた」（谷口信行 編）．羊土社，2006

2-3 Mモードエコー図の記録

§2. 記録の実際

PART II 実践編 1

* Mモードエコー図は，心内構造物の動きや時間的変化を詳しく観察するものなので，心臓内の動きのあるものであれば何にでも応用できます．一般的なのは，大動脈弁，僧帽弁，および左室のMモードエコー図の3つです．Mモードエコー図を記録する順番は特にありません．ここでは大動脈弁，僧帽弁，左室の順に記録する方法を示します．

1 Mモードエコー図の基本

- Mモードエコー図は，断層図をガイド下に記録します
- 良好な断層図が描出できたら，Mモードの記録を行います
- Mモードのビーム方向を示すカーソルを任意の部位に移動させて記録します
- Mモードエコー図は一般に50 mm/秒のスピードで記録します
- 心電図も忘れずに同時記録します

2 まず左室長軸像を描出する

胸骨左縁から左室長軸像を描出します．図1のように大動脈壁や心室中隔，左室後壁に対してMモードのカーソルがなるべく直交するような断層面を設定します．
① 大動脈弁Mモード
② 僧帽弁Mモード
③ 左室Mモード

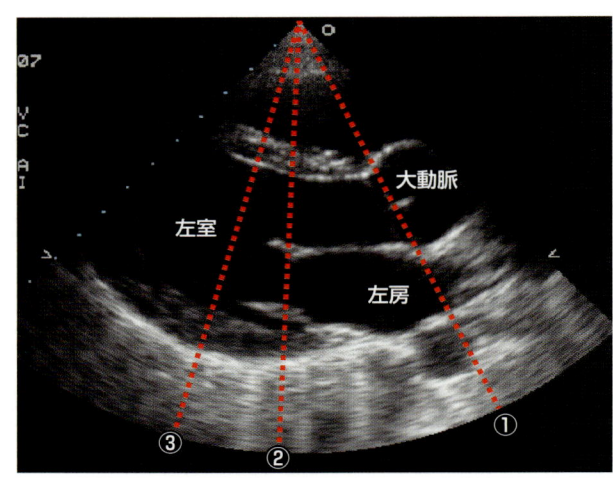

図1 Mモードのカーソル位置

3 大動脈弁Mモードエコー図を記録する

① 最適な左室長軸像が描出できたらMモードのボタンを「on」にします

🖐 上達へのステップ
Mモードのカーソルが大動脈壁と直交するような左室長軸像の描出を心掛けます．

② Mモードのカーソルを大動脈弁の開閉部分にあてます（図1①）
③ 画像が安定したらフリーズボタンを押します

これにより得られるMモードエコー図は，前方（上方）から順に右室前壁，右室，大動脈前壁，大動脈弁，大動脈後壁，左房，左房後壁となります（図2）．

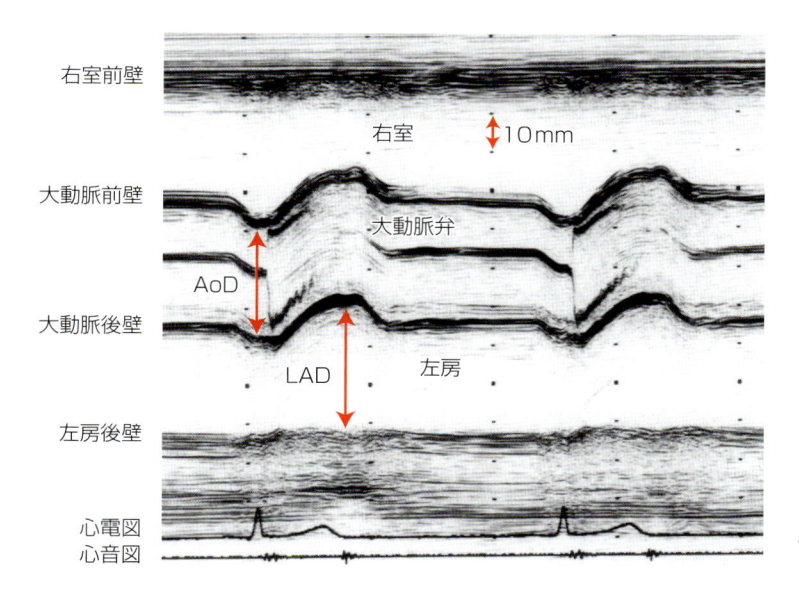

図2　大動脈弁Mモードエコー図
AoD：大動脈径
LAD：左房径

4　大動脈径と左房径を計測する

拡張末期（心電図のR波の頂点）で大動脈径（AoD）を，収縮末期（心電図のT波終末部）で左房径（LAD）をそれぞれ計測します（図2）．

⚠️ **注意**　左室後壁などのサイドローブ（アーチファクト）が生じる場合，Mモードエコー図において左房後壁エコーと誤ってしまうと，左房径（LAD）を過小評価してしまうので注意します（図3）．この場合は，左房径（LAD）は断層図から直接計測するのが確実です．

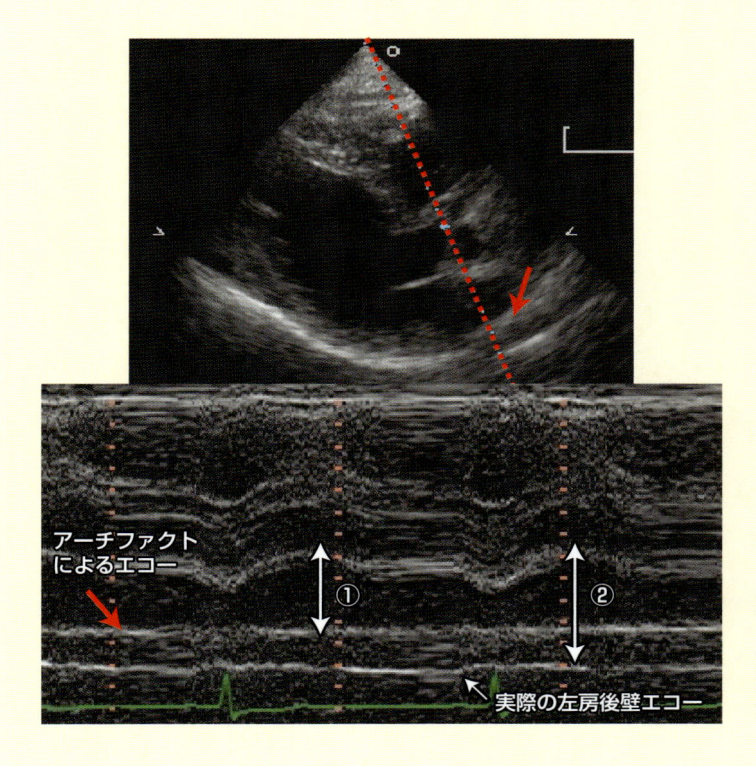

図3　アーチファクトによる左房径（LAD）の過小評価
アーチファクト（→）のため，①で計測すると左房径を過小評価してしまう．②での計測が正しい左房径である

5　僧帽弁Mモードエコー図を記録する

　左室長軸像で僧帽弁の先端部分にカーソルを合わせると（図1②），振幅の大きな二峰性の波形が記録できます．この振幅の大きな波形が前尖で，この波形の屈曲点は，心房収縮時のピークをAとし，順次B～Fと名づけられています（図4）．拡張早期の大きな振れがE波，後半の小さな振れがA波です．後尖は，前尖とは正反対に後方へ運動する波形として記録されますが，前尖に比べると振幅が小さいので不明瞭な場合や記録不十分なこともあります．振幅の大きな前尖のみの記録でも十分です．

　僧帽弁前尖の最大開放点（E点）と半閉鎖点（F点）を直線で結んだ傾きをE-Fスロープ（E-F勾配）または拡張期弁後退速度（diastolic descent rate：DDR）と呼びます．正常では急峻な傾きを示しますが，僧帽弁狭窄症や左室のコンプライアンスが低下した病態ではこの傾きが緩やかになります（図5）．

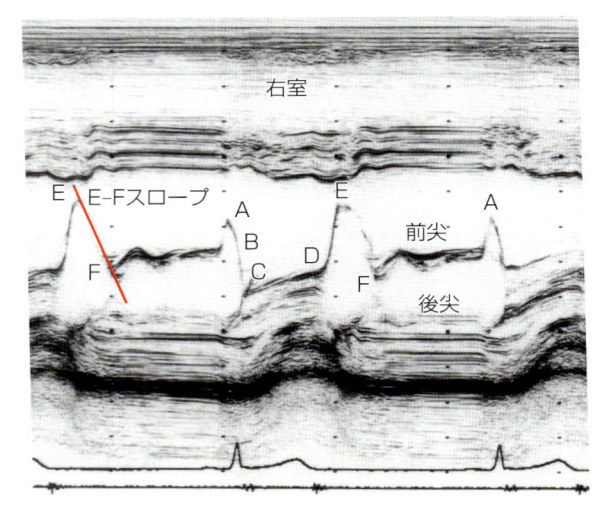

図4　僧帽弁Mモードエコー図（正常）

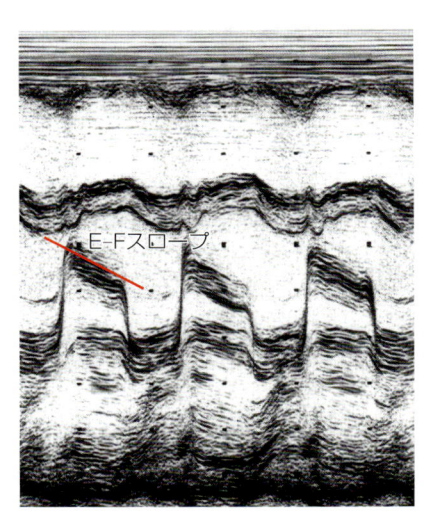

図5　僧帽弁Mモードエコー図（僧帽弁狭窄症）
E-Fスロープは正常に比べて緩やかになる

ワンポイントアドバイス

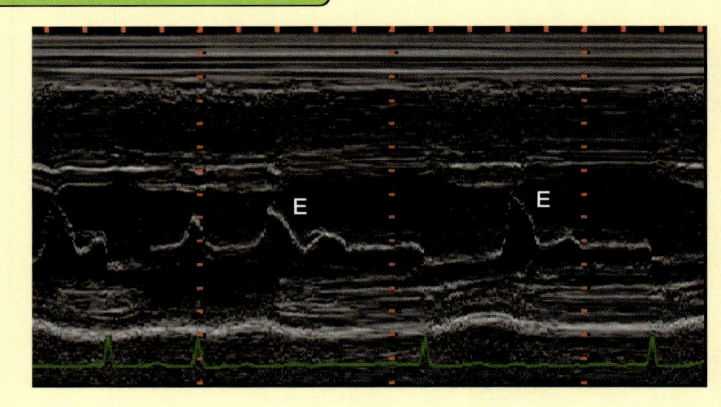

心房細動例では有効な心房収縮が欠如するため二峰性の振れはみられません．E波とそれに続く細かい振幅を示す波形となります．

図6　僧帽弁Mモードエコー図（心房細動例）

6 左室Mモードエコー図を記録する

　左室長軸像を描出したまま，Mモードのカーソルを移動させます．僧帽弁先端よりやや心尖部側の腱索レベルにカーソルを合わせると（図1③），左室のMモードエコー図が記録できます．正常であれば，心室中隔と左室後壁エコーは収縮期に厚みを増し，お互いに向かい合うような像となります（図7）．

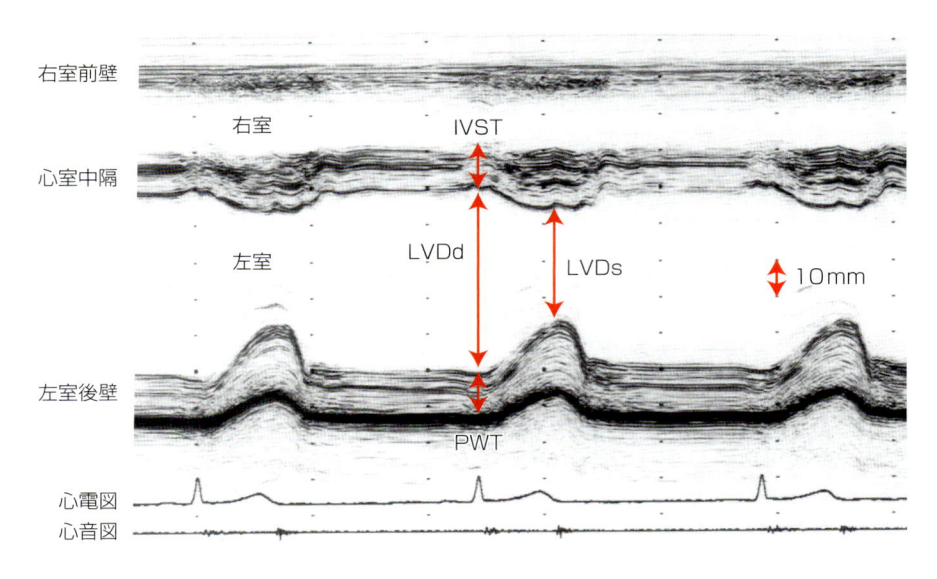

図7　左室Mモードエコー図
IVST：心室中隔壁厚
PWT：左室後壁厚
LVDd：左室拡張末期径
LVDs：左室収縮末期径

7 左室拡張末期径と収縮末期径を計測する

　拡張末期（心電図のR波の頂点）で心室中隔壁厚（IVST）・左室後壁厚（PWT）・左室拡張末期径（LVDd）を，収縮末期（心電図のT波終末部）で左室収縮末期径（LVDs）をそれぞれ計測します（図7）．LVDdとLVDsの計測は心機能評価に用います（p111，Ⅱ-3-1参照）．

● 左室Mモードエコー図の記録で大切なこと

1) Mモードのカーソルが直交するような左室長軸像を描出する

　心室中隔，左室後壁に対してMモードのカーソルが直交するような左室長軸像の描出が理想的ですが，実際にはこのように記録できることは少なく，多少斜めでも問題はありません．

　高齢者や肥満者では，しばしばMモードのビームが斜めにしか入射できない，いわゆる"斜め切り"となりますが（図8），このような場合には計測値の解釈に注意が必要です（p112，Ⅱ-3-1，図2参照）．

2) 腱索や乳頭筋をはずして記録する

　左室後壁側に腱索あるいは乳頭筋エコーが一緒に記録されることがあります（図9）．これは，左室長軸像を描出する際，断層面が左室中央ではなく，左室の内側あるいは外側に傾いているため，腱索あるいは乳頭筋も一緒に描出されてしまうためです．特に，乳頭筋の場合は後壁エコーと誤ってしまうと，左室後壁は厚く，また，左室内径は小さく計測することとなります．この場合，腱索レベルの左室短軸像を描出して，真っ直ぐ左室中央にカーソルをあてれば腱索や乳頭筋を外したMモードエコー図が記録できます（図10）．

§2-3 Mモードエコー図の記録

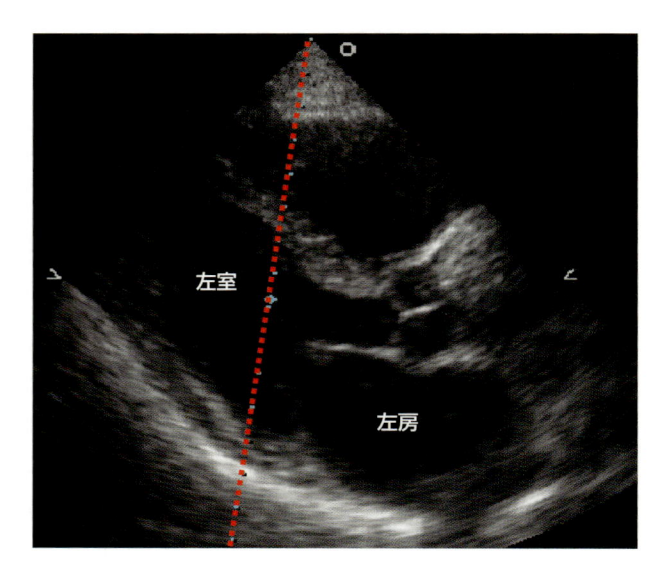

図8 左室Mモードの"斜め切り"

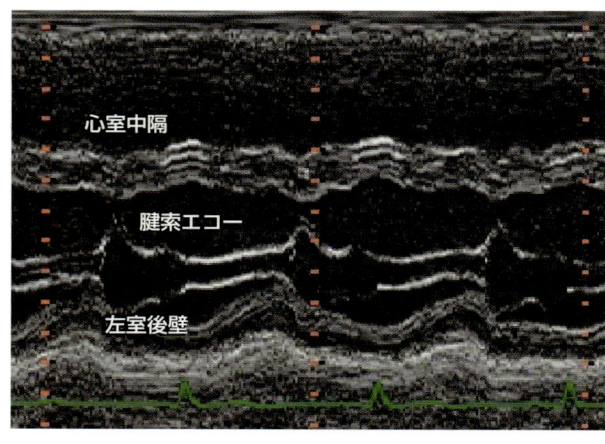

図9 腱索エコーが描出された左室Mモードエコー図

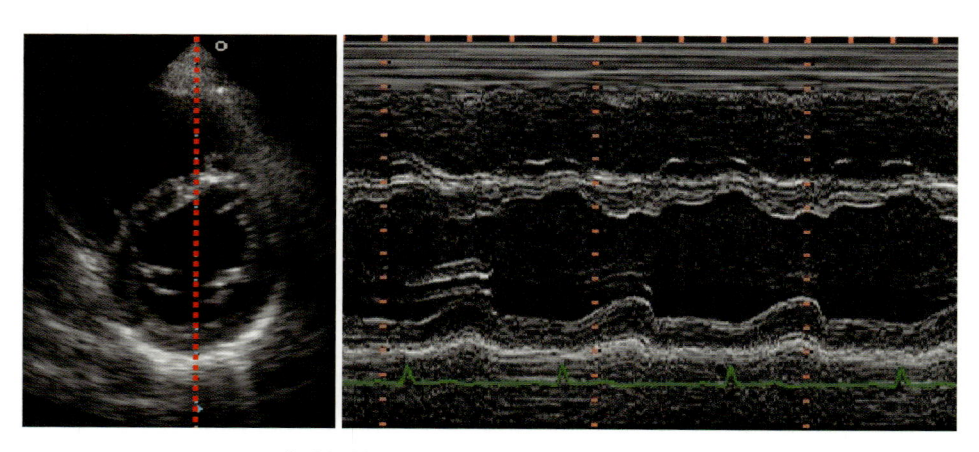

図10 左室短軸像ガイド下でのMモードエコー図の記録

> **ワンポイントアドバイス** 左室短軸像を用いれば，ビーム方向を確認しながらMモードエコーの記録が行えます（図10）．特に初心者においては左室短軸像での記録がお勧めです．

> **ポイント** Mモードエコー図の記録は，左室長軸像の描出が鍵となります．できるだけ，Mモードビームに対して斜めにならない明瞭な左室長軸像の描出に努めましょう．どうしても斜めにしか描出できない場合は，時相に注意して断層図からLVDdやLVDsなどを直接計測します（p112，Ⅱ-3-1，図2参照）．そのためにも，心電図の同時記録は忘れずに行いましょう．

PART II 実践編1 §2. 記録の実際

2-4 カラードプラ法による血流評価

> *カラードプラ法は，断層図の上に血流情報を基本的には赤色と青色で表示する方法です．狭窄流・逆流・短絡血流などの異常血流が生じると，いわゆる"モザイクパターン"として表示されます．心腔内の異常血流を検出するスクリーニング検査には欠かせませんが，多くの断層面を用いて観察することと超音波装置の設定条件が重要です．また，検査前にあらかじめ聴診器をあてて聴診する習慣を身につけておきましょう．

1 カラードプラ法を行う前に

● 適切な断層図の描出

　カラードプラ法はあくまでも断層図をガイドとして血流評価を行うものです．最初からカラードプラのボタンを押すのではなく，明瞭な断層図が得られた段階でカラードプラ法にきりかえます．

　断層図の中で囲まれた部分がカラー表示される領域（血流表示領域）となります．この際，断層図のゲインに注意が必要で，特に心腔内のゲインは少し低めに設定します．ゲインが高すぎると，**心腔内が白っぽくなりカラー表示が不明瞭となってしまいます**（図1）．

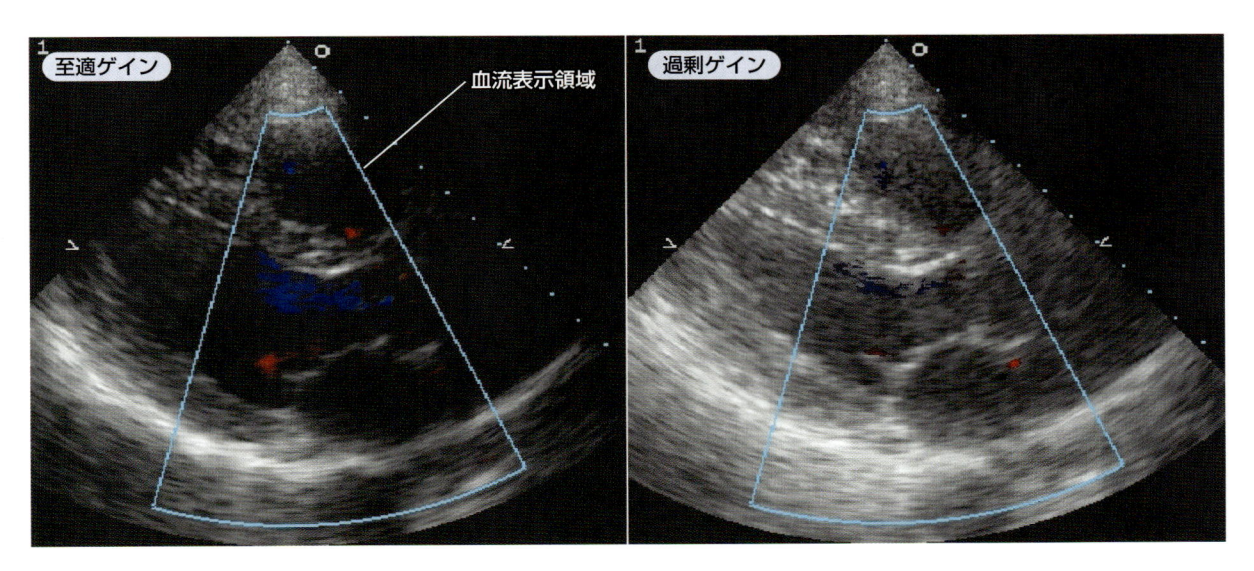

図1　カラードプラ法における断層図のゲイン調節

● 正常の血流方向

　断層図を描出した際，正常の血液の流れを理解しておく必要があります（図2）．

● 健常者弁逆流の存在

　超音波装置の感度が著しく向上し，**健常者においてもわずかな弁逆流シグナルを高率に検出する**（図3）ことから，これを病的なものとして扱わないよう注意が必要です．特に，高齢者になると正常でも約半数以上で，いずれの弁においても軽度の逆流を検出するようになります．

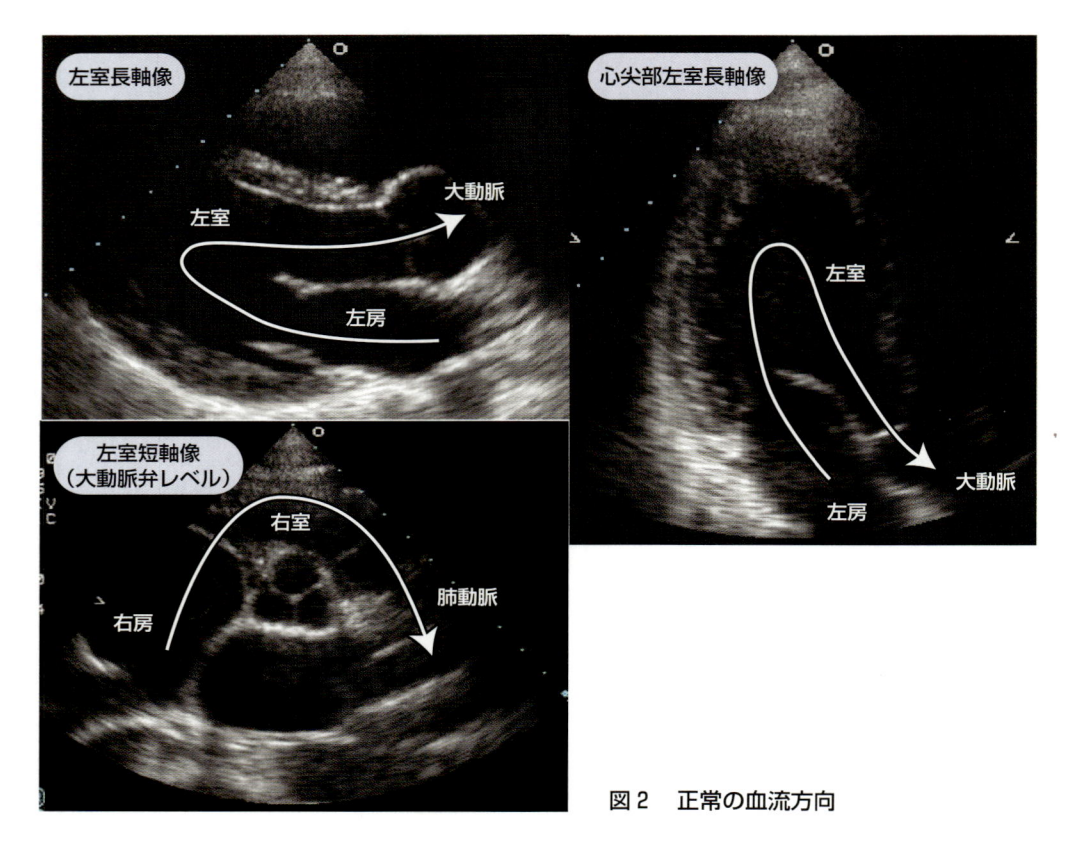

§2-4 カラードプラ法による血流評価

図2　正常の血流方向

図3　健常者の僧帽弁逆流シグナル（→）

> **ワンポイントアドバイス**　健常若年者では大動脈弁逆流を認めることはないので，軽度でも大動脈弁逆流を検出した場合は二尖弁などの器質的病変の検索が必要です．

● カラーゲインの設定

　カラードプラのゲインを徐々に上げていき，血流表示領域全体にカラーノイズ（図4）の出る直前が至適ゲインとされています．したがって，症例ごとに至適ゲインは多少異なるため，検査の度にゲイン設定を行う必要があります．逆にゲインが足りないと逆流などを過少評価してしまいます．

● 速度レンジの設定

　通常は60cm/s前後の速度レンジでカラードプラの検査を行います．
　速度レンジの表示は，カラードプラ画面上の速度レンジバーの数値で確認することができます（図5右上）．初期設定の段階で適切なレンジに設定されていますが，大きくずれている場合は速度レンジのツマミで調整します．

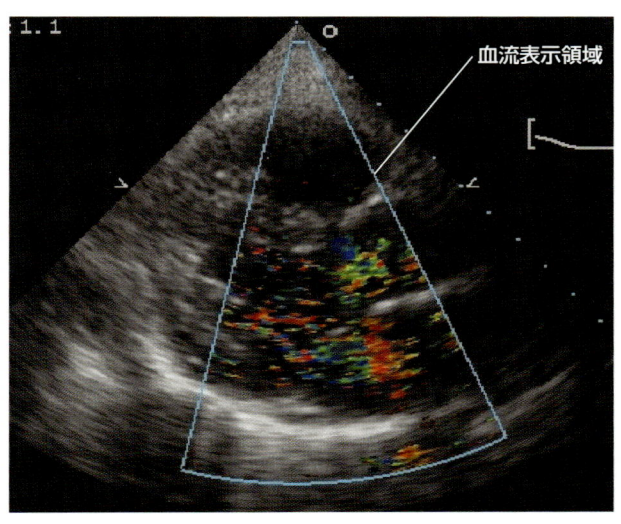

図4 カラードプラの過剰ゲイン
血流表示領域全体に細かいカラーノイズが生じている

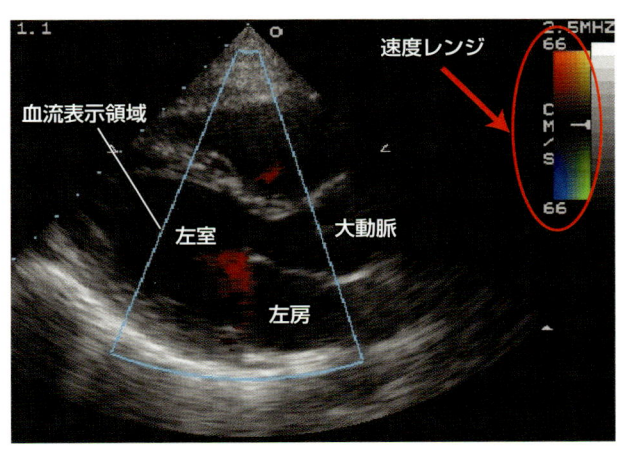

図5 カラードプラの至適ゲイン
速度レンジの数値を確認する

● フレームレート

フレームレートは，1秒間に何回の「絵（フレーム）」を描いているかを示しているものです．

カラードプラ法では，断層図全体をカラー表示しようとするとフレームレートが低すぎてリアルタイム性が失われてしまいます．そこで，血流表示領域（図5）を断層図よりも狭い範囲に限定することにより，リアルタイム性を増すことができます．通常は10 frame/s以上となるように設定して血流評価を行います．特に頻脈例では，高いフレームレートでないと血流の連続性が得られなくなります．フレームレートを高くするには，カラードプラ法のくり返し周波数（pulse repetition frequency：PRF）を上げる，または血流表示領域の角度を狭くするなどの方法があります．

● 検査前の聴診

検査前には聴診しておく習慣を身につけましょう．心雑音を認めた場合，聴診しておけばある程度の病態を予測して検査を行うことができます．しかし，予期せぬ異常血流を検出する場合もあるので，**固定観念にとらわれることなく，全体像を眺めることも大切**です

2 カラードプラ法の実際

● 胸骨左縁アプローチ

1）左室長軸像で観察する

胸骨左縁アプローチで，安定した左室長軸像が描出できたらカラードプラ法のボタンを「on」にします．この像では，拡張期に左房から左室へ流入する血流シグナル，収縮期に左室から大動脈に駆出する血流シグナル（図6），さらに右室では拡張期に右房から流入する血流シグナルなどが表示されます．心尖部からの観

察に比べると，血流方向とドプラビーム方向が平行にはならないので，正常でも血流表示はそれほど明瞭ではありません．

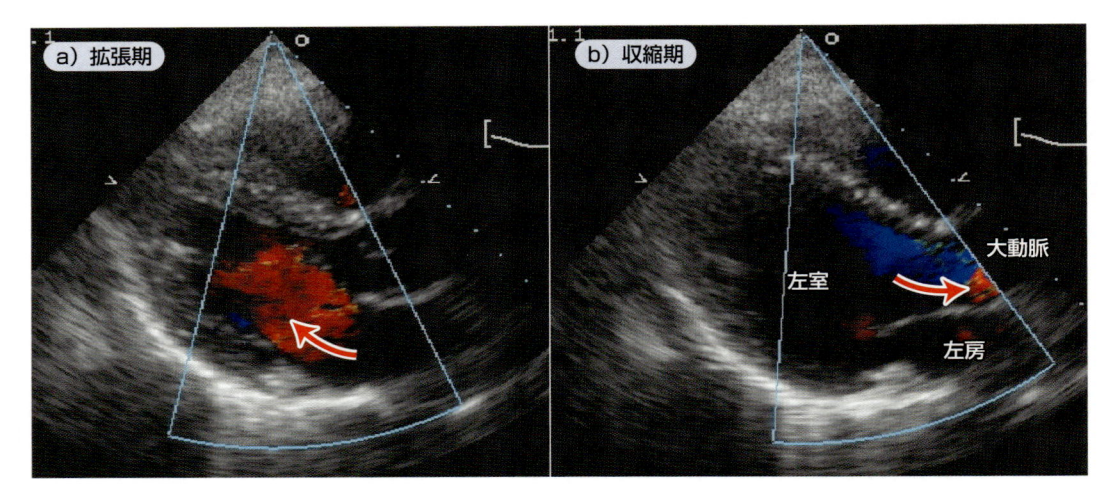

図6　カラードプラ法（左室長軸像）
拡張期には左室への流入血流シグナル（a），収縮期には大動脈への駆出血流シグナル（b）が表示されます．
心尖部左室長軸像のカラードプラ法（図9）に比べて，血流表示はそれほど明瞭ではありません

＜観察するポイント＞
・収縮期に左房内でモザイクシグナルを認めれば**僧帽弁逆流（mitral regurgitation：MR）**です
・拡張期に大動脈弁より左室心尖部に向かうモザイクシグナルを認めれば**大動脈弁逆流（aortic regurgitation：AR）**です（僧帽弁前尖方向に偏位する場合もあります：特に大動脈二尖弁の場合）
・収縮期，右室内にモザイクシグナルを認めた場合は心室中隔欠損症（VSD）の可能性が高くなります
・軽度の逆流シグナルであれば若年者のARを除いて，ほぼ正常範囲の所見と考えて問題ありません

2）左室短軸像で観察する

左室長軸像で観察したら，探触子の位置はそのままで短軸像を描出します．
大動脈弁レベルから僧帽弁レベル，乳頭筋レベルへとゆっくり連続してスキャンします．
心尖までスキャンしたら，また心基部方向へ戻ってきます．

＜観察するポイント＞
・大動脈弁レベルでは，血流表示領域を左右に動かし，右室流入血流や右室駆出血流の観察も行います（図7）

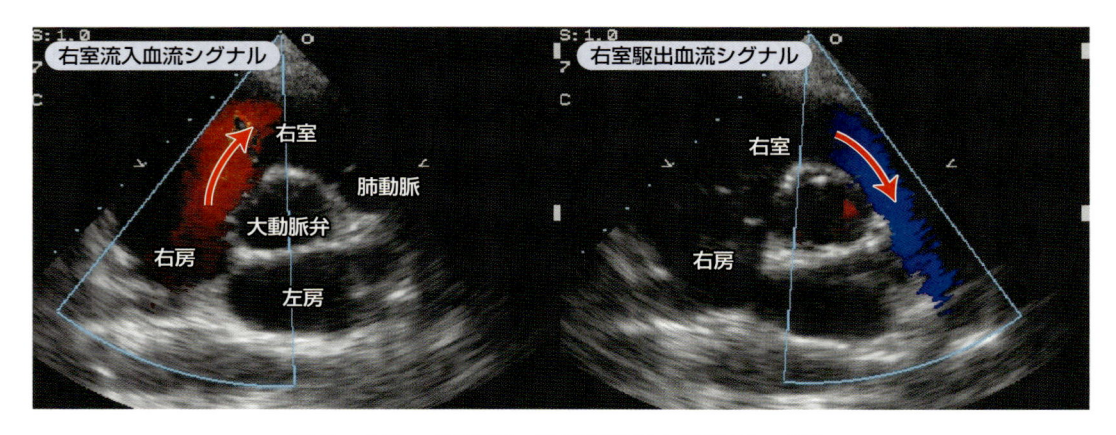

図7　カラードプラ法（左室短軸像大動脈弁レベル）
矢印（→）は血流方向

・大動脈弁レベルから僧帽弁レベルにかけては，大動脈弁逆流（AR），心室中隔欠損症（VSD：図8），心房中隔欠損症（ASD），僧帽弁逆流（MR）などの異常血流シグナルの検出に適した断面です

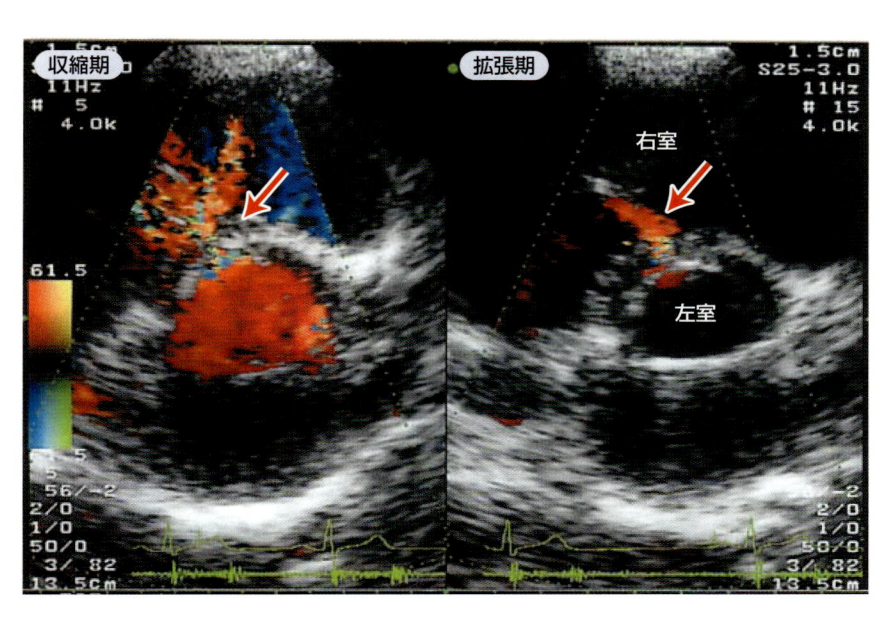

図8 カラードプラ法（心室中隔欠損症）

大動脈弁レベルよりやや左室側の左室短軸像において，左室から右室への短絡血流シグナル（→）が収縮期と拡張期に観察できる

● 心尖部アプローチ

1）心尖部左室長軸像で観察する

　心尖部アプローチで，安定した左室長軸像が描出できたらカラードプラ法のボタンを「on」にします．正常では，拡張期に左房から僧帽弁を通過し左室へ向かう赤い血流シグナル（左室流入血流：図9a）と，収縮期に左室から左室流出路を経て大動脈へ向かう青い血流シグナル（左室駆出血流：図9b）が観察されます．胸骨左縁からの左室長軸像に比べると，心尖部からでは血流の方向と超音波ビームの方向がほぼ平行となるため，血流表示は明瞭となります．

　駆出血流シグナルは左室流出路付近において，青色の一部に黄赤色が混在する，一見モザイクシグナル様に表示されることがあります．これは，左室流出路付近で血流速度が加速し，折り返し現象（エリアシング：aliasing）が生じるためです（図9b）．

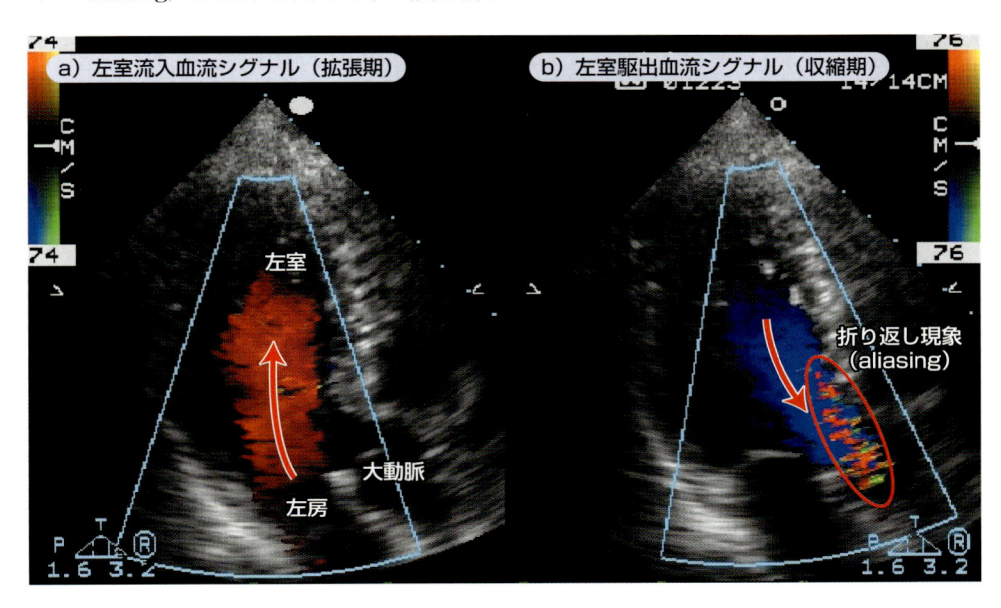

図9　カラードプラ法（心尖部左室長軸像）
矢印（→）は血流方向

> **ワンポイントアドバイス**
>
> 左室流出路の折り返し現象は，若年健常者でしばしば観察されますが，この所見を大動脈弁逆流（AR）と間違えないよう注意しましょう．この現象はあくまでも収縮期の所見であり，大動脈弁逆流は拡張期に観察されます．

§2-4 カラードプラ法による血流評価

　＜観察するポイント＞
　・大動脈弁逆流（AR）や僧帽弁逆流（MR）の重症度評価に用います
　・駆出血流が左室流出路でモザイクを生じている場合は，単なる折り返し現象，あるいは左室流出路狭窄を疑います

2）心尖部四腔像で観察する

　心尖部アプローチで，安定した四腔像が描出できたらカラードプラ法のボタンを「on」にします．正常では，拡張期に左房から僧帽弁を通過し左室へ向かう赤い血流シグナル（左室流入血流）と右房から三尖弁を通過し右室へ向かう赤い血流シグナル（右室流入血流）がほぼ同時に観察されます．

　通常は，右心系に比べて左心系の流速が速いため，左室流入血流シグナルの方が明るく明瞭に表示されます．ドプラ感度の良好な若年者では，左房へ流入する肺静脈血流シグナルも観察できます．

　右房へ流入する正常の赤い血流シグナルは心房中隔欠損症（ASD）のシャントシグナルとの鑑別に迷うことがあります．通常は，下大静脈から心房中隔を沿うようにして流入する血流シグナルのことが多いので，少し探触子の向きを変えることで両者の鑑別はある程度可能です（図10）．

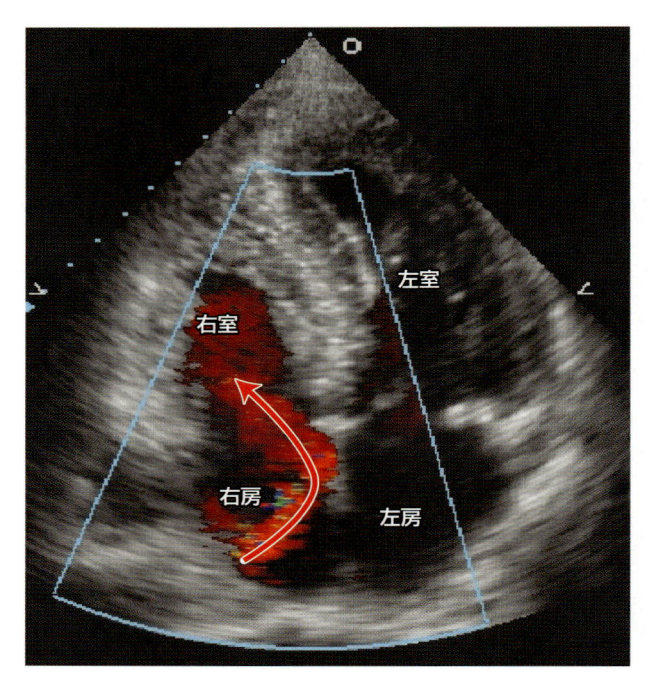

図10　右房～右室への流入血流シグナル（正常）
矢印（→）は血流方向

> **ワンポイントアドバイス**
>
> 小さなASDや卵円孔開存（patent foramen ovale：PFO）の左右シャント血流と正常の右房流入シグナルとの鑑別が困難な場合は，左室短軸像（大動脈弁レベル）や胸骨左縁の四腔像などの断層面より観察します．

　＜観察するポイント＞
　・僧帽弁逆流（MR）や三尖弁逆流（TR）の重症度評価に用います
　・ASDやPFOのシャント血流の検出に適した断層面です

> **ポイント**
>
> カラードプラ法は断層法での画像が基本となるので，適切な断層面を描出して血流評価を行います．また，装置の設定条件にも影響を受けるので，正しい設定で検査を行わなくてはなりません．検査前には聴診しましょう．カラードプラ法で異常な血流シグナルを検出した場合は，より多くの断層面から観察します．軽度の逆流シグナルは臨床的にはほとんど問題ありませんが，若年者で大動脈弁逆流を検出した場合は詳しく調べます．

2-5 パルスドプラ法による血流評価

§2. 記録の実際

PART II 実践編 1

* ここでは，左室駆出血流と左室流入血流の記録法について解説します．心尖部左室長軸像をガイドとしてパルスドプラ法を行うと，左室駆出血流は下向きの一峰性の波形が，また，左室流入血流は上向きの二峰性の波形がそれぞれ記録できます．通常，この左室流入波形のパターンより左室拡張能の評価を行います．

1 左室駆出血流の記録法

① 心尖部アプローチにより心尖部左室長軸像を描出します〔描出法に関しては，II-2-2-c（p80）を参照〕
② 明瞭な心尖部左室長軸像が描出できたら，パルスドプラ法のボタンを「on」にします．
③ モニター画面にパルスドプラのサンプルボリューム（sample volume：SV）が表示されるので，トラックボールを用いて，**大動脈弁直下の左室流出路にSVを置きます**（図1）
④ 波形を記録するボタンを押します（どのボタンを押せば波形が記録できるかを確認しておきます）
⑤ 左室駆出血流は収縮期に下向きの一峰性の波形となるので，基線は上の方へずらして記録します．正常では最大流速が1.5 m/sを超えることはないので，速度レンジは1～1.5 m/sに設定します
⑥ 波形が安定したらフリーズボタンを押します
（図2）

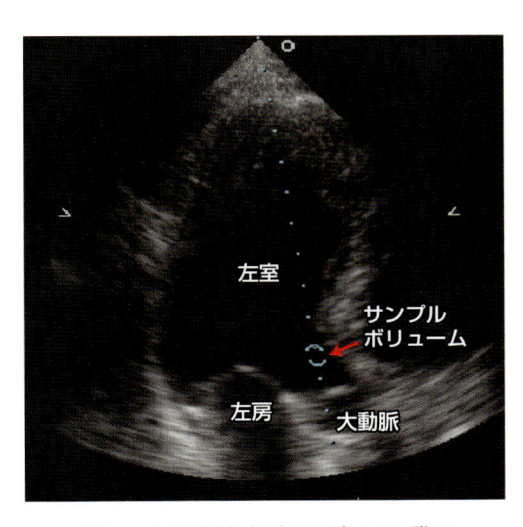

図1　左室駆出血流を記録する際のサンプルボリュームの設定

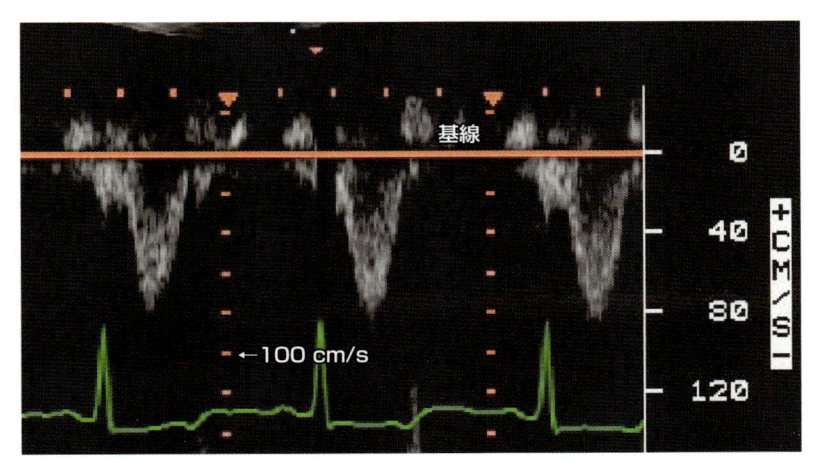

図2　パルスドプラ法による左室駆出血流速波形

2　左室流入血流の記録法

① 心尖部アプローチにより心尖部左室長軸像を描出します
② 明瞭な心尖部左室長軸像が描出できたら，パルスドプラ法のボタンを「on」にします．
③ モニター画面にパルスドプラのサンプルボリューム（SV）が表示されるので，トラックボールを用いて，**僧帽弁前尖と後尖の先端部の中央にSVを置きます**（図3）．この際，左室流入血流と超音波ビームが平行になるような断層面を設定します
④ 波形を記録するボタンを押します
⑤ 左室流入血流は拡張早期の急速流入波（E波）とそれに続く心房収縮による流入波（A波）の二峰性の波形となります．駆出波形とは逆に流入波形は上向きとなるので，基線は下の方へずらして記録します（図4）
⑥ 波形が安定したらフリーズボタンを押します

ただし，洞調律でも頻脈時はE波とA波が癒合して一峰性となってしまいます．また，**心房細動では，有効な心房収縮が欠如するためE波のみの一峰性となり**，また，そのピークも不規則となります（図5）．

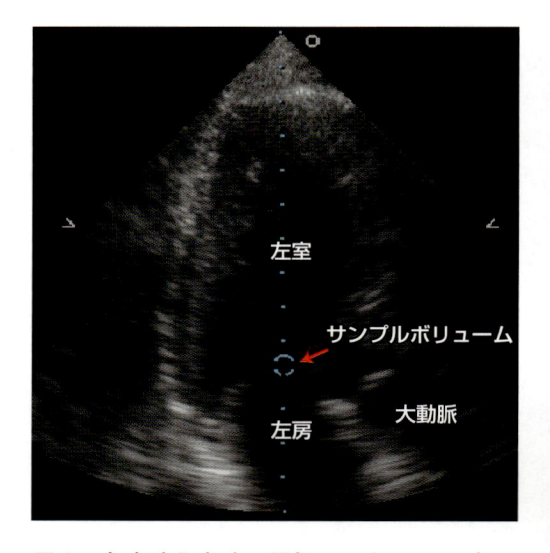

図3　左室流入血流を記録する際のサンプルボリュームの設定

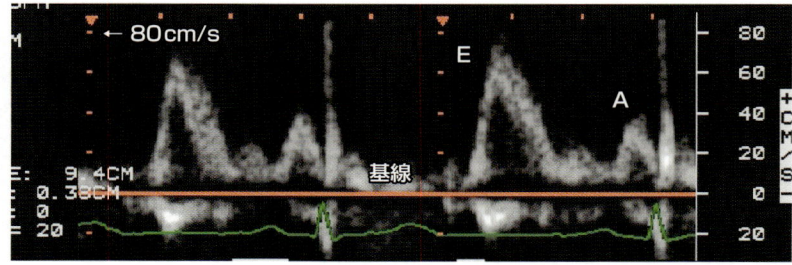

図4　パルスドプラ法による左室流入血流速波形（正常洞調律）

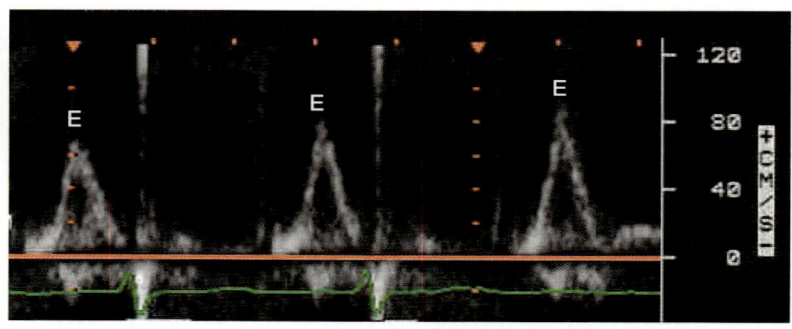

図5　パルスドプラ法による左室流入血流波形（心房細動）

ポイント

パルスドプラ法を用いた左室駆出血流や左室流入血流の記録は，断層像の描出がうまくできればそれほど難しくはありません．正しい位置にサンプルボリュームを置き，基線の位置や速度スケールに注意して記録しましょう．
左室流入波形は左室拡張能評価において重要ですので，この記録法はぜひマスターしてください．

PART II 実践編 1　§3. 評価の実際

3-1 心機能の評価

> * 心機能は収縮能と拡張能に大別されます．収縮能は，血液を全身に送り出す（駆出）機能であり，拡張能は十分な血液を心臓に貯める（充満）機能です．この駆出と充満が円滑に行われて，心臓は有効な「ポンプ機能」の役割を果たします．一般に，収縮能は左室駆出率（EF），拡張能は左室流入血流パターンより評価します．

1　収縮能：EFと%FSについて

　左室駆出率あるいは左室駆出分画（ejection fraction：EF）は，Mモード法や断層法で容積を算出して求めることができます．また，左室内径短縮率（%FS：% fractional shortening）は，容積を算出することなく左室拡張末期径（LVDd）と収縮末期径（LVDs）より簡単に求めることができます．いずれも心エコーで求める代表的な収縮能の指標ですが，%FSは心エコー検査に携わる人以外にはあまり馴染のない指標なので，一般的にはEFを用います．

① 左室駆出率（EF）
　EF＝（LVEDV－LVESV/LVEDV）×100（%）　　（正常値：55%以上）
　　　LVEDV：左室拡張末期容積
　　　LVESV：左室収縮末期容積

② 左室内径短縮率（%FS）
　%FS＝（LVDd－LVDs）/LVDd×100（%）　　（正常値：30〜50%）
　　　LVDd：左室拡張末期径
　　　LVDs：左室収縮末期径

2　実際にEFを求める

　EFは左室拡張末期容積（LVEDV）と左室収縮末期容積（LVESV）より求めますが，心エコーの場合，いくつかの方法でこの容積を算出します．以下，心エコーでEFを求める方法を示します．

● Mモード法によるEF

　左室Mモードエコー図より，心電図のR波の頂点で左室拡張末期径（LVDd）を，心電図のT波終末部で左室収縮末期径（LVDs）をそれぞれ計測します（図1）．
　一般的な計算式はTeichholz法（ティーショルツ法）で，
　　$V = 7.0 \times D^3 / (2.4 + D)$
　　（V：容積，D：内径）
より容積が算出されます．
　通常は，超音波装置の中にプログラムされているので，LVDdとLVDsを計測すれば自動的にEFを求めることができます．

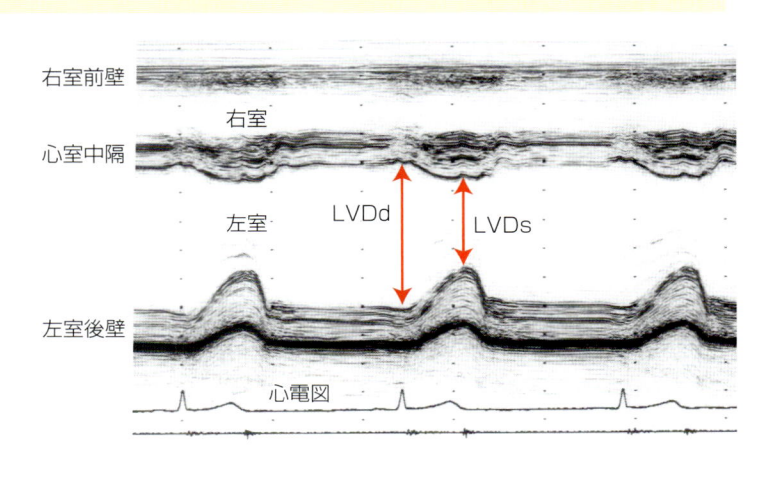

図1　左室Mモードエコー図

§3-1 心機能の評価

> **ワンポイントアドバイス**
> 左室の局所壁運動異常（アシナジー）や心室中隔の奇異性運動を伴う場合は，MモードによるEFは過大評価あるいは過小評価してしまいます．特に，アシナジーのある場合，次の断層法でEFを求めることが推奨されています．

> **注意**
> Mモード法の場合は，左室を回転楕円体と仮定しこれらの内径より左室容積を求めるものです．心室瘤などで左室の形態が回転楕円体から大きくはずれる症例には適応できません．

◆ Mモードエコー図が斜め切りの場合

　Mモードのカーソルが心室中隔や左室後壁に対して直角にならず，どうしても斜めにしか入らない場合には，拡張末期と収縮末期の断層図をもとにLVDdとLVDsを直接計測し，Teichholz法の式などに代入し容積を計算します．この際，時相に注意が必要で，特に収縮末期では大動脈弁が完全に閉じた状態（図2 →）であることを確認します．また，スケールを大きくして計測した方が誤差は少ないので，視野深度（デプス）は浅め（デプスの数値は小さめ）で記録します（図2）．

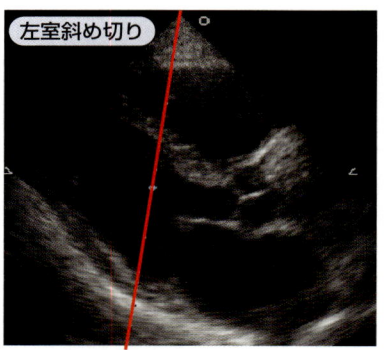

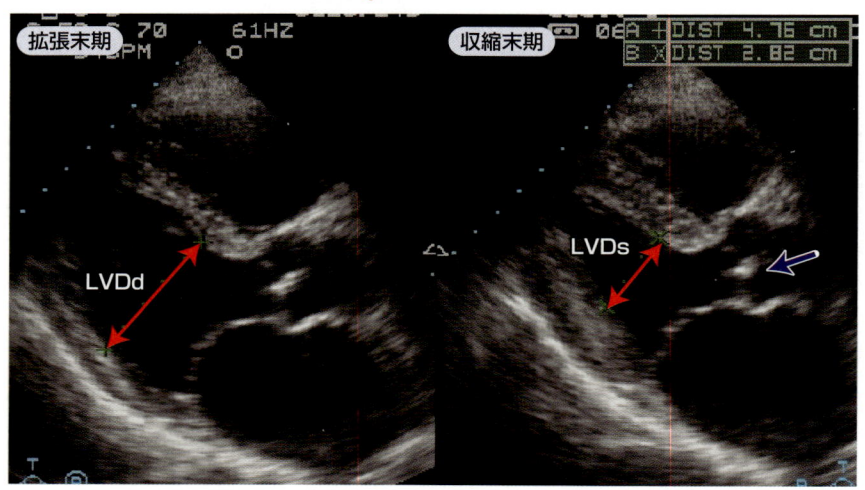

図2　断層図から計測する（左室斜め切り症例）

● 断層法によるEF（modified Simpson法）

　断層法による左室容積の計測は心尖部アプローチによる断層図が用いられます．一般的なのが，心尖部二腔像および四腔像の2断面を用いたシンプソン変法（modified Simpson法），別名biplane法またはディスク法とも呼ばれている方法です．この方法は，左室の長軸を20個のディスクに等分し，長軸に直交する短軸の断面を楕円と仮定し，この20枚の楕円形のディスクの総和を左室容積とみなして算出されます（図3）．通常，この計算式は超音波装置に内蔵されており，拡張末期と収縮末期像の心内膜をマニュアルでトレースすることによりそれぞれの左室容積が自動的に計算され，EFを求めることができます（図4）．

心尖部二腔像　　　　　　　　心尖部四腔像

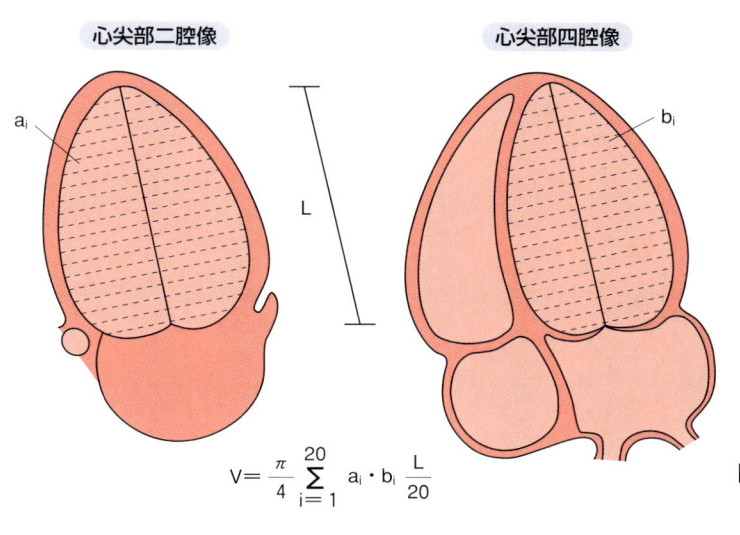

$$V = \frac{\pi}{4} \sum_{i=1}^{20} a_i \cdot b_i \frac{L}{20}$$

図3　modified Simpson法
（biplane法，ディスク法）

心尖部二腔像　　　拡張末期　　収縮末期　　　　心尖部四腔像　　　拡張末期　　収縮末期

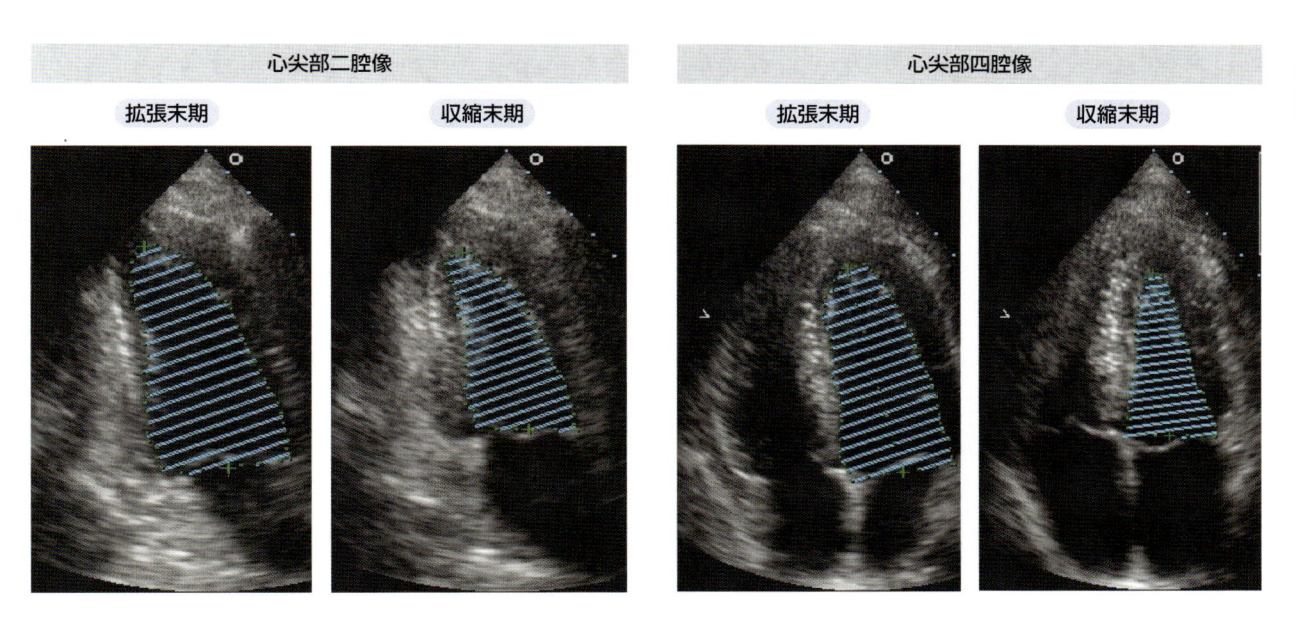

図4　modified Simpson法でのEF測定

> **ワンポイントアドバイス**　断層法において心内膜面が明瞭に描出されていないとトレースの正確さに欠けてしまいます．もし，心内膜面の同定が不十分な場合は，ティッシュ・ハーモニック・イメージングを用いると内膜面の描出が向上します．

　この方法で大切なことは，真の心尖部をとらえ直交する二断面を用いることです．正しい心尖部断面が描出できていれば，二断面の左室長軸径は等しくなります．両断層図を無理に描出しようとすると，心尖部がずれて左室長軸径に差が生じてしまいます．

◆ modified Simpson法のポイント
①　正確な心尖部断層図を描出する
　・左室長軸径が最大になる断層図を描出する
②　心内膜面をできるだけ明瞭に描出する
　・適切にゲイン設定する
　・ティッシュ・ハーモニック・イメージングを用いる
③　四腔像と二腔像の長軸径の差を最小にする
　・5～10％以内が望ましい
　・20％以上ある場合はmodified Simpson法による計測は行わない

④ 乳頭筋や肉柱はトレースしない
　　　　・乳頭筋や肉柱は含めず，内膜面のみをトレースする
　　⑤ 拡張末期・収縮末期の正しい時相でトレースする
　　⑥ 経験を積む

> **上達へのステップ**
>
> modified Simpson法は精度の高い方法として位置づけられていますが，ある程度の熟練を要し，手技が煩雑な面もあります．どちらかと言えば，心尖部二腔像より四腔像の方が描出しやすく，心尖部四腔像のみから求めるEF（single plane法）もある程度の信頼性はあるので，慣れるまではこの方法でトレーニングするとよいでしょう．

● 視覚的（肉眼的）なEF

　　ある程度心エコー検査の経験を積めば，視覚的でも十分な収縮能評価が可能です．実際，5％刻み（… 30, 35, 40, 45％…）の肉眼的測定法（eye-ball EF）を行っている施設もあります．十分な画像が得られず，Mモード法や心尖部からの断層図でもEFの算出が難しい症例では，多くの断面を用いて左室全体を観察し，収縮能を4段階に分けて評価すれば，視覚的にEFを求めることができます．

視覚的な左室全体の収縮能	EF
① 正常	55％以上
② 少し悪い	45〜54％
③ 悪い	30〜44％
④ 非常に悪い	30％未満

　　EFの値から，収縮障害の程度を3段階（軽度，中等度，高度）に分けると以下のようになります．

収縮障害の程度	EF
軽度	45〜54％
中等度	30〜44％
高度	30％未満

3　拡張能を評価する

　　拡張能は，パルスドプラ法による左室流入血流や肺静脈血流パターンより評価します．最近では，組織ドプラ法による僧帽弁輪速度（拡張早期最大速度：Eaあるいはe'）の情報を加えることで，拡張能の診断精度をより高めることができます．

● 左室流入血流パターンによる評価

　　パルスドプラ法で左室流入血流速波形を記録し，拡張早期の急速流入波（E波），心房収縮による流入波（A波）とその比（E/A），E波が減速して基線に戻るまでの時間（減衰時間：deceleration time, DT）を計測します（図5）．
　　左室流入血流速波形のパターンより，左室拡張能障害を4つに分類することができます（図6）．
　　① 正常
　　② 弛緩障害
　　③ 偽正常化
　　④ 拘束型
　　正常では，E/A＞1でDT＞140 msですが，加齢と伴にE波は減高するためE/Aは低下しDTは延長します．すなわち，加齢や心疾患により拡張能が低下すると，E/Aは1以下となりDTは延長します（**弛緩障害パターン：E/A＜1，DT＞240 ms**）（図7）．
　　しかし，拡張障害が進行し，さらに左房圧が上昇するとE波は増高しE/A＞1となります．この変化は，拡

張障害が進行したにもかかわらず，E/Aが正常と同様となるため**偽正常化**（**pseudonormalization**）パターンと呼ばれます．

さらに拡張障害が進むとE波は著しく増高し，DTの著明な短縮が加わり，**拘束型パターン**（E/A＞1.5，DT＜140 ms）を呈するようになります．左室流入パターンからある程度の拡張能評価は可能ですが，正常と偽正常化の鑑別には，次に述べる組織ドプラ法による僧帽弁輪速度の計測が有用です．

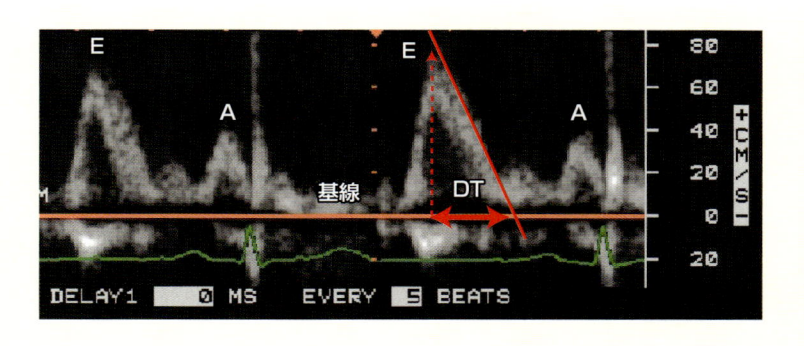

図5　左室流入血流速波形での計測項目

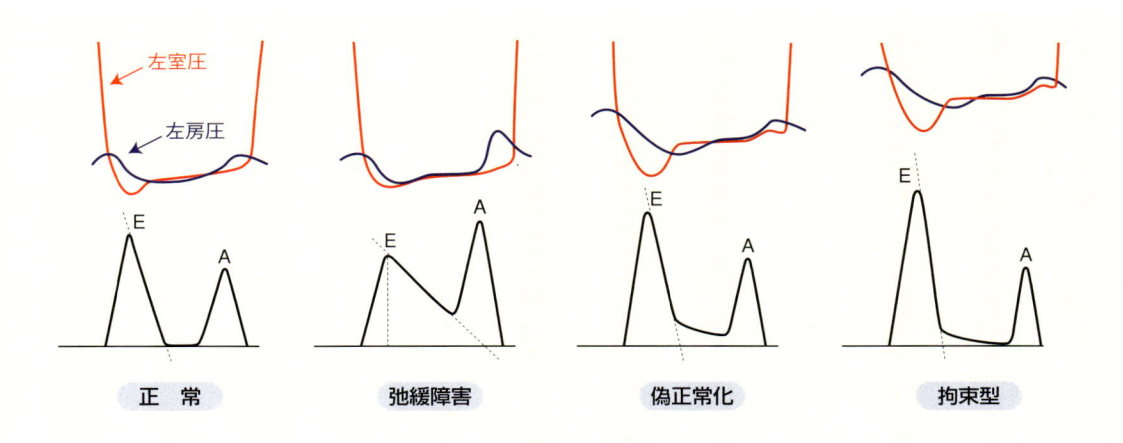

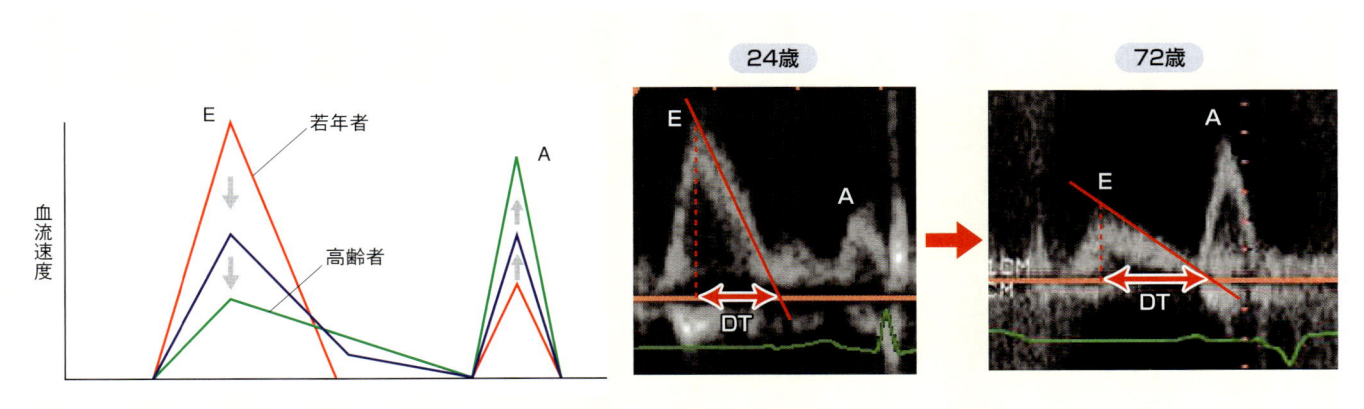

図6　左室拡張障害の分類

図7　左室流入血流速波形の経年的変化
加齢によりE波は減高し，DTは延長する

● 組織ドプラ法による僧帽弁輪速度（Eaまたはe'）の計測

僧帽弁輪速度波形は組織ドプラ法を用いて記録します．心尖部四腔像を描出し，心室中隔側（あるいは左室側壁側）の僧帽弁輪部にサンプルボリュームを置き（図8→），組織ドプラ法を用いると下向きの二峰性の波形が記録できます（図8）．この波形の拡張早期最大速度（Eaまたはe'）は，左室流入血流速波形のE波に比べて，前負荷の影響を受けにくい拡張能の指標とされています．Eaの正常値は8〜15cm/sと左室流入血流速度に比べると遅く，約1/10程度です．拡張障害の進行に伴いEaは低下する（図9→）ので，左室流入波形E/A＞1の場合，正常か偽正常化かの鑑別に役立ちます（図9）．

また，パルスドプラ法で計測したEと組織ドプラ法で計測したEaの比（E/Ea）は，左房圧を推定する指標となり，E/Ea＞15は高度の左房圧上昇（肺動脈楔入圧＞25mmHg）と考えられています（E/Ea＜10で正常）．この僧帽弁輪速度波形は，それほど熟練を要することなく記録できますので，組織ドプラ法が組み込まれている装置であればぜひ記録しましょう．

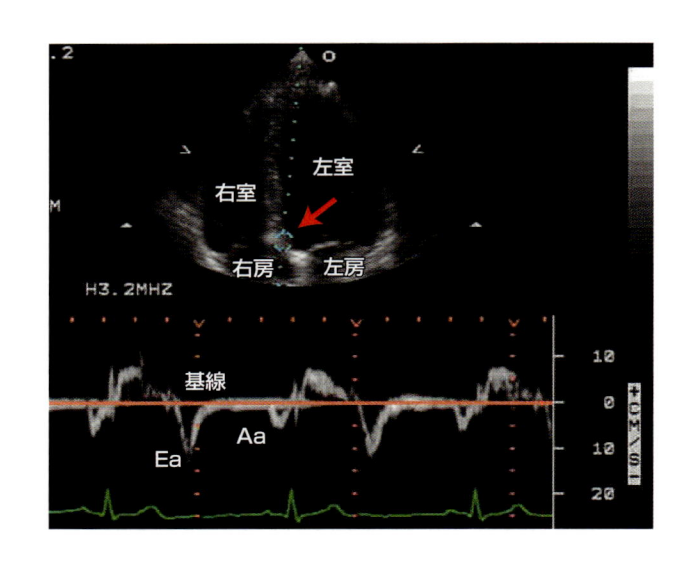

図8　組織ドプラ法による僧帽弁輪速度波形

図9　正常波形と偽正常化波形との鑑別

> **ポイント**　広く臨床で用いられている収縮能の指標はEFです．Mモード法（Teichholz法）や断層法（modified Simpson法）でEFを求められますが，経験を積むことにより，視覚的にEFを求めることもできます．左室拡張能はパルスドプラ法の左室流入波形のパターンより評価可能ですが，組織ドプラ法による僧帽弁輪速度（Eaまたはe'）の情報を加えるとその精度は高まります．

3-2 心腔拡大と肥大の評価

PART Ⅱ 実践編 1　§3. 評価の実際

> *胸部X線写真で心拡大が疑われても，どの部分がどの程度拡大しているかはわかりません．心電図で左室肥大と診断できても，肥大の程度や局在などを正確に評価することはできません．
> 心腔拡大や肥大の評価は，心エコー検査の最も得意とするところです．

肥大や拡大を評価する際は，超音波装置の計測機能を用います．
通常，断層図の画面には10mm幅のスケールが表示されますので，ある程度の目安とします（図1）．

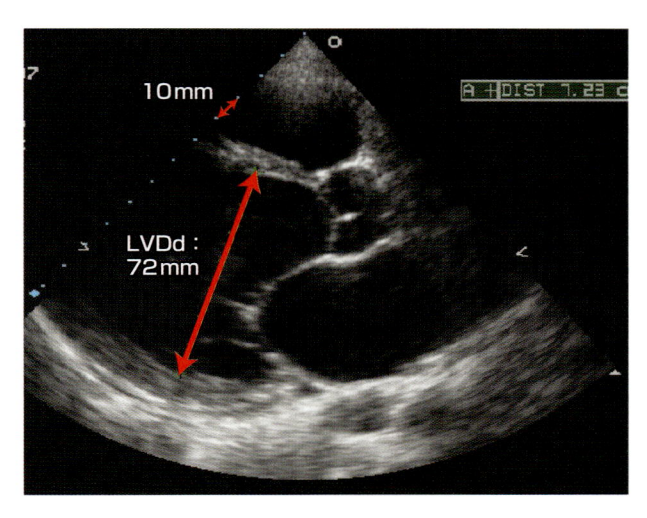

図1　左室拡大（拡張型心筋症例）
LVDd（左室拡張末期径）は72mmと拡大を示す

1　心腔拡大を評価する

● 左室拡大

左室拡張末期径（LVDd）55mm以上を左室拡大と診断します．ただし，体重40kg前後の小柄な場合，LVDd 50mmでも左室拡大の可能性があるので，体格を考慮します．
通常，LVDdは左室Mモードエコー図で計測します（p101，Ⅱ-2-3，図7参照）．しかし，Mモードのカーソルが斜め切りになってしまう場合は，左室長軸像（拡張末期）から直接LVDdを計測します．

1）LVDdによる左室拡大の程度
LVDdによる左室拡大の程度は下記のように分類されます．

LVDd（mm）	左室拡大の程度
56〜64	軽度
65〜74	中等度
75〜	高度

2）左室拡大をきたす疾患
拡張型心筋症（図2），大動脈弁閉鎖不全症，僧帽弁閉鎖不全症，虚血性心疾患（重症3枝病変），二次性心筋症，心筋炎など．

§3-2 心腔拡大と肥大の評価

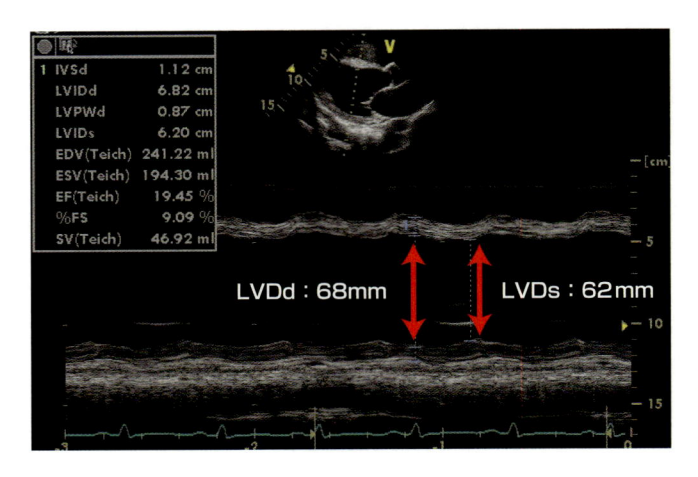

図2　拡張型心筋症例の左室Mモードエコー図
左室拡大（LVDd：68mm）と心室中隔・後壁の著しい壁運動低下を示す．本症のEFは19％である

● 左房拡大

　左房径（LAD）40mm以上を左房拡大と診断します．加齢とともに左房径は拡大するので，高齢者では45mm以上を左房拡大とします．
　通常，LADはMモードエコー図で計測します（p99，Ⅱ-2-3，図2参照）．また，心尖部四腔像（図3）から長径や横径の計測も併せて行う方が左房拡大の評価を正確に行えます．さらに，心尖部四腔および二腔像で左房内腔をトレースして左房容積を計測するmodified Simpson法が推奨されています．

1）LADによる左房拡大の程度
　LADによる左房拡大の程度は以下のように分類されます．

LAD（mm）	左房拡大の程度
40〜50	軽度
51〜60	中等度
61〜	高度

2）左房拡大をきたす疾患
　僧帽弁狭窄症，僧帽弁閉鎖不全症，心房細動，収縮性心膜炎など．

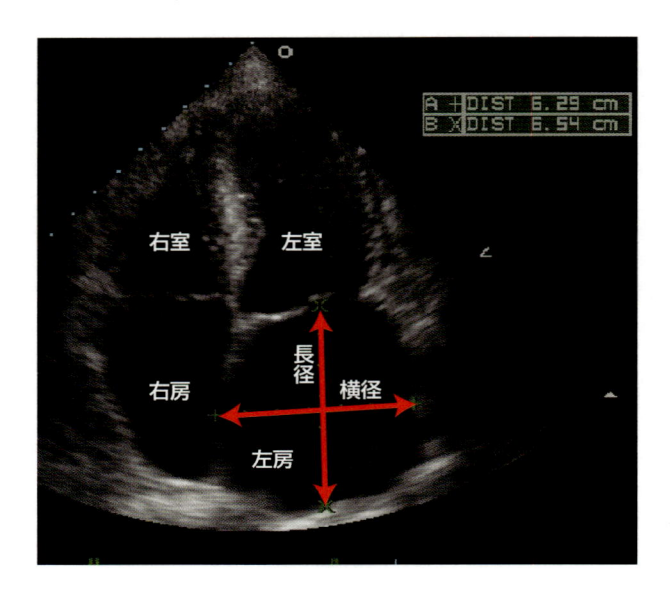

図3　左房拡大（心房細動例）
左房長径：65mm
左房横径：63mm

● 右心系の拡大

　心エコーで評価しやすいのは右室の拡大であり，左室長軸像と短軸像で観察します．
　左室長軸像において，左室に比べ右室は小さいのが正常ですが，右室が拡大すると，左室の大きさに近くなるか，場合によっては，左室より右室が大きくなることもあります（図4）．

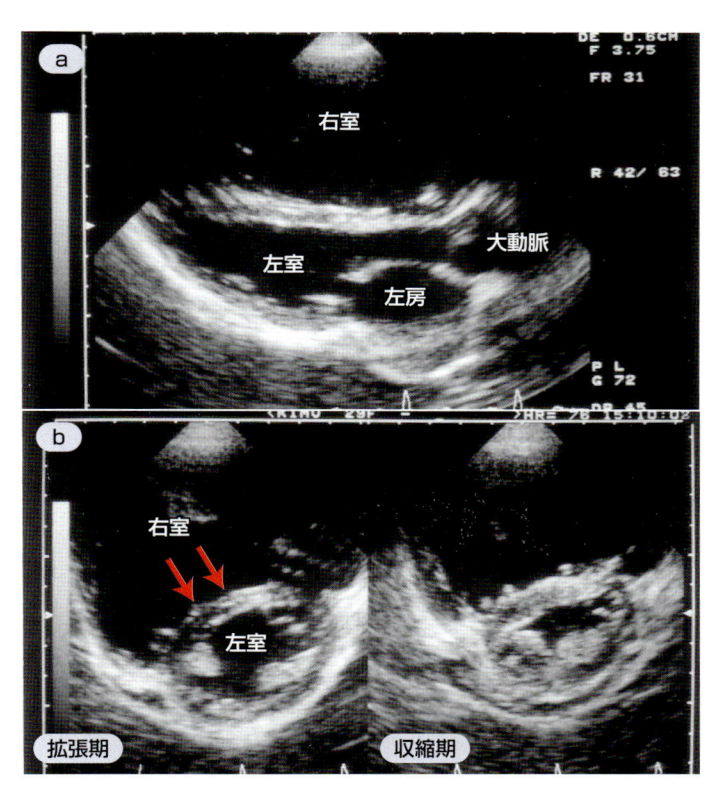

図4 右室拡大（心房中隔欠損症例）
心室中隔は右室より圧排され扁平化（→）を示す．
a) 左室長軸像，b) 左室短軸像

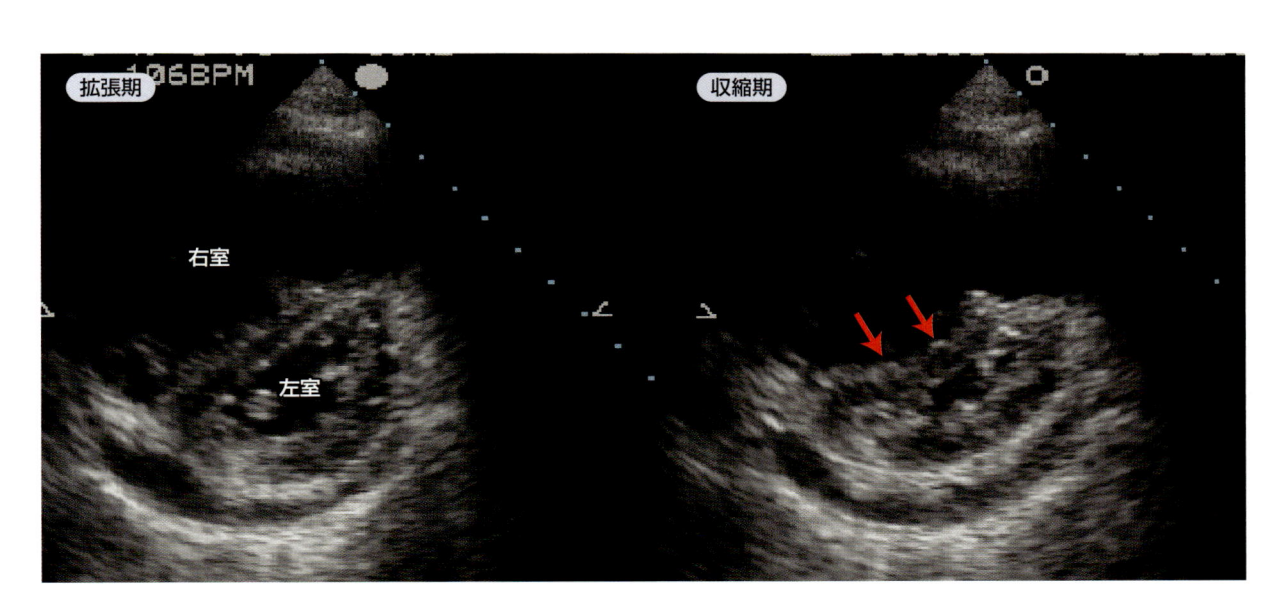

図5 重症肺高血圧を伴った右室拡大（原発性肺高血圧症例）
左室短軸像で，拡張期は心室中隔の扁平化を示し，収縮期には著明な肺高血圧のために左室側へ圧排（→）され，左室腔は三日月状を呈している

　左室短軸像でも，右室が拡大すると，左室の前面に乗りかかるような像を呈してきます．容量負荷では**心室中隔が扁平化**し，さらに，重症の肺高血圧では心室中隔が収縮期に左室側へ圧排され，左室腔は三日月状に変形します（図5）．

1）右室拡大をきたす疾患
　心房中隔欠損症，重症三尖弁閉鎖不全症，肺静脈還流異常症などの容量負荷疾患，肺動脈血栓塞栓症，原発性および二次性肺高血圧症，右室梗塞，不整脈原性右室心筋症（arrhythmogenic right ventricular cardiomyopathy：ARVC）など

2 心肥大を評価する

● 左室肥大

左室壁の厚さ（壁厚）は左室Mモードエコー図あるいは左室長軸像の拡張末期において計測します．正常の左室壁厚は10～12mm以下なので，それ以上であれば肥大と診断します．左室肥大は，左室全体が均一に厚くなるびまん性（図6）と，左室の一部が厚くなる限局性（図7）のものがあります．

したがって，左室肥大の評価は，多くの断層面から観察する必要があります．特に，心尖部のみに限局する心尖部肥大型心筋症は見逃しやすいので，心尖部からの観察が重要です．

＜左室肥大をきたす疾患＞

びまん性：高血圧症，大動脈弁狭窄症，肥大型心筋症（hypertrophic cardiomyopathy：HCM），心アミロイドーシスなど

限 局 性：心尖部肥大型心筋症（apical HCM：APH），肥大型心筋症の非対称性中隔肥厚（asymmetric septal hypertrophy：ASH）など

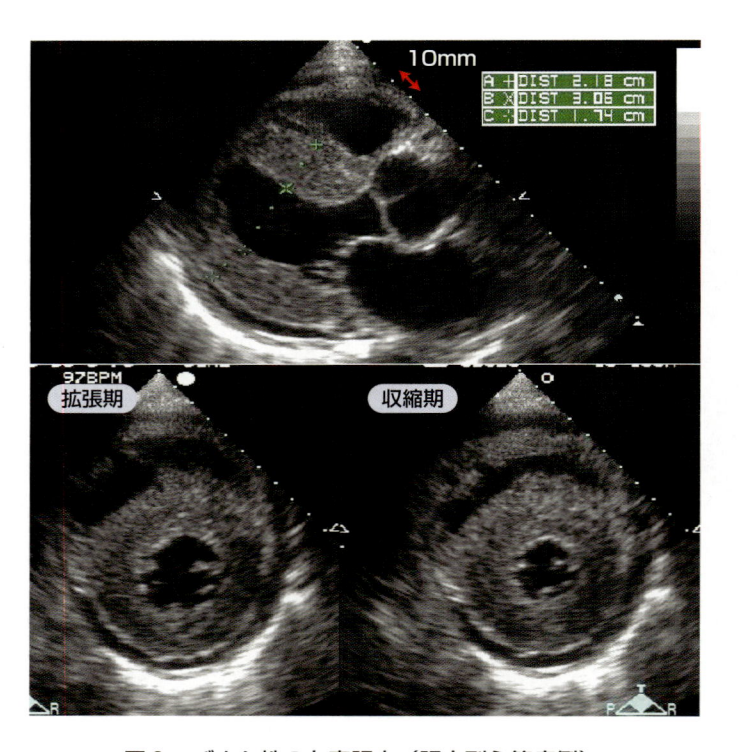

図6　びまん性の左室肥大（肥大型心筋症例）
左室壁の厚さは約20mmで，少量の心膜液貯留も伴っている

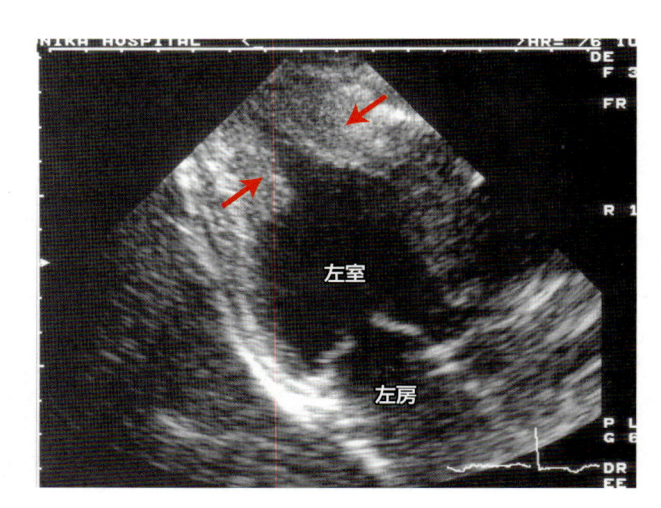

図7　限局性の左室肥大（心尖部肥大型心筋症例）
矢印（→）は肥大部位

> **ポイント**　心腔の拡大や肥大の評価は心エコーの最も得意とするところです．通常，断層図の画面には10mm幅のスケールが表示されますので，これをある程度の目安にします．胸骨左縁アプローチのみならず心尖部からの観察も忘れずに行いましょう．

PART II 実践編 1　　§4. 記録・トラブルシューティング

4-1 画像の記録とレポート作成

> * 心エコーの記録として静止画はもちろんのこと，原則動画でも保存します．検査したら，直ちにレポートを作成して記録を残しましょう．緊急時の場合も，とにかく所見をカルテなどに記載することが大切です．

1　画像の記録と保存

　通常，静止画の記録は専用のプリンターが備え付けてあります．最近の装置ではほとんどが内蔵のハードディスクへデジタル保存できるようになっています．

　しかし，心エコーはなんと言っても"動画"が命です．けっしてきれいな画像でなくても，とにかく**動画で記録を残す**ことを心掛けましょう．

　動画で記録してあれば，後から何度でも見直しが可能ですし，同一症例では以前との比較も行えます．また，専門医などにチェックしてもらい，もし見逃した所見があればフィードバックすることもできます．

　動画の記録として最も一般的なのはVHSのビデオテープであり，なんと言っても廉価で簡便な記録法です．画質面からはS-VHSの使用が推奨され，できればS-VHS用のレコーダーを用います．ほとんど装置にはこのレコーダーが備え付けてあります（図）．一方，S-VHSでも何年か経つと劣化してしまう可能性や保管スペースなどの問題もあります．最近では動画のデジタル化が進み，今後はDVDや専用のハードディスクなどでの動画保存が一般的になるでしょう．

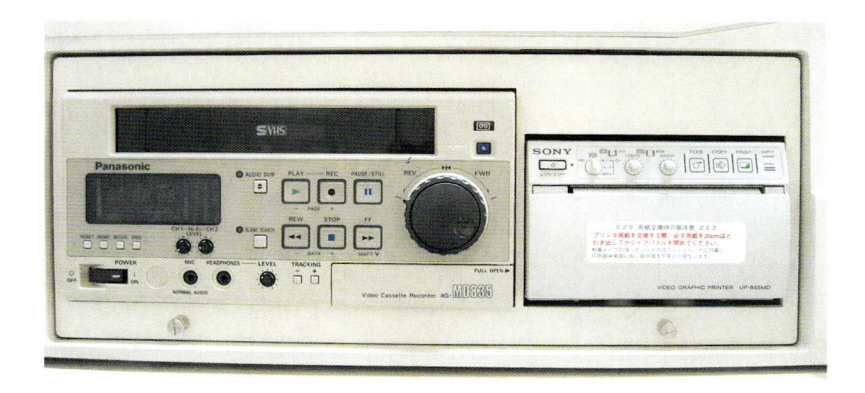

図　ビデオデッキ（左）とプリンター（右）

🖐ワンポイントアドバイス

記録したい静止画があればフリーズボタンを押した状態で3～5秒程，ビデオテープに記録しておきます．静止画として記録しておけば，後でプリントアウトするときやPCなどでデジタル変換する際に役立ちます．これは動画をポーズした状態でプリントすると画像の鮮明さが欠けてしまうためです．

2 レポート作成

心エコー検査を行ったら，必ず所見をレポートに記載します．緊急時も含め，簡単な記載でも構わないので，とにかくポイントのみを記録に残すことが大切です．

● レポートの書き方

レポートを書く際の必要項目とレポートの例を以下に示します．

表 レポート作成の記録項目

記録項目	評価項目	最低限計測すべき項目	単位
大動脈	拡大の有無など	左房径（LAD）	mm
大動脈弁	硬化や肥厚，開放制限の有無など	大動脈径（AoD）	mm
僧帽弁	硬化や肥厚，開放制限の有無など	心室中隔壁厚（IVST）	mm
左室	壁運動異常の有無，拡大や肥大の有無など	左室後壁厚（PWT）	mm
		左室拡張末期径（LVDd）	mm
左房	拡大の有無，血栓の有無など	左室収縮末期径（LVDs）	mm
右心系	拡大の有無など	左室駆出率（EF）	%
心膜液	貯留の有無	E/A	
カラードプラ法	AR，MRの有無など		

超音波検査報告書（心臓）

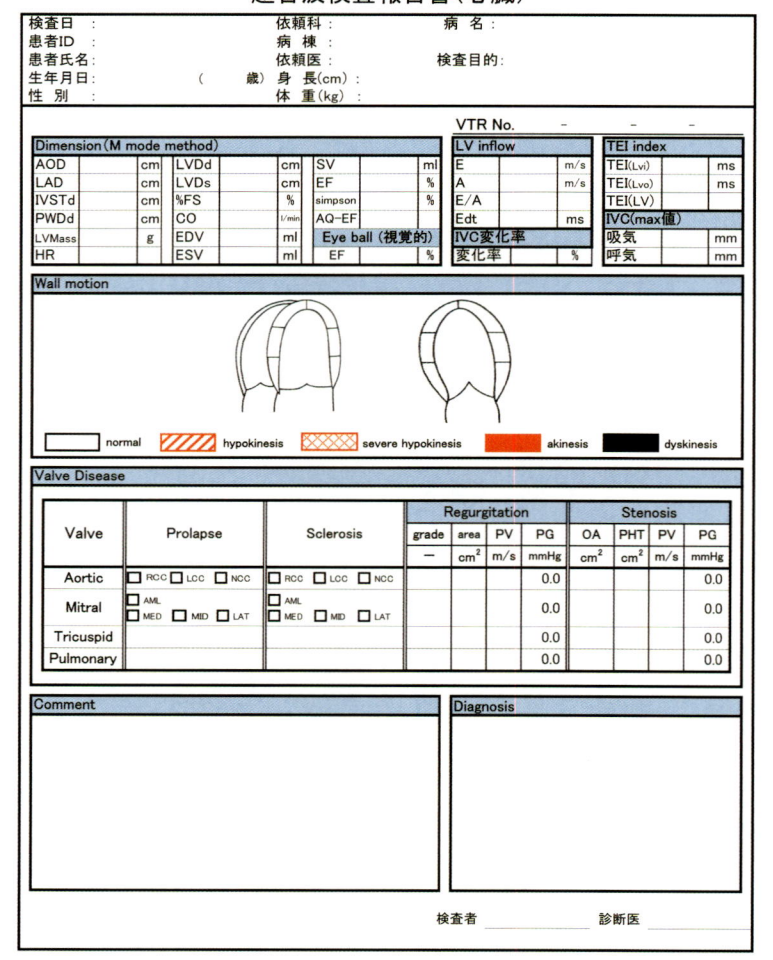

[検査報告書フォーム：検査日、患者ID、患者氏名、生年月日、性別、依頼科、病棟、依頼医、身長、体重、病名、検査目的、VTR No.、Dimension (M mode method)（AOD, LAD, IVSTd, PWDd, LVMass, HR, LVDd, LVDs, %FS, CO, EDV, ESV, SV, EF, simpson, AQ-EF, ml, EF）、LV inflow（E, A, E/A, Edt, IVC変化率, 変化率）、TEI index（TEI(Lvi), TEI(Lvo), TEI(LV), IVC(max値), 吸気, 呼気, Eye ball（視覚的））、Wall motion（normal, hypokinesis, severe hypokinesis, akinesis, dyskinesis）、Valve Disease（Valve, Prolapse, Sclerosis, Regurgitation: grade/area/PV/PG, Stenosis: OA/PHT/PV/PG; Aortic: RCC/LCC/NCC, Mitral: AML/MED/MID/LAT, Tricuspid, Pulmonary）、Comment、Diagnosis、検査者、診断医]

> **ポイント** 心エコー検査は，できるだけ動画で記録を残しましょう．検査をしたらレポートやカルテに所見を記載します．

4-2 うまく撮れない場合の対処法

§4. 記録・トラブルシューティング

PART II 実践編1

> * 心エコー検査では，いつもきれいな画像が得られるわけではありません．実際には，さまざまな描出困難な場面に遭遇します．ここでは，そのいくつかの対処法について解説します

1 胸骨左縁から左室長軸像が描出できない場合

① 被検者の体位を左向き（真横）にしてみます
② 探触子の周波数を低くしてみます（2.5 MHz程度）
③ ティシュ・ハーモニック・イメージングを用いてみます
④ 肋間を1つ下げて記録してみます（第3→第4→第5肋間）
⑤ それでもだめなら，心尖部から描出します

2 心尖部から左室長軸像が描出できない場合

一般に，若年女性や胸の豊かな女性では心尖部からの描出が不明瞭となる場合が多いので，胸骨左縁からの描出に専念します．

3 必要な体位がとれない場合

脳梗塞や意識のない患者さん・人工呼吸器管理の患者さんなどで左側臥位がとれない場合は，仰向けの状態で検査せざるを得ません．可能なら，患者さんの背中に大きめの枕やバスタオルを入れて少しでも左側臥位にしてみます．

4 肥満患者さんの場合

探触子の周波数を低くし（2.5 MHz程度），可能ならティシュ・ハーモニック・イメージングを用いてみます．

意外にも左側臥位の上位肋間から評価可能な左室長軸像や短軸像が得られることがあるので，まずは胸骨左縁からの描出を試みてみます．描出が不十分であれば，心尖部からアプローチします．肥満者の場合，心窩部からの描出はあまり期待できません．

5 肺気腫を合併した患者さんの場合

一般に，胸骨左縁や心尖部からの描出はきわめて困難なことが多いので，心窩部アプローチでの描出に努めます．

6 極度に痩せた患者さんの場合

るい痩が強い場合は肋間が陥没し探触子が胸壁から浮いてしまうので，胸壁からの描出はほとんど困難です．唯一，心窩部からの描出に期待します．

PART III
実践編 2
(疑われる疾患に合わせて評価する)

鈴木真事

1 ● 胸痛を伴い冠動脈疾患を疑う場合	126
2 ● 胸痛を伴うが冠動脈疾患以外を疑う場合	128
3 ● 心不全を疑う場合	132
4 ● 不整脈を伴っている場合	134
5 ● 心雑音を伴う場合	136

PART III 実践編2（疑われる疾患に合わせて評価する）

1 胸痛を伴い冠動脈疾患を疑う場合

* 狭心症や心筋梗塞，急性冠動脈疾患を疑う場合，症状や心電図，採血検査の結果から緊急性があるかどうか診断し，治療方針を立てます．しかし，心電図や採血検査のみでは診断が確定できない例にしばしば遭遇します．そんなとき，心エコー法を用いて評価することにより，より臨床に合致した診断にたどり着き，治療の方針を決めることができます．

1 心エコー検査の方針

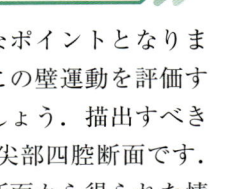

　壁運動異常の有無と程度，および壁運動異常を起こしている部位を評価するのが重要なポイントとなります．心エコーでは3本ある冠動脈のうちどの冠動脈病変によるものかを推定できます．この壁運動を評価するとき，心室の心内膜面の動きのみならず，左室心筋の収縮期壁厚の変化にも注目しましょう．描出すべき基本的な断面は，左室長軸断面，左室短軸断面，心尖部長軸断面，心尖部二腔断面，心尖部四腔断面です．このうち壁運動異常の評価を最もしやすいのは左室短軸像ですが，できるだけすべての断面から得られた情報をもとに最終診断をするのがいいでしょう．前記の各断層面について，心内膜面の動きや収縮期心筋壁厚の変化の2つのポイントに注意しながら壁運動を評価します．壁運動異常の程度は通常次の4段階に分類します（図1）．

① 正常（normokinesis）：壁運動が正常のとき（図1a）
② 低収縮（hypokinesis）：心内膜面は動いているが正常に比べて明らかに低下しているとき（図1b）
③ 無収縮（akinesis）：壁運動が全くないとき（図1c）
④ 奇異性運動（逆運動）（dyskinesis）：収縮期に心内膜面が外方に膨隆するとき（図1d）

　この壁運動異常の有無の判定にはある程度の経験が必要ですが，一度習得すれば判定は容易です．

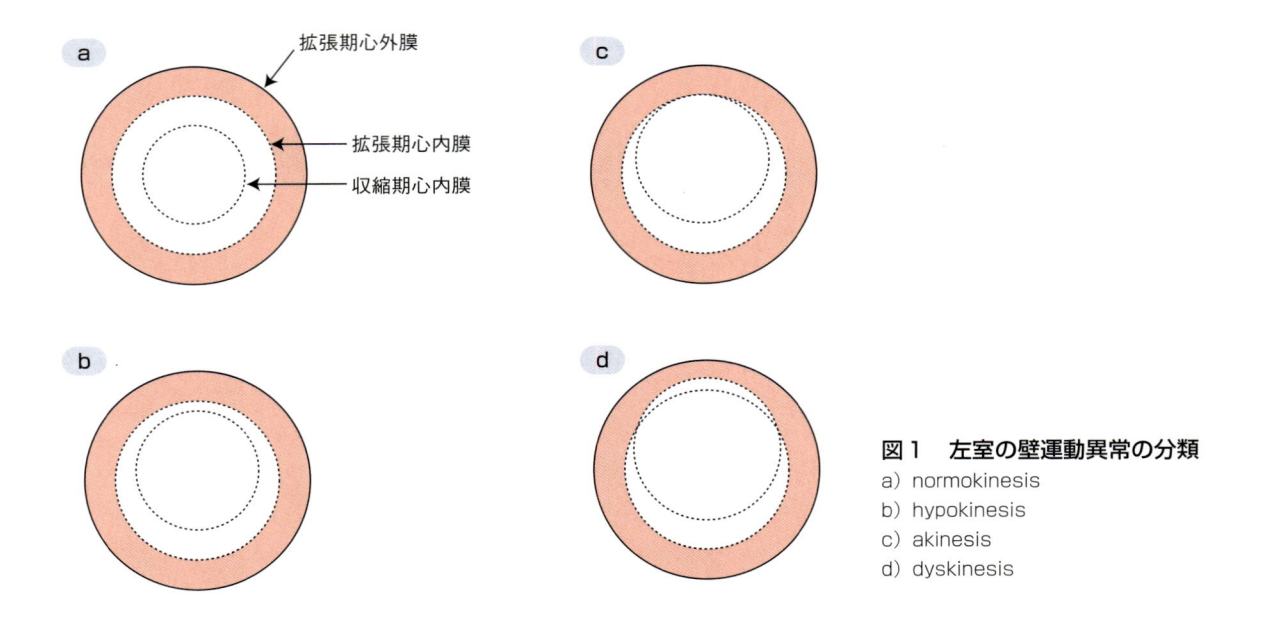

図1　左室の壁運動異常の分類
a) normokinesis
b) hypokinesis
c) akinesis
d) dyskinesis

2　心筋梗塞を疑う場合

　心筋梗塞の場合，急性期でも陳旧性の梗塞でも壁運動異常を伴います．急性期では診断とそれに応じた治療の方針をすみやかにたてる必要があるので，壁運動異常の有無にフォーカスをあてて検査します．臨床経過や症状などの情報，心電図所見などと心エコー所見が一致すれば，その診断は容易です．図2に前壁中隔の心筋梗塞例を示します．

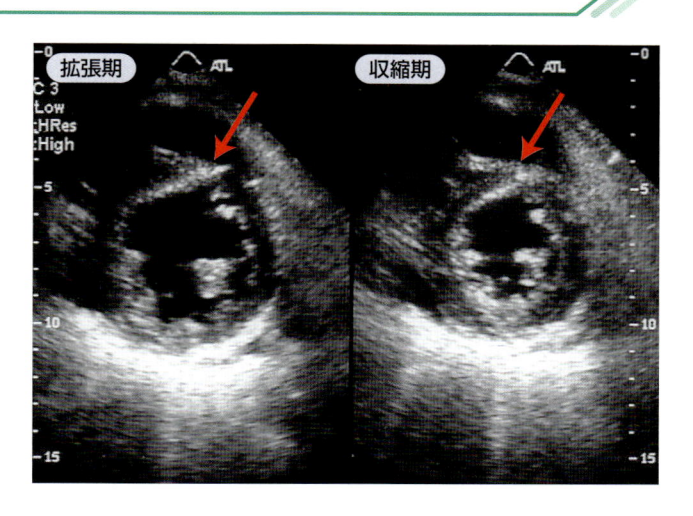

図2　前壁中隔の心筋梗塞例
矢印（→）の部位に壁運動異常を認める

3　狭心症を疑う場合

　狭心症では発作時をのぞいて壁運動異常は認めません．安静時には心電図も正常です．薬物負荷や運動負荷心エコーを行えばある程度の診断は可能ですがここでは省略します．狭心症でも心筋梗塞でも急性期の場合はそのどちらかの診断にこだわらず，急性冠症候群として扱い，すみやかに治療方針をたてるのがよいでしょう．

4　急性冠症候群とは

　急性冠症候群（acute coronary syndrome：ACS）とは不安定狭心症，急性心筋梗塞，虚血性心臓突然死を意味します．その大部分は冠動脈のプラーク（粥腫）の薄くなった線維性被膜に破裂や亀裂が生じ，冠動脈内に血栓が形成されて内腔が閉塞ないしは亜閉塞されるために発生することがわかっています．このように冠動脈に起こっているプラーク性状の変化を経胸壁から直接観察することは困難であるため，経胸壁エコーでは冠動脈閉塞に伴う心室の動きの変化から，心筋梗塞の病態を推定します．図3に下壁の心筋梗塞急性期の心エコー図所見を示します．

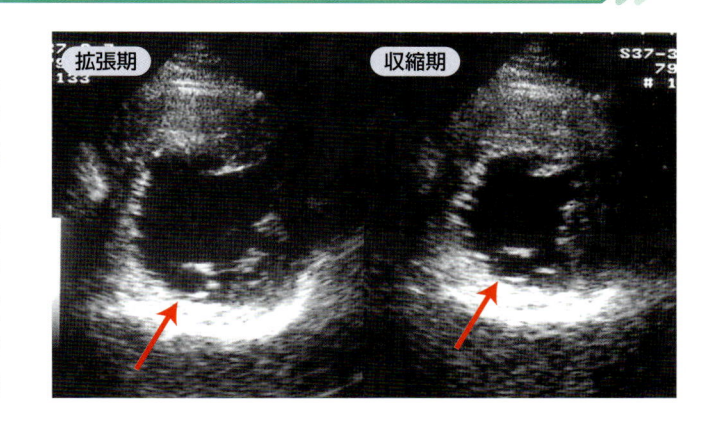

図3　下壁の心筋梗塞急性期例
矢印（→）の部位に壁運動異常を認める

⚠️ 注　意

① 壁運動異常がないからといって心筋梗塞を否定してはいけません．特に冠動脈疾患急性期の最終診断は，臨床症状や心電図，採血検査などを参考に診断するようにしましょう

② 壁運動異常がどの部位に存在するかにより，冠動脈の支配領域から考えて壁運動評価をすると診断しやすいですが，壁運動異常の出現部位が冠動脈支配領域と一致しないときは冠動脈疾患以外の心筋疾患などを疑う必要があります

PART III 実践編2（疑われる疾患に合わせて評価する）

2 胸痛を伴うが冠動脈疾患以外を疑う場合

* 狭心症や心筋梗塞など冠動脈疾患以外でも胸痛を訴える患者さんはたくさんいます．循環器領域で重要な疾患は，急性大動脈解離，肺血栓塞栓症，心膜炎，心筋炎などでしょう．
胸痛に背部痛も伴う場合，症状が出現しているにもかかわらず心電図や採血検査所見に異常を認めない場合，急性大動脈解離の疑いがあります．一方，胸痛も伴うが呼吸困難が主体症状で低酸素血症を伴う場合，肺血栓塞栓症の可能性があります．

1 急性大動脈解離を疑う場合の心エコー検査の方針

● 解離した内膜の確認

最初に左室長軸断層図で上行大動脈の起始部を観察し，解離した内膜（intimal flap）の有無を確認します．大動脈内に可動性を有するintimal flapを認めれば診断はこれで確定できます．図1のごとく大動脈の走行に直角に近い縦のエコーがみられたときはintimal flapの可能性が高いですが，横に流れるように見えるエコーの場合，アーチファクトの可能性があります．胸部下行大動脈は経胸壁心エコーでは，intimal flapの描出は困難なことが多いですが，なかにはこれで診断がつく例もありますのであきらめずに必ず観察しましょう（図2）．

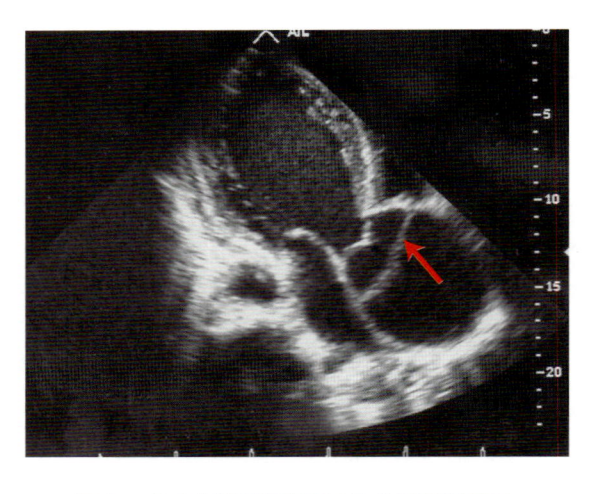

図1　急性大動脈解離例の心尖長軸断層図
矢印（→）は上行大動脈のintimal flapを示す

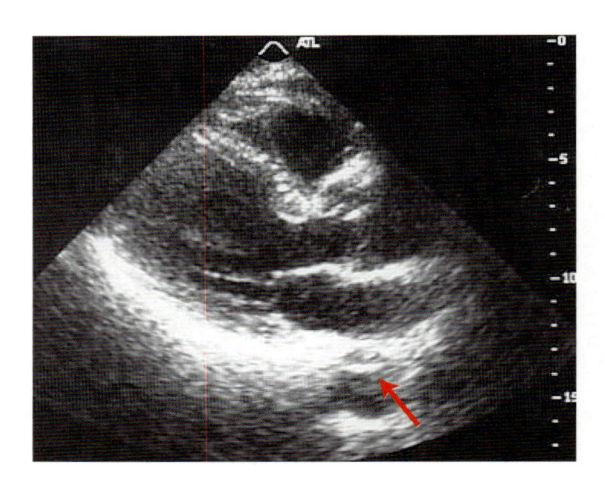

図2　胸部下行大動脈の剥離内膜
矢印（→）はintimal flapを示す

● 大動脈弓部の観察

次に胸骨上窩アプローチにより大動脈弓部を観察します．弓部の観察では患者さんの体位は仰臥位にします．弓部がうまく描出できない場合も多いですが，弓部から下行大動脈が描出されたら，intimal flapが観察されなくても，カラードプラ法で大動脈内の血流に偏りがないか見ておきましょう（図3）．

● 上行大動脈の観察

次に上行大動脈も観察しましょう．この上行大動脈の描出にはコツがあります．**患者さんは必ず右側臥位にし，胸骨右縁からアプローチする**と見やすくなります．この胸骨右縁からのアプローチ，ぜひ習得してください．大動脈解離の診断率が向上します（図4）．胸部X線で右側に上行大動脈が張り出している例では例外なく観察可能です．

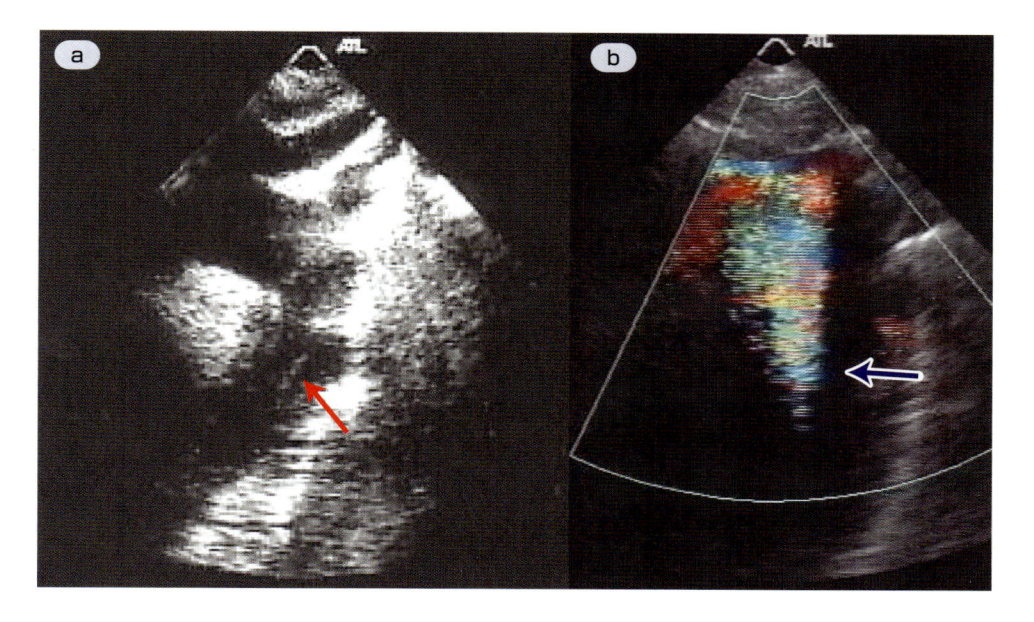

図3 大動脈弓部の心エコー図
a) 弓部から下行大動脈にかけて，intimal flapを認める（→）
b) 下行大動脈に血流の欠損を認める（→）

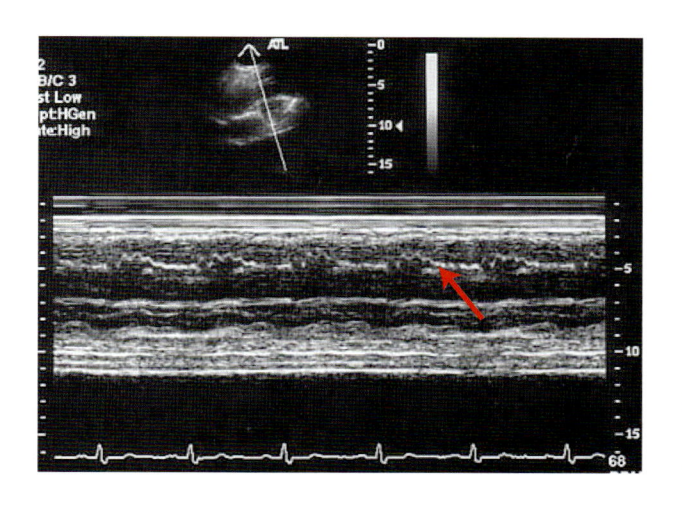

図4 胸骨右縁からのアプローチによる上行大動脈の描出
上行下動脈内に可動性のある剥離内膜を認める（→）

● **合併症の確認**

　大動脈解離の診断がついたらもう1つ大事なことがあります．それは合併症の確認です．解離が冠動脈まで及び心筋梗塞を併発していないかどうか，解離が大動脈弁輪部まで及び急性の大動脈弁閉鎖不全症を起こしていないか，さらに心タンポナーデを起こしていないかどうか見逃さないことです．合併症の診断が先になり，その原因である大動脈解離を後から見つけることもときどきあります．この合併症の有無が緊急手術を考慮するか，判断の材料になります．

2 肺血栓塞栓症を疑う場合の心エコー検査の方針

● **右室負荷の観察**

　通常の心エコー法で肺動脈内の血栓を証明することはきわめて困難です．したがって心エコーでは，最初に右室負荷の有無について観察します．観察断面は左室長軸断面より短軸断面の方が理解しやすいです（図5）．典型的な臨床経過と呼吸困難などの症状があり，心エコーで右室が拡大していれば肺塞栓症の診断は比較的容易です．しかし症状が典型的でない場合，右室拡大があるからといってすぐに肺塞栓症とはかぎらないので，CTなどで確認しておく必要があるでしょう．

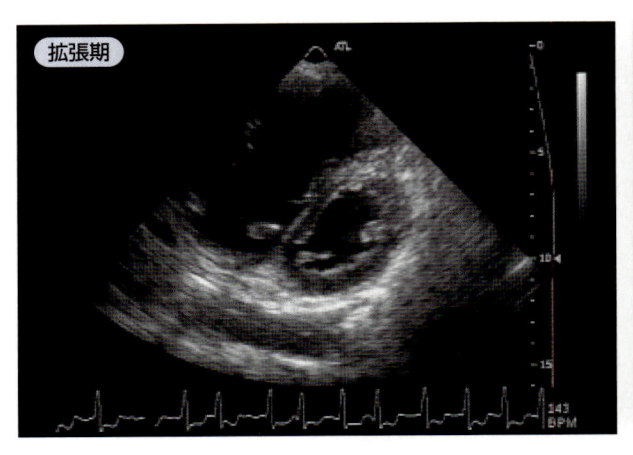

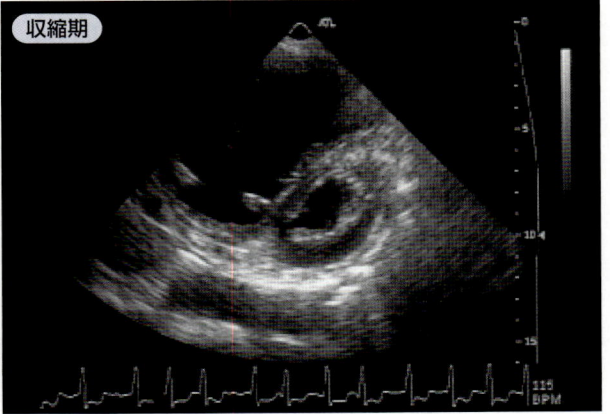

図5　左室短軸断層図による右室負荷の観察
拡大した右室により左室が圧排されているのがわかる

収縮期肺動脈圧の推定

次に観察すべき所見は，三尖弁逆流の圧較差を測定することにより，収縮期肺動脈圧を推定することです．図6に三尖弁逆流のカラードプラ所見を示します．図7に連続波ドプラ法による三尖弁逆流の流速波形を示します．図7aの例では圧較差は51mmHg，図7bの圧較差は31mmHgで図7aの例の方がより重症であることがわかります．この右室拡大の程度と圧較差を継続的に評価することにより，治療効果の判定や経過観察に利用します．

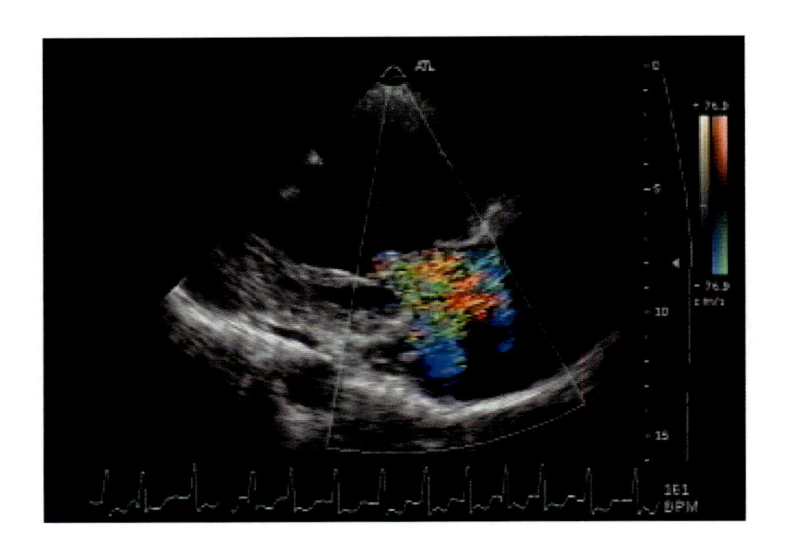

図6　三尖弁逆流のカラードプラ所見

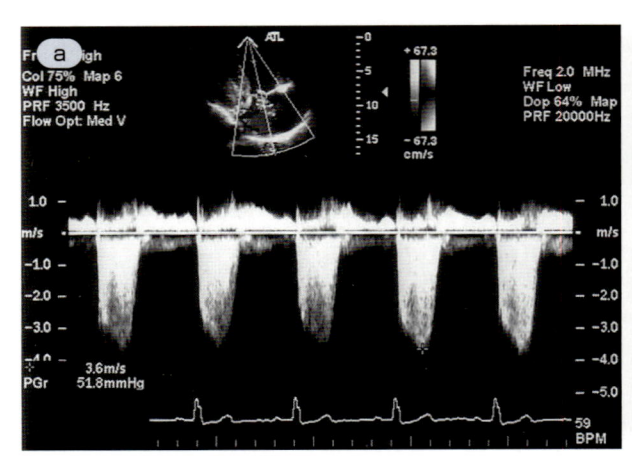

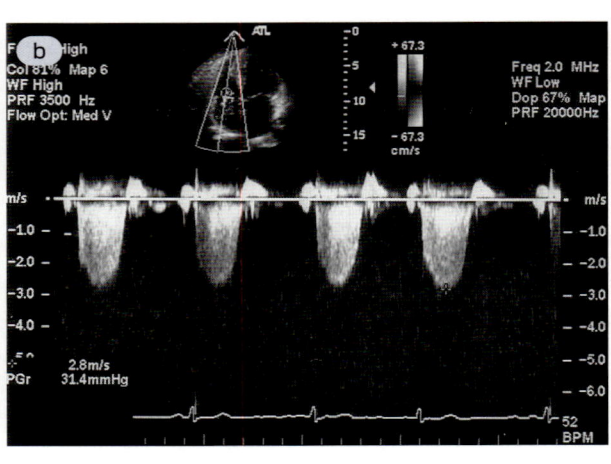

図7　連続波ドプラ法による三尖弁逆流の測定
aの圧較差は51mmHg，bは31mmHgでaの方が肺動脈収縮期圧が高いのがわかる

3 心膜炎を疑う場合

急性心膜炎は通常心電図変化を伴い，胸痛の様子も狭心痛とは異なるため疑うのは容易です．心エコーでは心膜液の貯留を証明すればよいので手技的にも簡単です．しかし発症直後の急性期では，明らかに心電図変化を認め，かつ胸部聴診上心膜摩擦音があるにもかかわらず，心膜液が正常範囲かそれをわずかに超える程度しか観察されないことがあります．このような例では経過を追って観察すると徐々に心膜液は増えてくるので，最初の時点で心膜炎を否定してはいけません（図8）．

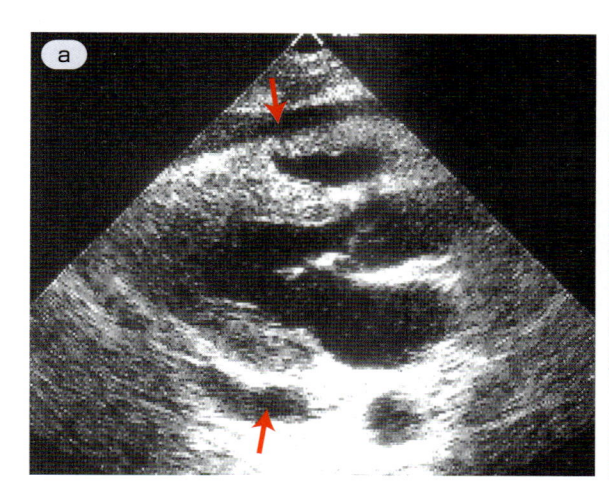

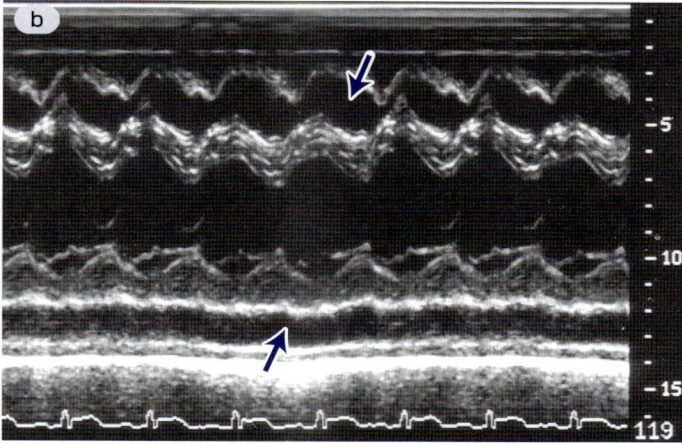

図8　心膜炎の心エコー図
a) 右室の前方と左室後方にエコーフリースペースを認める（→）．心膜液貯留によるものである
b) Mモード心エコー図でも右室の前方と左室後方に心膜液を認める（→）

4 心筋炎を疑う場合

胸痛を訴え，心電図に虚血性変化を認める患者のうち心筋炎の占める割合は少なくありません．心筋炎のみでなく心膜炎を合併すると心膜液の貯留も認めます．

本症の典型的な心エコー所見は左室壁運動異常と左心機能の低下です（図9）．重症心筋炎では拡張型心筋症様に広範囲に壁運動が低下することもありますが，壁運動の低下のみで左室拡大を認めない心筋炎も多く存在します．心筋炎のエコー所見は多彩で左室壁厚が菲薄化するものから，一過性の浮腫のため左室心筋が肥厚する例までさまざまです．したがって，いわゆる拡張型心筋症様の形態のみを心筋炎の特徴と考えていると，心筋炎の存在を見逃すことになります．さらに心筋梗塞に類似した局所の壁運動異常を伴うものも少なくありません．臨床の場において，心電図所見や血液検査所見などから急性心筋梗塞も否定できないときは冠動脈造影を行う必要があるでしょう．

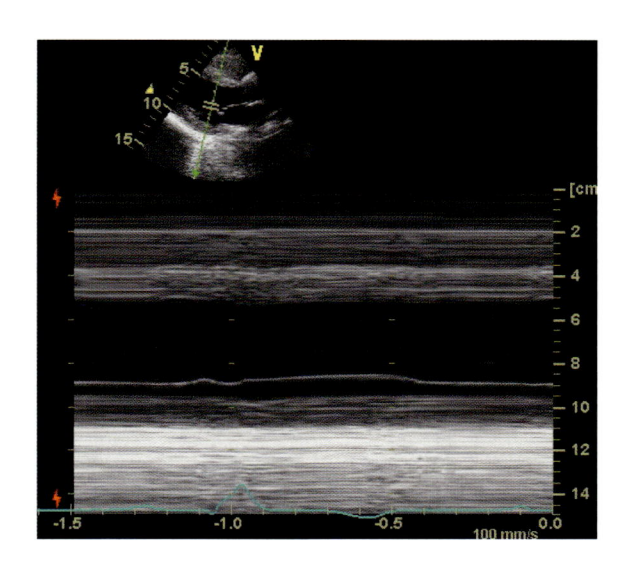

図9　急性心筋炎の1例
左室拡大は認めないが，心室中隔と後壁の動きは高度に低下している

PART III　実践編2（疑われる疾患に合わせて評価する）

3　心不全を疑う場合

> ＊心不全は診断名というよりは患者さんの状態に対してつけられる言葉であり，心不全という状態のみで診断できたと思ってはいけません．心不全の診断は患者さんの症状や診察所見，胸部X線などからつけられる総称です．心不全かどうか心エコーで診断しようと考えたとき，大きく2つに分けて考える習慣をつけた方がいいでしょう．1つは心不全になるような器質的な心疾患があるかどうか，そしてもう1つは心不全の状態にあるかどうかです．左室収縮能の最も代表的な指標である左室駆出率のみを心不全の指標として考えると大きな誤解を招き，心不全が理解できなくなります．左室駆出率の低下は即心不全を意味することにはならないですし，日常臨床では心不全の患者さんの3～4割は左室収縮能が正常であるからです．ではどうしたらいいでしょう．

1　心エコー検査の方針1

　はじめに，心不全になるような器質的な心疾患があるかどうか心エコーで判断します．病歴，診察所見，心電図，胸部X線などからある程度の器質的心疾患を推定し，心エコーによりそれが正しいかどうか判断します．心不全を引き起こす器質的心疾患はあまりにも多岐にわたるので，**心エコー検査はそれぞれの疾患に応じた撮りかたをする必要があります**．しかし，疾患の種類にかかわらず心機能を評価する必要があるのですが，その方法については基礎編，実践編1を参考にしてください．ここでは拡張型心筋症例を提示します．図1のごとく左室の収縮能は著明に低下していますが，これのみで心不全状態とは診断できません．

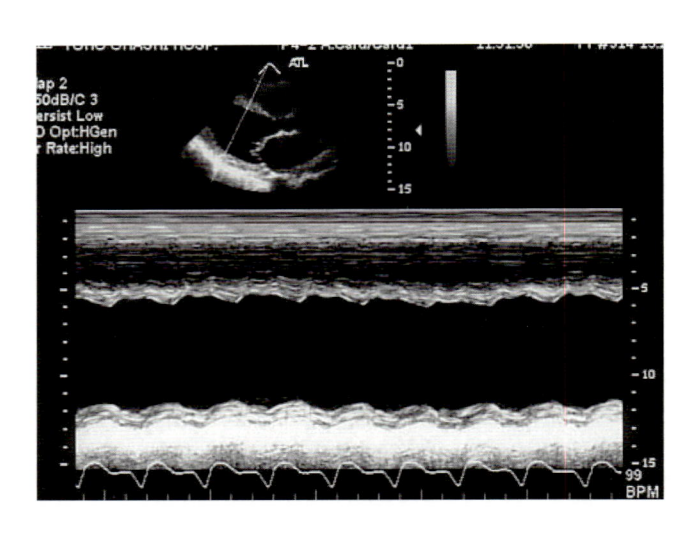

図1　拡張型心筋症例の心エコー図
左室は著明に拡大し収縮能も低下している

2　心エコー検査の方針2

　前述の方法で器質的心疾患の存在がある程度推定できたとき，次のステップに移ります．**心不全を心エコーでとらえるには，やや複雑ではあるものの左室の拡張能を評価するのがよいです**．パルスドプラによる拡張期の左室流入波形を必ず記録し，拡張早期のE波，心房収縮期のA波の計測，そしてE/Aを測定しましょう．およそ60歳以下の健常人ではE/Aは1より大きく，60歳以上の健常人では加齢による拡張障害が加わるため1より小さいのが正常のパターンです．心エコーを観察したとき，ベースに器質的心疾患があり，かつ60歳以上ではE/Aは1より小さいはずですが，これが1より大きいとき偽正常化といい，左房圧や左室拡張末期圧が高いことを意味し，心不全の状態が強く疑われます．治療により心不全が改善するとE波が小さくなり，E/Aも低下してきます．したがって，治療の効果の判定にも利用できるわけです（図2）．

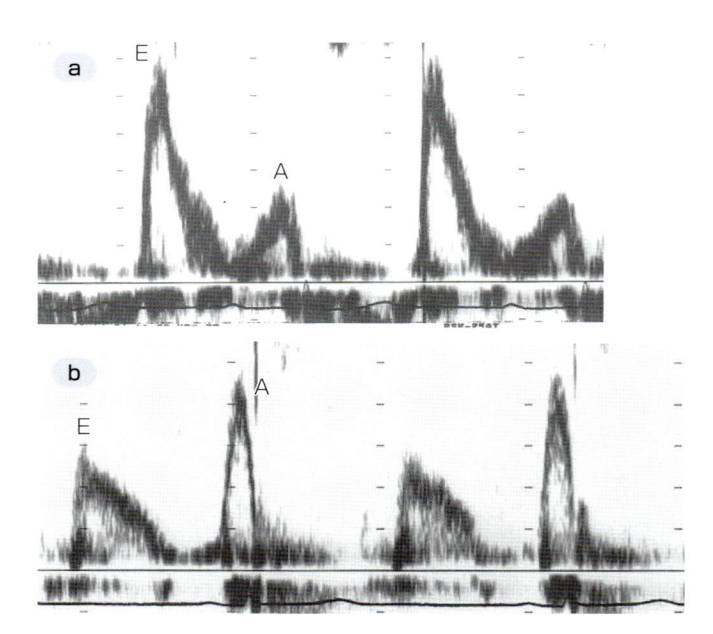

図2　ドプラ法による左室流入波形
a) 入院時，b) 改善時
心不全の治療により，E波が低下しているのがわかる

> **上達へのステップ**
>
> 左室流入波形の偽正常化を的確に判断するには，心不全の有無にかかわらず，普段から健常者を含めて流入波形を観察する習慣をつけるのが一番よいです．

PART III 実践編2（疑われる疾患に合わせて評価する）

4 不整脈を伴っている場合

> ＊不整脈そのものの診断は心電図で可能です．なぜ心エコーをするのでしょう．それは不整脈の治療の方針を決定するとき，ベースにある器質的心疾患を考慮することが必要不可欠だからです．例えば同じ心房細動でも弁膜症を伴う心房細動か，左心機能低下を伴う心房細動かなどにより治療の方針が異なります．

1　心房細動の場合の心エコー検査の方針

　まず心エコーの基本である心腔の大きさや左心機能の測定，そしてカラードプラによる弁逆流の有無などを確認します．これらは器質的心疾患の有無を問わず実行します．**心房細動では左心房，右心房の大きさの評価が重要です**．通常の長軸断層図だけでなく，心尖部アプローチも利用して心房の拡大を評価しましょう．

　次に僧帽弁を注意深く観察し，僧帽弁狭窄症がないかどうか，僧帽弁逆流がないかどうか見逃さないようにします．心房細動では左心房や右心房が拡大し，血流が停滞しやすい状態にあります．したがって心エコー検査の際，心房内に血栓やもやもやエコーがないか観察します．

　ある程度検査に慣れてきたら血栓の好発部位である左心耳の描出を試みます．体表面からのアプローチでは左心耳の描出は困難な例が多いですが，血栓を検出できる場合もあるので試みてください（図1）．

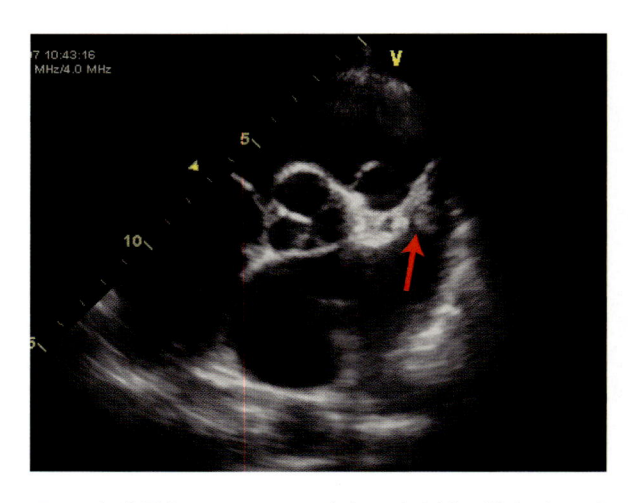

図1　経胸壁心エコーによる左心耳内血栓の描出（→）

⚠ **注意**

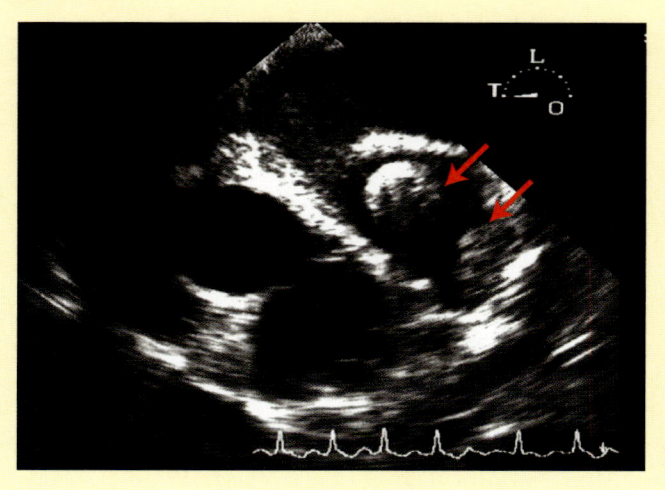

心房細動の患者さんに対して除細動したいとき，左心房内の血栓の有無を見ることは重要ですが，その血栓は左心耳内にあることが多く，体表面アプローチでは見逃している可能性があります．したがって，左心耳内に血栓がないことを証明するためには経食道心エコーを行う必要があります．体表面アプローチの評価のみで左心耳に血栓がないと診断してはいけません（図2）．

図2　経食道心エコーによる左心耳内血栓の描出（→）

2　心室性期外収縮が頻発している場合の心エコー検査の方針

　心室性期外収縮や心室頻拍を認めるとき，心エコーの基本に従い器質的心疾患を検索しますが，特に左室や右室の形態に注意してください．心室の形態異常を呈している心疾患を見逃さないようにしましょう．注意すべき疾患は，肥大型心筋症，拡張型心筋症，不整脈源性右室異形成症，心サルコイドーシス，心尖部心室瘤を伴う陳旧性心筋梗塞，心筋炎などです（図3）．

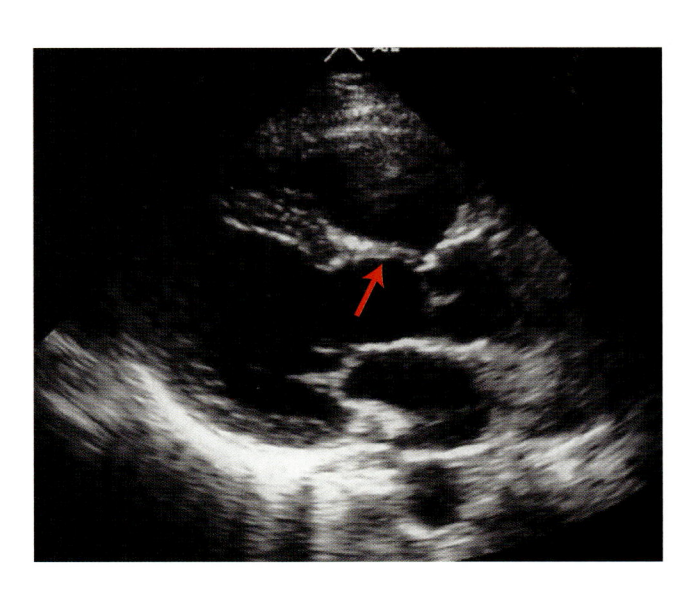

図3　心サルコイドーシスの長軸断層図
矢印（→）のごとく心室中隔の基部がうすいのが特徴である

上達へのステップ

心房細動では左房，右房の拡大に注目して検査をしましょう．心室性の不整脈がある場合は各心腔の拡大のみでなく，左室や右室の形態の異常があるか，特に心筋症を見逃していないかを注意して観察しましょう．

PART III 実践編2（疑われる疾患に合わせて評価する）

5 心雑音を伴う場合

> *心雑音を聴取するとき，熟練者であれば病歴と聴診のみで診断ができます．頻度的に注目すべき疾患は弁膜症と先天性心疾患でしょう．初心者が心エコー検査をして見逃す疾患のうち，心エコー検査前に心雑音に気づいていれば正しい診断にたどり着くという例にしばしば遭遇します．ここでは心雑音を有する代表的な疾患について述べます．

1 僧帽弁狭窄症の心エコー検査の方針

聴診でI音が亢進し，拡張期ランブルが聴取できれば，僧帽弁狭窄症を疑い，心エコー検査を行います．本症に特徴的な所見は，

① 左室長軸断面での拡張期に僧帽弁前尖が左室側に凸となるドーミング（doming）
② 左室短軸断面での僧帽弁口の狭小化
③ 僧帽弁のMモード心エコーで前尖と平行に動く後尖エコー

などです．さらに僧帽弁尖の石灰化，交連部の硬化や弁下組織の所見なども観察します．間接的な所見として，❶左房は拡大し，❷左室は小さい．さらに❸心房細動を合併する頻度が高く，❹左房内血栓を合併する症例も稀ではありません．左房内にもやもやエコーを認める場合もあります．重症度は弁口面積を計測し，評価することになりますが，弁口面積の計測には2つの方法があります．1つは描出した僧帽弁口の短軸断層図で弁口を直接トレース（超音波装置に備わった計測ソフトを使用）し，弁口面積を算出する方法です．もう一つはpressure half time（PHT）による弁口面積の測定です．

図1に典型例を呈示します．図1aが拡張期，図1bが収縮期です．僧帽弁前尖は拡張期にドーミングを呈し，弁先端部の弁口は狭小化しています．左房の拡大も認められます．

図2に僧帽弁口レベルの短軸断層図を示します．この断面は，前後の交連部の癒合の程度や石灰化の様子などを観察するほか，重症度評価に直接つながる弁口面積を計測に重要な断面です．

図3にpressure half time法（PHT法）による弁口面積の測定法を示します．まず心尖部アプローチにより心尖左室長軸断面か心尖四腔断面を描出し，連続波ドプラのビームを僧帽弁口に向かって設定します．現在どの超音波装置にも計測ソフトが組み込まれているので，比較的簡単に弁口面積を求めることができます．

図4に僧帽弁レベルのMモード心エコーを示します．僧帽弁前尖と後尖が拡張期に平行運動をしています．普段動画を見慣れていない初心者には，この方がわかりやすいかもしれません．診断がついたらその他間接的な所見として，左房内血栓の有無や僧帽弁閉鎖不全を合併していないか観察すればよいでしょう．

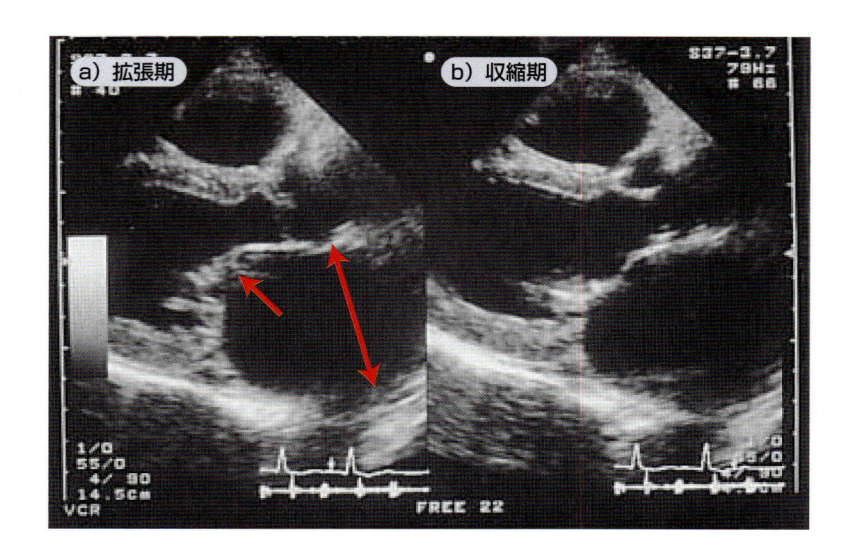

図1 僧帽弁狭窄症の長軸断層図
僧帽弁前尖のドーミング（→）と左房の拡大（↔）を認める

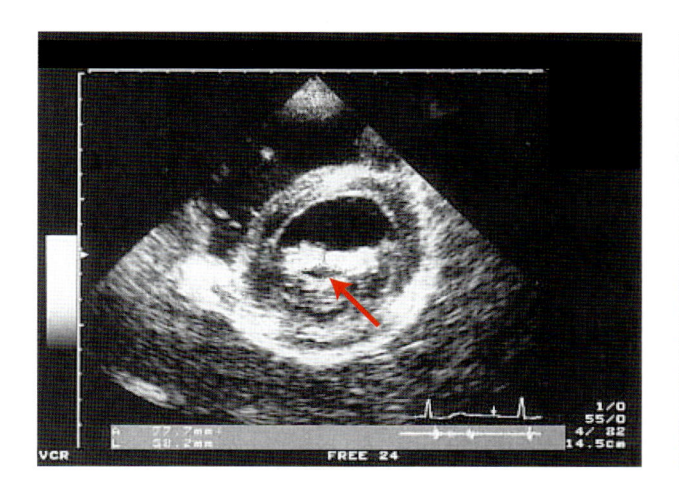

図2　僧帽弁口レベルの短軸断層図
この断面で弁口面積（→）を測定するが，正確にトレースするには熟練が必要である

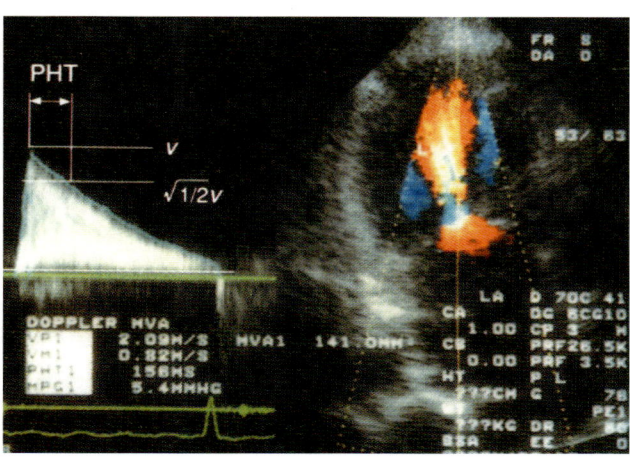

図3　PHT法による弁口面積の測定（心尖左室長軸断面）
連続波ドプラ法による弁腔面積の測定

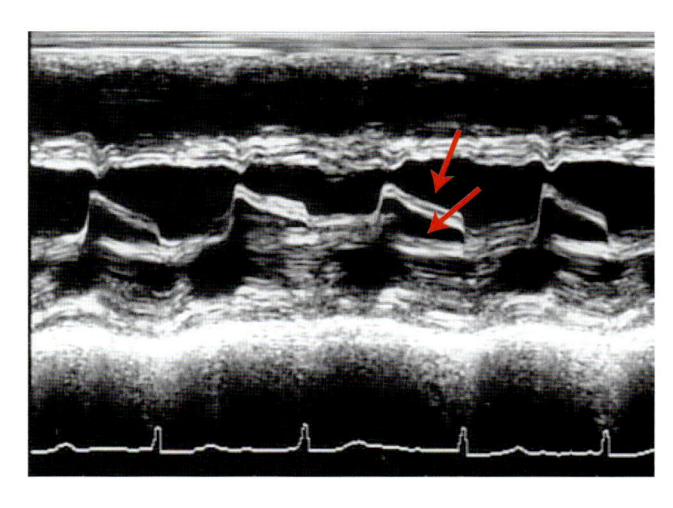

図4　僧帽弁レベルのMモード心エコー図
矢印（→）のごとく僧帽弁の前尖と後尖が平行に動くのが本症の特徴的な所見である

> ⚠ **注意**
>
> 僧帽弁狭窄症の心エコー診断は，その典型的な特徴から比較的簡単ですが，重症度評価となると初心者にとって簡単ではありません．僧帽弁口の短軸断面から弁口のエコーをトレースし，正確な弁口面積を計測するにはある程度の熟練が必要です．正確な重症度評価が必要な場合，熟練者に依頼した方がよいでしょう．

2　僧帽弁閉鎖不全症の心エコー検査の方針

　僧帽弁閉鎖不全症は，収縮期雑音を呈する疾患のなかでも頻度は高いです．僧帽弁閉鎖不全症における逆流の存在診断は，カラードプラ法をみれば容易で，収縮期に左房内へ逆流する逆流ジェットを観察すればいいのです（図5）．カラードプラによる逆流ジェットの面積が大きいほど重症といえます．**大事なことは逆流を引き起こす原因をはっきりさせることです**．単に逆流の存在を診断するのではなく何が原因で逆流しているかを心エコーで観察する必要があります．その原因を考えるにあたり，逆流は弁の障害のみによるものではなく僧帽弁輪，腱索，乳頭筋，左房，左室壁など僧帽弁複合体のいずれに異常が生じても発生することを知っておきましょう．日常臨床において頻度の高い原因は，

① リウマチ性
② 僧帽弁逸脱
③ 僧帽弁腱索断裂
④ 左室や左房の拡大に伴う機能性僧帽弁逆流
⑤ 感染性心内膜炎による疣贅が弁に付着したとき

などです．

　このうちリウマチ性僧帽弁逆流（①）の診断は比較的容易です．ほとんどの例で前述の僧帽弁狭窄の所見を伴うからです．

　僧帽弁逸脱（②）による弁逆流の診断には僧帽弁自体の解剖をよく知っておく必要があります．僧帽弁は前尖（anterior leaflet）と後尖（posterior leaflet）の2枚の弁尖（leaflet）からできて，後尖は2つの凹みによって3つのスカロップ（scallop）に分かれており，それぞれanterolateral scallop, middle scallop, posteromedial scallopと呼びます．したがって僧帽弁は2枚という理解ではなく，前尖1枚，後尖3枚の合計4枚に分けて観察すると理解しやすいです（図6）．

　僧帽弁腱索断裂（③）による僧帽弁逆流では，断層法で僧帽弁を詳細に観察する必要があります．直接的な所見として，僧帽弁につながる腱索エコーが収縮期に左房内でひらひらと動く，あるいは細かく振動するような所見が観察できれば診断できます．拡張期に左室内で腱索がひらひらしている場合，過長腱索を見ているだけのときもあるので，**収縮期の所見を注意深く見る**方がよいでしょう．断裂した腱索が比較的大きい場合，僧帽弁自体が収縮期に左房内へ翻転し，断層法のみでも両弁尖が合わさっていないのがよくわかります（図7）．

　弁に明らかな器質的異常がないにもかかわらず僧帽弁逆流が存在することがあり，これを機能性僧帽弁逆流（④）と言います．この現象は陳旧性心筋梗塞や拡張型心筋症など左室の拡大を伴う病態や下壁の心筋梗塞にしばしばみられます．以前は前者では乳頭筋不全により逆流が生じ，後者では僧帽弁輪の拡大により弁の接合不全が起こるといわれてきましたが，最近では，僧帽弁のtetheringによるという考え方が主流です．これは左室拡大により外側へ変位した乳頭筋が僧帽弁を異常に牽引しその可動性を低下させ，その結果弁の接合不全が生じ，弁逆流が出現するという考え方です（図8）．

　僧帽弁逆流の存在診断は，カラードプラ法のゲイン設定が適切であれば診断は容易で，重症度評価もたやすいです．しかしその原因診断となると，**弁のみでなく僧帽弁複合の全体的な所見を詳細に観察する**必要があります．

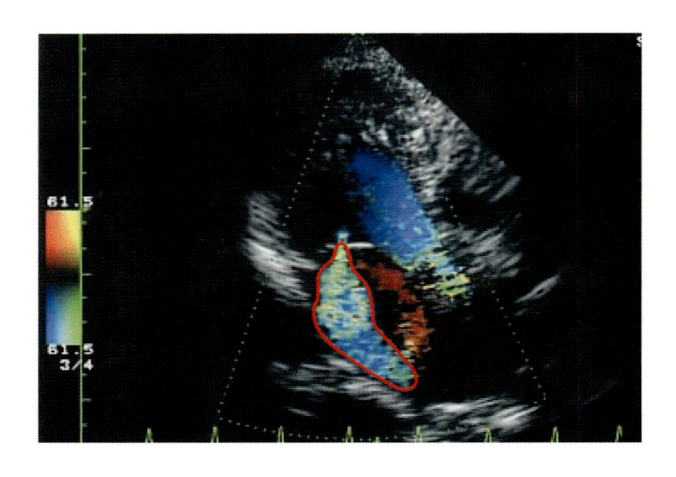

図5　僧帽弁閉鎖不全における逆流ジェット（○）

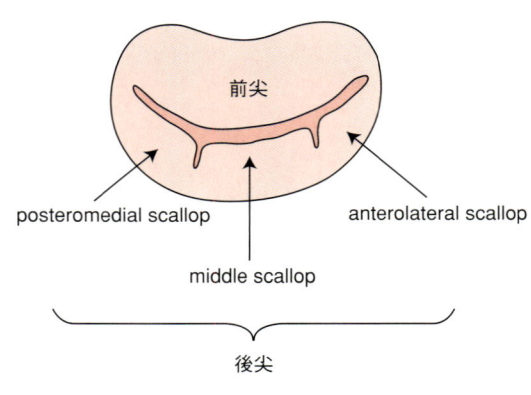

図6　僧帽弁の解剖

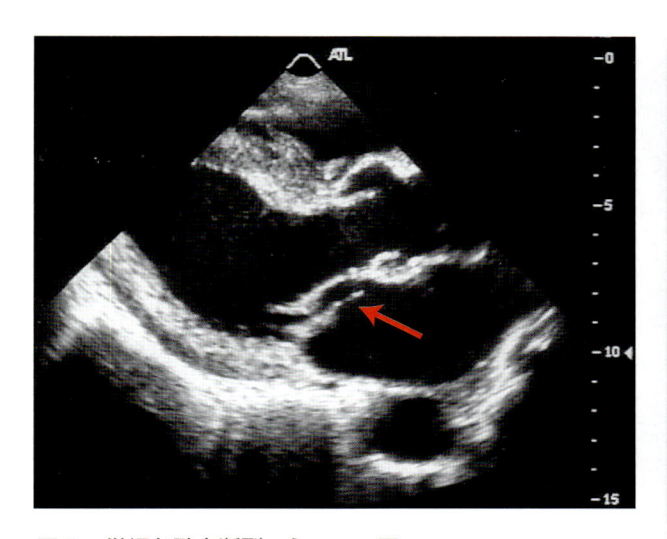

図7 僧帽弁腱索断裂の心エコー図
僧帽弁後尖が収縮期に左房内へ反転し，その先端に断裂した腱索（→）が観察できる

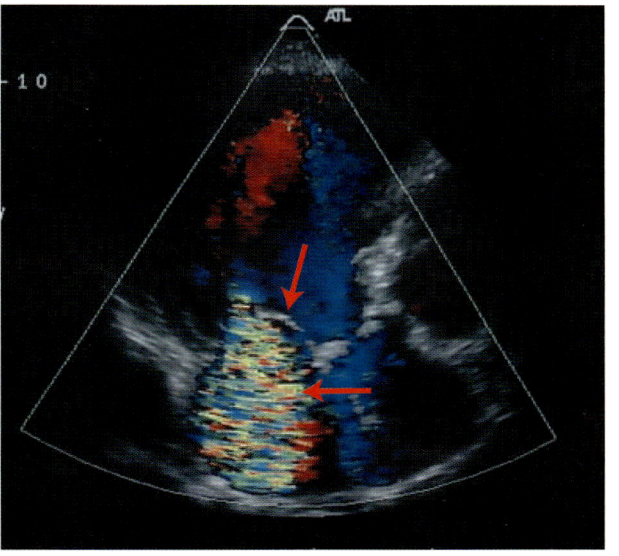

図8 機能性僧帽弁逆流のカラードプラ像
僧帽弁の逸脱は認めないが，高度の僧帽弁逆流を認める（→）

3 大動脈弁狭窄症の心エコー検査の方針

　大動脈弁狭窄症の成因には，先天性のものとしては二尖弁が，後天性のものとしてはリウマチ性あるいは動脈硬化性などがあります．このうち日常臨床上頻繁にみられるのは加齢に伴う弁の硬化によるものです．最初に左室長軸断層図で観察し，弁の肥厚硬化によるエコー輝度の上昇を観察しますが，高度な場合，石灰化弁と考えた方がよいです．（図9，10）．加齢による狭窄症では交連部の癒合を伴わないのが特徴であり，このような状態を石灰化大動脈弁狭窄と呼びます．

　先天性の二尖弁の場合には，弁が収縮期にドーム状を呈することがその特徴で，これは弁の開放制限があるにもかかわらず弁腹部の肥厚，硬化が少ない場合にみられます．短軸断層図での観察により，右冠尖，左冠尖，無冠尖の3枚の弁を評価します（図11）．まず弁が3枚か2枚かの判定をこの断層面から行います．次に3枚の弁のうち，どの弁に肥厚，硬化，石灰化病変が強いかを判定します．このように断層心エコー所見があれば大動脈弁狭窄症を疑うことはできますが，その重症度を確定するには，左室と大動脈間の収縮期の圧較差を知るか，大動脈弁の弁口面積を知る必要があります．

　断層心エコー所見でかなり強い石灰化所見を呈する場合でも，有意な圧較差がない場合も多く存在するので，**大動脈弁狭窄症の重症度診断には連続波ドプラ法が不可欠**です．収縮期の大動脈弁通過血流プロファイルを描出し，装置に備わったソフトウェアで圧較差を計測します（図12）．

　おおまかに25〜50mmHgを軽度，50〜80mmHgを中等度，80mmHg以上を高度と判定します．狭窄の程度

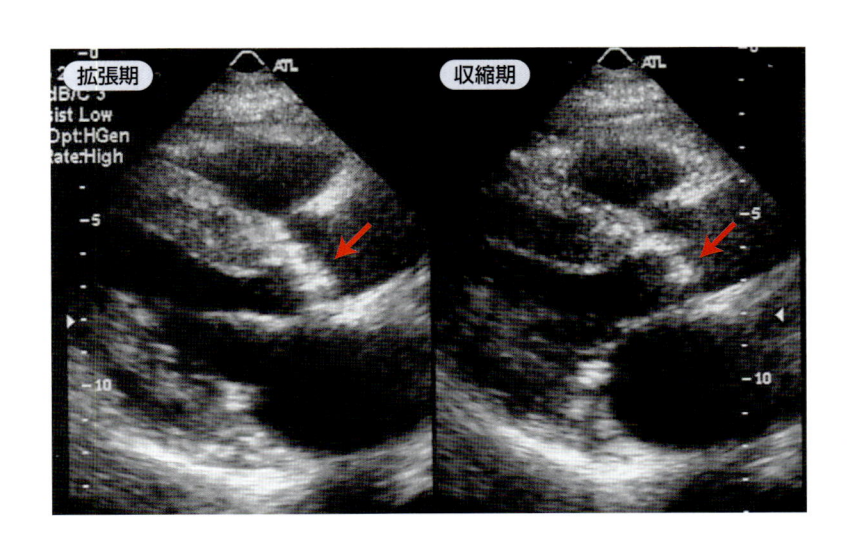

図9 大動脈弁狭窄症の左室長軸断層図
大動脈弁のエコー輝度が高く（→），高度の開放制限がある

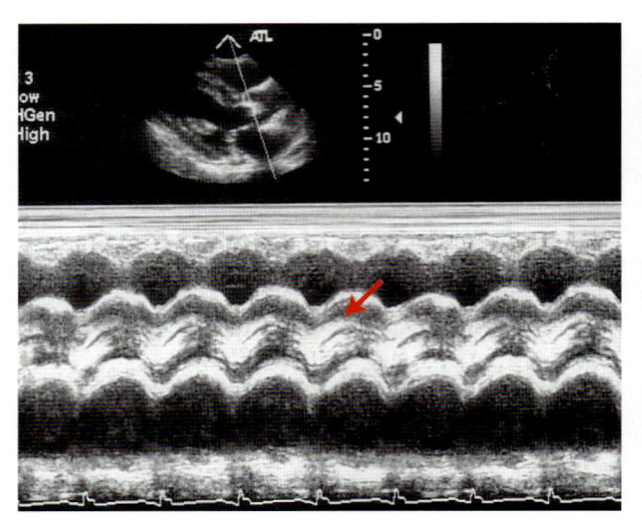

図10　大動脈弁狭窄症のMモード心エコー図
大動脈弁の開放はごくわずかで，エコー輝度も高い（→）

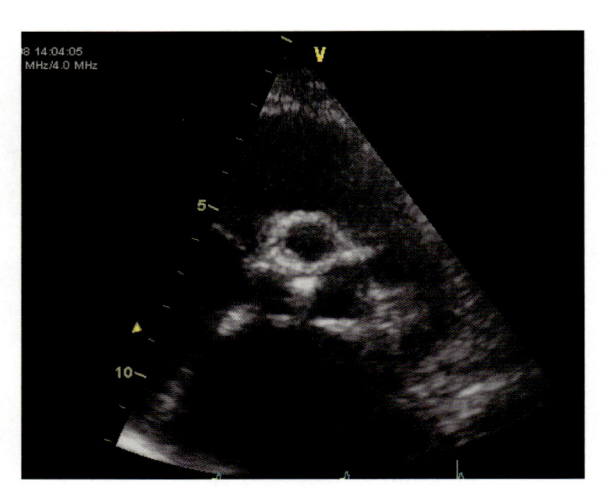

図11　大動脈弁の短軸断層図
肥厚硬化した3枚の大動脈弁を示す

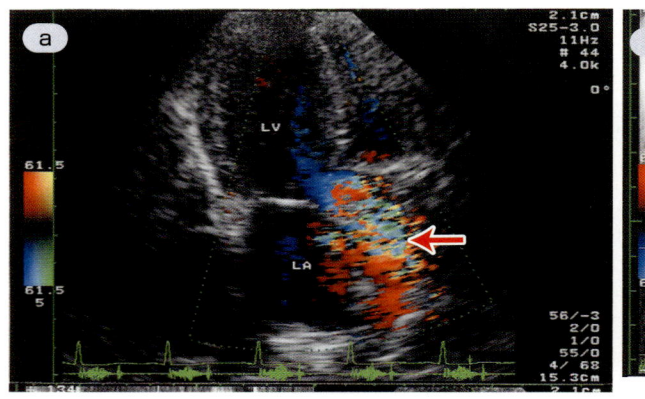

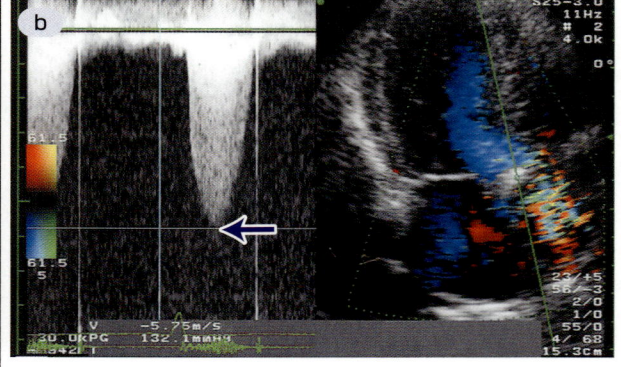

図12　大動脈弁狭窄症のドプラ心エコー図
a) カラードプラにて大動脈内にモザイク状の血流シグナル（→）を認める
b) 連続波ドプラにて圧較差（→）は約130 mmHgと診断できる
LV：左室，LA：左房

の判定には連続波ドプラ法による圧較差を用いれば簡単ですが，**弁膜症としての重症度となると左室の収縮能に注意を払うべきです**．その理由として，大動脈弁狭窄症の末期のように左室の収縮能が低下した場合は，圧較差を過少評価するからです．理論的には弁口面積での判定の方がすぐれていますが，パルスドプラ，連続波ドプラを併用した弁口面積の推定はある程度の熟練が必要です．

4　大動脈弁閉鎖不全症の心エコー検査の方針

　大動脈弁閉鎖不全症の診断のアプローチ法は狭窄症の場合と同様ですが，その成因は狭窄症よりやや多様です．重要なものは，リウマチ性，加齢による動脈硬化性，二尖弁のほか，大動脈炎症候群，大動脈弁輪拡張症，大動脈弁逸脱，感染性心内膜炎，大動脈解離などです．

　大動脈弁逆流そのものの検出やその重症度診断はカラードプラ法で行います．大動脈弁逆流ジェットは，拡張期に大動脈から大動脈弁を通って左室に流れ込む異常血流として描出されます．この逆流ジェットの到達度と大きさによって重症度判定をします．従来から行われてきた方法によると，逆流ジェットが僧帽弁前尖の先端までのものを軽度，それを越え左室乳頭筋レベルまで到達するものを中等度，心尖部に達するものを高度と判定してきました．しかし，超音波診断装置の感度の向上に伴い，軽度でも心尖部付近まで逆流ジェットが到達するものもあるため，逆流ジェットの幅も考慮にいれ評価すべきです（図13）．

　図14に軽度の大動脈弁閉鎖不全の例を示します．大動脈弁から左室内へ逆流するジェットの幅が狭いのが

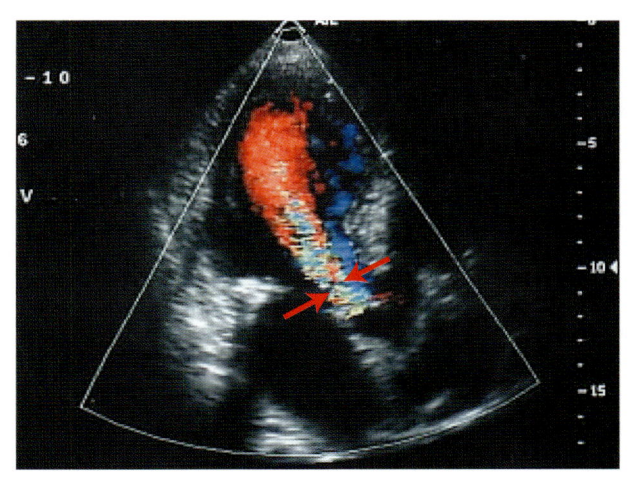

図13 中等度の大動脈弁閉鎖不全症のカラードプラ心エコー図
重症度評価には逆流シグナルの到達距離だけではなく，幅（→）を観察することが重要である

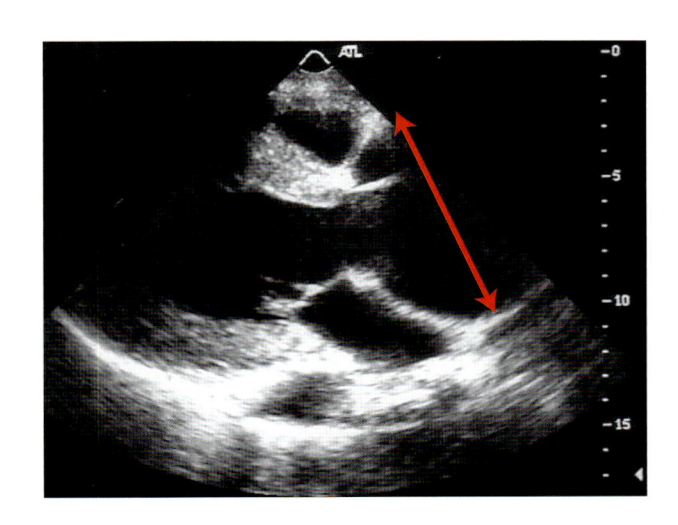

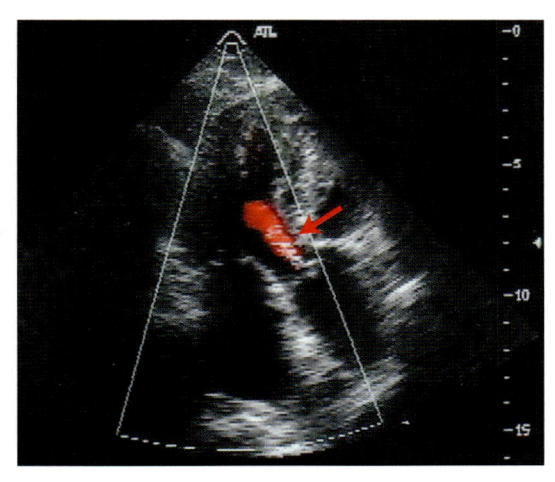

図14 軽度の大動脈弁閉鎖不全症のカラードプラ心エコー図
逆流シグナルの幅が狭い（→）のが軽度の大動脈弁閉鎖不全の特徴である

図15 大動脈弁輪拡張症の左室長軸断層図
大動脈弁直上の径（↔）が著明に拡大している．これが大動脈弁逆流の原因となっている

軽度の場合の特徴です．大動脈弁は加齢とともに肥厚し，高齢者では多くの例で軽度の大動脈弁逆流を認めます．しかし，逆流がごくわずかであれば正常扱いとし，病的な弁膜症として扱わないのが一般的です．

図15に大動脈弁輪拡張症による大動脈弁閉鎖不全の例を示します．**大動脈弁直上の大動脈径が著明に拡大しているのが本症の特徴です**．このように逆流の原因が大動脈弁のみではなく，大動脈そのものの拡大など付随する所見を見逃さないようにする必要があります．

比較的若い人の大動脈弁逆流の原因に多いのが大動脈二尖弁です．弁が2枚か3枚か経胸壁エコーで診断するのにはある程度の熟練が必要です．特に2枚の弁が硬化肥厚してくると3枚の弁と区別がつきにくい例が多くあります．このような場合，経食道心エコー法がきわめて有用です．理由は経胸壁に比べきれいで鮮明な画像が得られるからです．

図16に経食道心エコー法による先天性二尖弁の大動脈弁の短軸断面を示します．図16aは拡張期，図16bは収縮期です．拡張期では2枚か3枚かの判定は困難ですが，収縮期を見れば大動脈弁は2枚と判定できます．

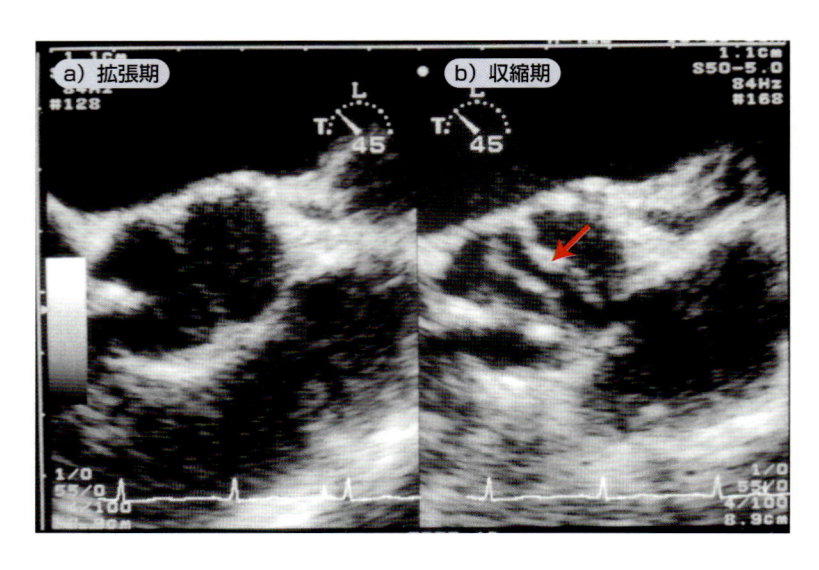

図16 経食道心エコー法による大動脈二尖弁の診断
経食道心エコーは体表面アプローチに比し二尖弁（➡）の診断精度が高い

5　心房中隔欠損症の心エコー検査の方針

　心房中隔欠損症（atrial septal defect：ASD）の血行動態は，左房に還流した血液の一部が欠損孔を通して右房へ短絡するため，右房，右室，肺動脈へ流れる血液量は増加し，これらの腔は拡大します．ASD診断のきっかけになる最初の所見は右室の拡大です（図17）．左室が小さく，右室が大きい場合，まずASDを疑う必要があるでしょう．右室の大きさは長軸断層図より短軸断層図の方が評価しやすいです．左室のMモード法による心室中隔の奇異性運動も診断の助けとなります．

　しかし，これのみでは欠損孔を証明したことにならず，四腔断層図などで心房中隔を描出し，欠損孔の存在を確認しましょう．ただし**心房中隔は，正常でもエコーのドロップアウトが起きやすく，欠損孔様に見える場合がある**ので注意が必要です．特に右室拡大が全くないのに心房中隔が欠損様に見えるからといってASDと診断すると誤診につながります．

　このような場合，カラードプラ法で左右シャント血流を描出できれば，ほぼ診断は確定します．欠損孔が小さい場合や経胸壁心エコーで診断が確定できない場合，経食道心エコーにより確定診断ができます．

　ASDは症状がなく，心雑音も見逃されている場合も稀ではなく，心電図異常などがきっかけになり外来での心エコーで初めて診断されるケースも少なくありません．

　図18に心房中隔欠損症の左室Mモード心エコー図を示します．心室中隔が正常とは反対の動きを呈しています．すなわち正常例では中隔は収縮期に左室内腔側（下方）に向かいますが，本例では収縮期に右室側へ動き，左室後壁と平行な動きをしています．これは心房中隔欠損症に特徴的で，心室中隔の奇異性運動と古くから言われてきました．しかし中等度以上の三尖弁逆流や肺高血圧があると同様の所見を呈するので，欠損孔を直接証明した方が診断の信頼度は高いです．

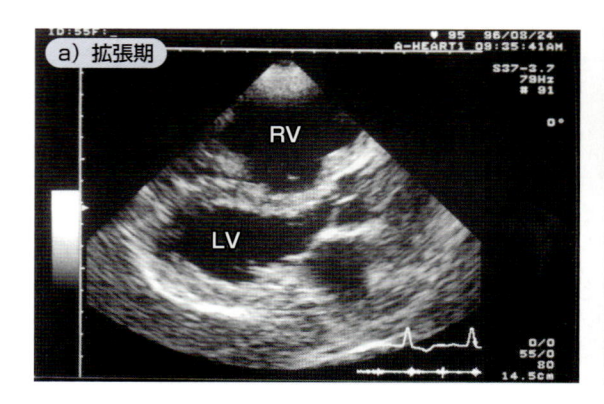

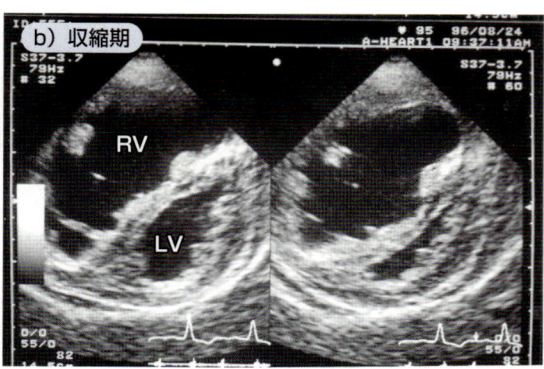

図17　心房中隔欠損症の心エコー図
a）左室長軸断層図で拡大した右室と，やや小さい左室が観察できる
b）左室短軸断層図では右室拡大がより観察しやすい．左室が小さく扁平化するのも心房中隔欠損症に特徴的である
LV：左室，RV：右室

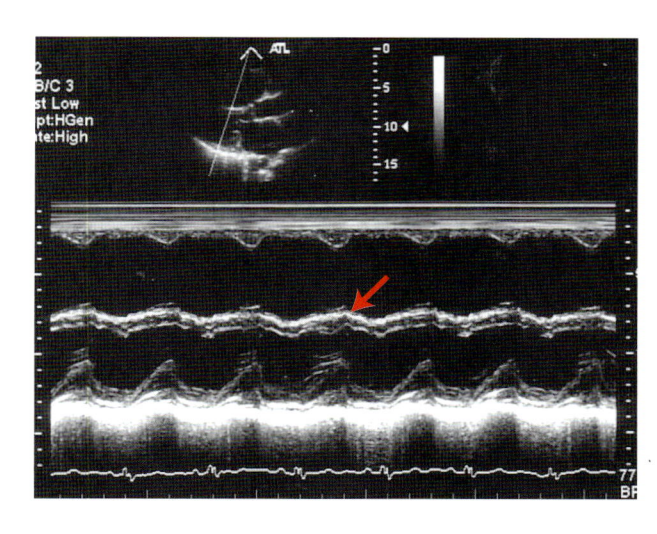

図18 心房中隔欠損症のMモード心エコー図
心室中隔は収縮期に前方へ動き，奇異性運動を示す（→）

6　心室中隔欠損症の心エコー検査の方針

　心室中隔欠損症（ventricular septal defect：VSD）は，特殊な例を除き心雑音が特徴的であるため，小児期にすでに診断がついている場合が多いです．しかし研修医や若手医師の場合，心雑音のみで，僧帽弁閉鎖不全症や大動脈弁狭窄症など収縮期雑音を呈する疾患との鑑別が十分でないことがあり，心エコーにて診断を確定しておく必要があります．

　成人の場合，心エコー所見の特徴はまず左室長軸断層図にて一見正常に見えることです．欠損孔が小さい場合，断層法のみでは欠損孔の同定が困難です．カラードプラ法で観察すれば，左室から右室へ吹き出す短絡血流が一目瞭然です（図19）．この短絡血流は収縮期のみではなく拡張期にも流れているときが多く，このカラードプラ所見からも欠損孔の位置を決定できます．

　心室中隔欠損症はⅠ型（肺動脈弁直下型），Ⅱ型（漏斗部筋性部中隔欠損型），Ⅲ型（膜様部中隔欠損），Ⅳ型（心内膜症欠損型中隔欠損），Ⅴ型（筋性部中隔欠損）の5つに分けて分類するとわかりやすいです．心エコーにて部位診断を行うには，大動脈弁レベル短軸像がわかりやすい断面です．シャントのジェットの存在が肺動脈弁直下にあるものがⅠ型，肺動脈弁より距離があり前方に吹いているのがⅡ型，三尖弁の下で流入

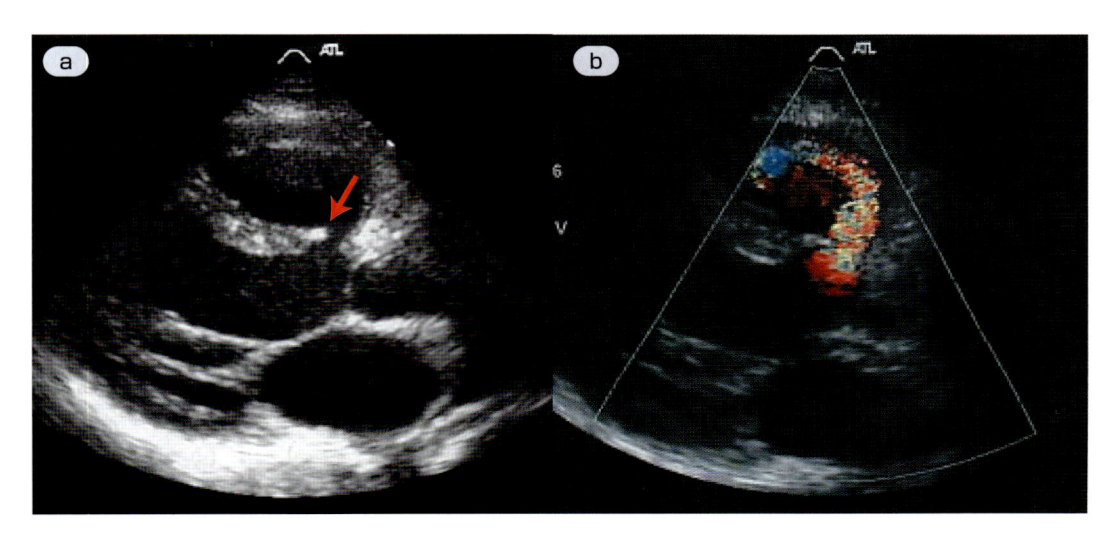

図19　心室中隔欠損症の心エコー図
a）通常の断層心エコー図で観察できた（→）心室中隔欠損症
b）左室から右室へ向かうシャント血流を示す

路側にあるのがⅢ型です（図20）．Ⅳ型，Ⅴ型はジェットがより低い位置の右室に吹くため四腔断層図で観察するのがよいでしょう．

　本疾患に限らず，カラードプラ法でシャント血流を認めた場合，必ず連続波ドプラ法で血流速度を計測しておきましょう．本疾患では高圧系の左室から低圧系の右室へのシャント血流なので，早い血流速度が観察されるはずです（図21）．連続波ドプラをすることにより，左室から右室へのシャント血流であることの証明にもなります．

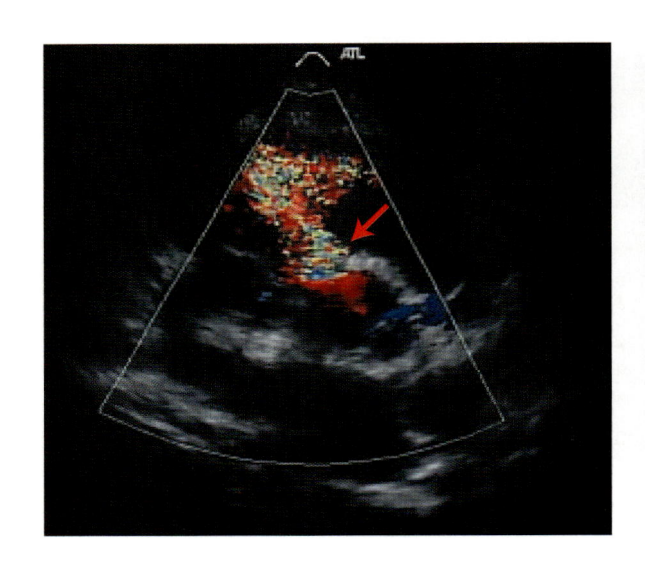

図20　心室中隔欠損症の短軸断層図
シャント血流が三尖弁直下に観察されるので，Ⅲ型と診断できる

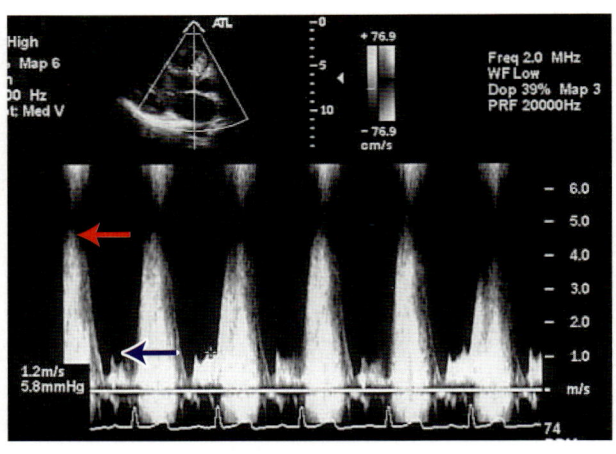

図21　心室中隔欠損症の連続波ドプラ
シャント血流速度は収縮期で約4.5 m/秒（→）の血流を示し，拡張期にも約1.2 m/秒（→）の血流が左室から右室へ向かって流れていることがわかる

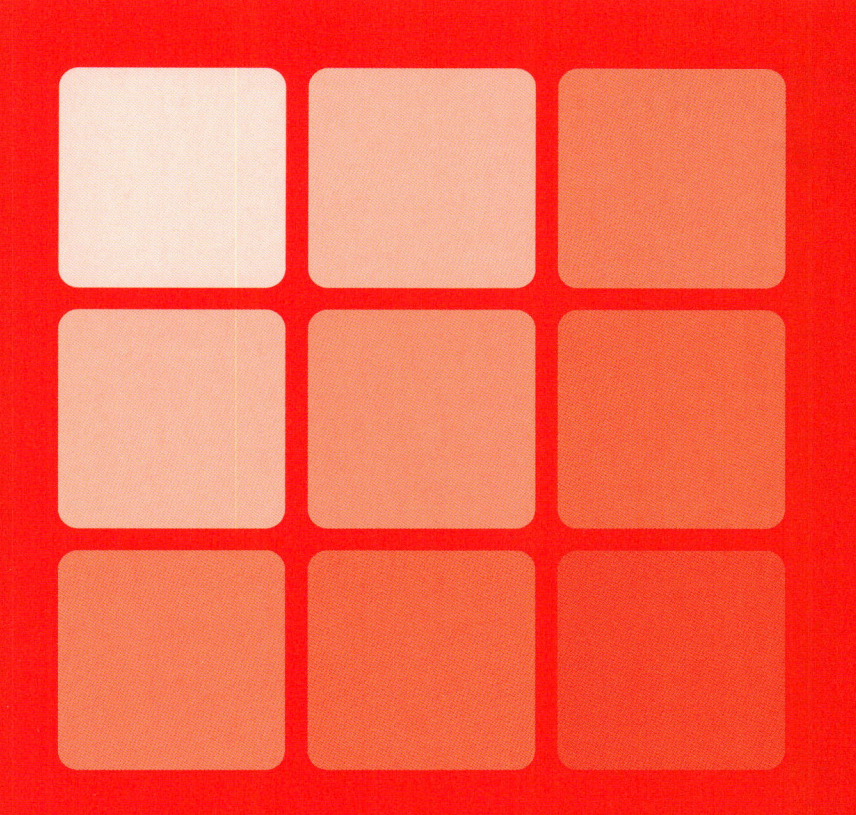

PART IV
応用編

鈴木真事

1 ● 左室収縮能が正常なのに心不全がある場合 ……………… 146

2 ● 三尖弁逆流を連続波ドプラで評価する意義 ……………… 148

3 ● 心筋梗塞の合併症の見方 ……………………………………… 149

4 ● 心エコー検査なしでは診断できない疾患 ………………… 152

5 ● 救急時に心エコーをするときの注意点 …………………… 155

PART Ⅳ 応用編

1 左室収縮能が正常なのに心不全がある場合

* 労作時息切れ，呼吸困難，頻脈など心不全症状を訴えてくる例は多いです．心不全の診断については既往歴や症状，そして診察所見を参考にすれば容易です．しかしその成因を把握するためには，心エコーで器質的心疾患があるかどうかを判定する必要があります．

 心不全そのものを心エコー法で診断するのは，そう簡単ではありません．左室収縮能低下が即，心不全を意味していないからです．左室駆出率が正常範囲であっても心不全例はたくさんあり，一方，左室駆出率が30％に低下していても心不全ではない例も多く経験します．報告により異なりますが，心不全で入院する患者さんのうち約30～40％は左室収縮能が保たれています．したがって，心エコーで左室収縮能が正常だからといって心不全ではないと診断してはいけません．心エコー法にて心不全を理解するためには拡張能の指標を理解する必要があります．

▶ 心不全を診断するための心エコー検査の方針

　救急外来でも，ベッドサイドでも必ず記録しておくべき指標はパルスドプラ法による拡張期の左室流入波形です．これがないと心不全の診断は不可能といってもよいでしょう．

　波形の記録は心尖長軸断層図か心尖四腔断層図を描出し，僧帽弁直下にサンプルボリュームをおいて計測します（図1）．

　次に，得られた波形の分析ですが，収縮能の評価ほど簡単ではありません．ここでは拡張早期流入波形のE波，心房収縮期のA波とその比E/Aについて述べます．

　最初にE波，A波，E/Aの正常値を把握する必要がありますが，年齢により正常値が異なることを知ることから始まります．健常人では，60歳以下の場合E/Aは1以上が正常です．およそ60歳前後でE/Aは1前後になり，60歳以降はE/Aは1以下が正常です．したがって，40歳前後でE/Aが1以下の場合，拡張能が低下していることになります（図2）．E/Aは加齢とともに低下し，左室肥大や虚血などによっても低下します．

　ところが心不全例では，収縮能や拡張能の低下に伴い左室拡張末期圧や左房圧が上昇してくるため，E/Aは再び上昇し1以上になります．これを偽正常化といい心不全診断のよい指標になります．同一例で観察した場合，心不全が進行するとE/Aは上昇し，改善するとE/Aは低下します．特にE波の絶対値の動きに注目するとよいでしょう．心不全の診断を左室の壁運動異常のみで診断するには限界があります．心不全の原因となるような器質的心疾患があるかどうかと，今が心不全の状態であるかどうかは異なることを知っておく必要があります．これを理解できれば心不全の診断のみでなく治療効果の判定にも大変役立ちます．

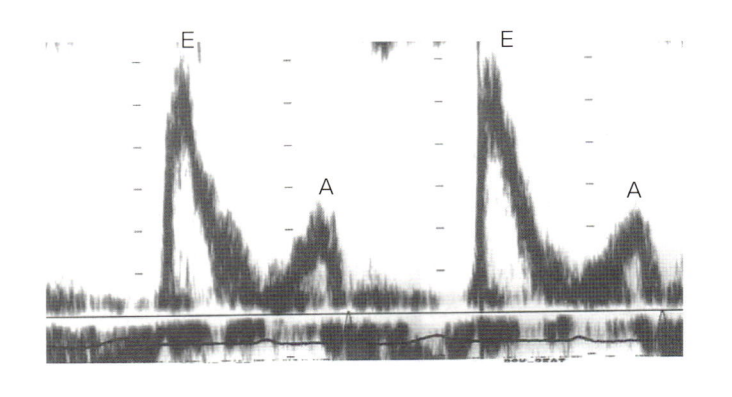

図1　パルスドプラ法による僧帽弁流入血流
E：拡張早期波，A：心房収縮期波
E波とA波の高さおよびその比E/Aの測定が心不全の診断に役立つ

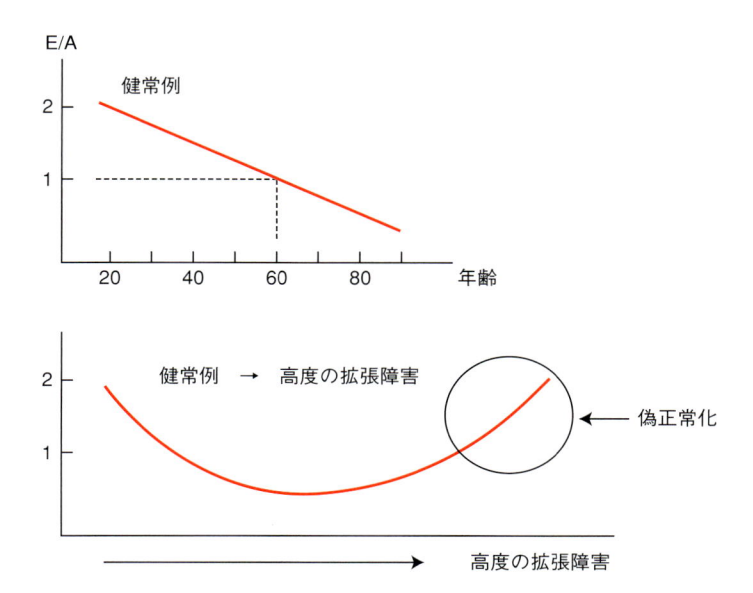

図2　左室拡張障害の進行とE/Aの関係

E/Aは加齢とともに低下し60歳を過ぎると1以下になるのが正常のパターンである．心筋症や虚血性心疾患など器質的心疾患があるとさらにE/Aは低下する．左室拡張障害が進行し心不全へと推移していくと，左房圧の上昇を反映しE波は高くなりE/Aが上昇する．これを偽正常化といい，心不全の指標となる

PART IV 応用編

2 三尖弁逆流を連続波ドプラで評価する意義

> * 三尖弁逆流は健常人でも病的心でもみられる所見です．カラードプラで三尖弁逆流が観察されたからといってすぐに異常と診断してはいけません．中等度以上の三尖弁逆流でも特に症状がないかぎり，外科的処置はしないのが普通です．

心エコー検査の方針

　三尖弁逆流をみつけたら連続波ドプラで圧較差を測定する習慣をつけましょう．理由は，この圧較差から肺高血圧症の有無を診断することができるからです．三尖弁逆流の血流波形を連続波ドプラ法で記録し，得られた圧較差に10 mmHgを加算すれば肺動脈圧の収縮期圧を推定できます．通常3 m/秒（圧較差で36 mmHg）以上あるときは肺高血圧であると判断します．

　図1にその測定方法について示します．およそ4 m/秒の流速がとらえられており，圧較差は平均60 mmHg前後あると推定できます．この圧情報を得ることにより，心不全の診断にも役立ちます．

　前述のごとく心不全の診断には形態的な異常を見るより，圧情報をできるだけ把握する必要があります．例えば弁膜症や心筋梗塞などに合併した心不全の場合，前述の偽正常化所見のほかに，この肺動脈圧の推定によって心不全の診断がより確実になり，その経過を追うことで治療の効果の判定にも使えます．

　著明な肺高血圧症の場合，間接的な所見として右室の拡大があります（図2）．基本的に，右室拡大の例に遭遇したら，診断を確定するためには連続波ドプラ法で圧較差を計測することです．

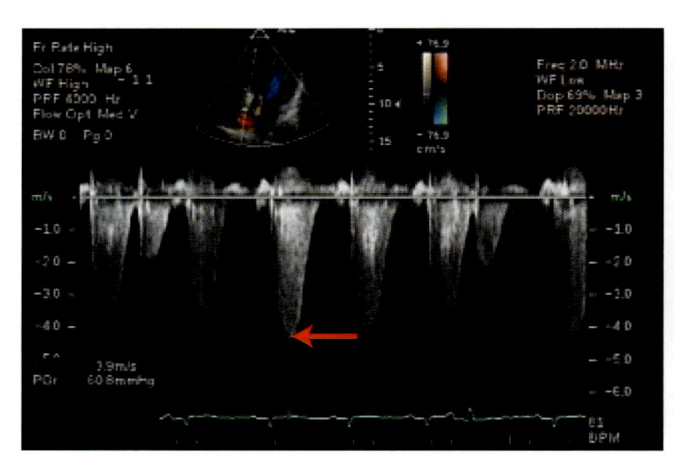

図1　三尖弁逆流の連続波ドプラ
三尖弁逆流の流速は約3.9 m/秒（→）であり圧較差は約60 mmHgと推定できる

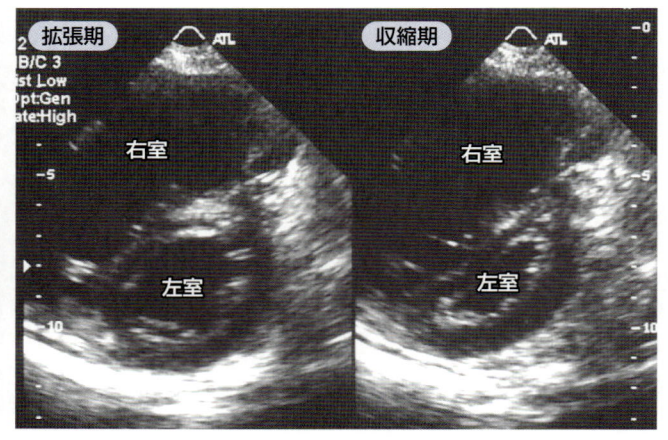

図2　肺高血圧を伴うときの左室短軸断層図
肺高血圧では右室圧の上昇に伴い，右室は拡大し左室を圧排するようになる

PART IV 応用編

3 心筋梗塞の合併症の見方

> *急性心筋梗塞の診断は，症状のほか心電図や血液検査，そして心エコー法により，診断するのは容易です．急性心筋梗塞に対し心エコーを施行する理由は，その存在の診断や単に心機能を観察するだけでなく，合併症がないか診断することです．心筋梗塞の合併症は生命を脅かす重大な形態異常を呈しています．急性心筋梗塞と診断できたら，次は合併症がないか必ず確認しましょう．

1 心室中隔穿孔（ventricular septal perforation：VSP）

心筋梗塞患者の約1～3％程度の頻度で発症します．

● 心エコー検査の方針

この診断には通常の断層法のほかにカラードプラ法がきわめて有用です．**胸部の聴診所見で粗い全収縮期雑音が認められたとき，本合併症の存在を強く疑います．**特に急性期（入院時）にはなかった雑音が新たに認められた場合，その確率は高いでしょう．

断層法とカラードプラ法で観察すれば比較的容易に診断できますが，エコー画像の描出が困難な例では見逃すことがあります．したがって，左室短軸断層図を中心に心室中隔基部側から心尖部側まで詳細にスキャンし，右室側に異常血流がないかを注意深く観察する必要があります．

図1に心室中隔穿孔の心エコー図を示します．心筋梗塞急性期に状態が安定していた患者が急に心不全を呈したとき，本症を疑う必要があります．

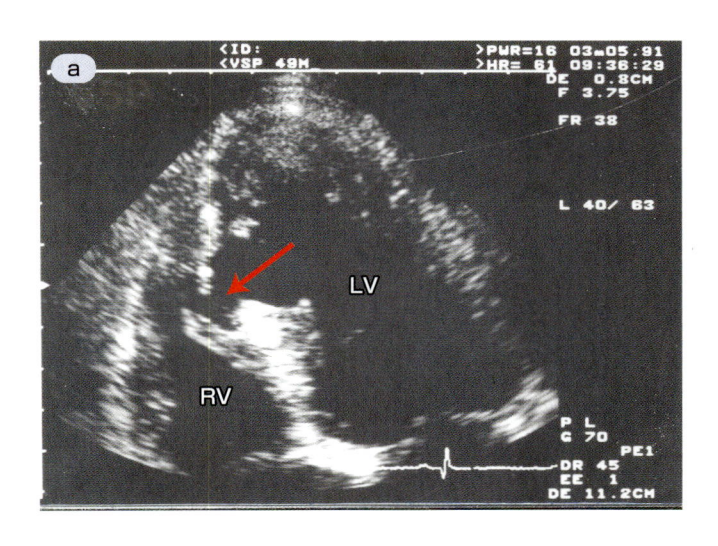

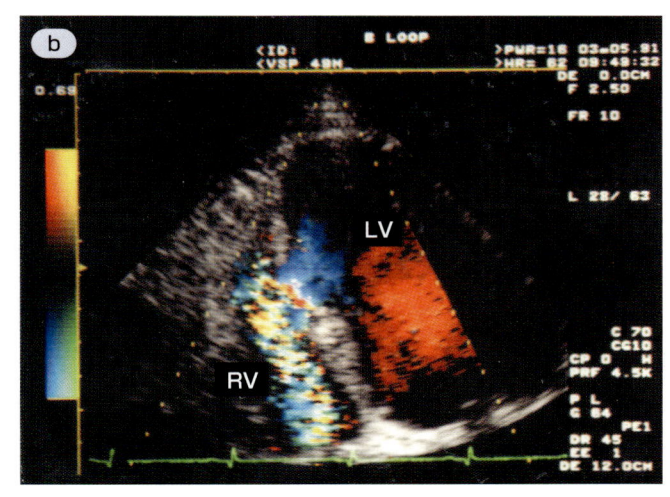

図1　心室中隔穿孔の心尖部四腔断層図
a）本例では矢印（→）のごとく断層法のみでも穿孔部位が確認できるが，通常断層のみでは診断が困難である
b）カラードプラ法を利用することにより，左室から右室へのシャント血流をとらえることができる

2 乳頭筋断裂

本症では急性の僧帽弁逆流（mitral regurgitation：MR）を呈します．心筋梗塞自体による左室壁運動低下に加えMRを合併すると，心不全はさらに悪化する方向へ進みます．乳頭筋断裂は緊急手術の適応となるので的確な診断が重要です．

臨床的には心筋梗塞の発症後数日で突然の肺水腫やショックとなり，聴診上収縮期雑音を聴取することでその存在を疑えますが，ショックで血圧が低く頻脈のときは雑音を聴取しないときもあります．したがって，その診断には心エコーが唯一の手段となります．

● 心エコー検査の方針

断層法では僧帽弁腱索に付着する塊状エコー（ちぎれた乳頭筋の断端）がぶらぶらと動き，僧帽弁が収縮期に左房側へ反転する所見をとらえれば乳頭筋断裂の診断が可能です．また，断裂した乳頭筋断端の一部が左室壁に残っている所見も観察できます．

図2に乳頭筋部分断裂の心エコー図を示します．経胸壁からの描出が不良のときは経食道心エコー法が診断に威力を発揮します．

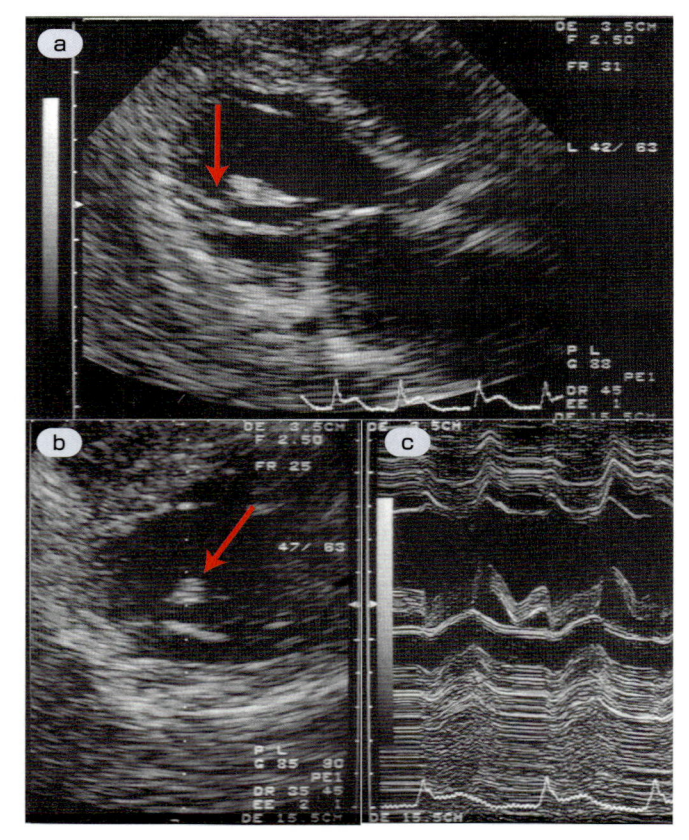

図2　心筋梗塞に伴う乳頭筋部分断裂の例
a） 左室長軸断層図矢印（→）の部位に乳頭筋断裂（エコーが欠損している）部位を示す
b） 短軸断層図
c） そのMモード心エコー図を示す

3 左室自由壁破裂

本症は多くの場合突然発症し，ショックを伴い急速に死に至る重篤な合併症です（急性型）．発症と同時に本症を疑い，迅速な心エコー検査による診断が必要です．当然緊急開胸手術が必要ですが，手遅れになることも多いです．

しかし，亜急性型では心膜腔内にじわじわとしみだした血液により心タンポナーデをきたすので，急性型に比べると進行は緩徐です．

したがって，急性期に心膜液貯留を認める例では，頻回に心エコー検査を行い早期に診断できれば救命率は上がります．

● 心エコー検査の方針

心膜液貯留の診断は最も容易で特にコツは必要ありません．図3に左室自由壁破裂の心エコー図を示します．本例は急性の自由壁破裂により心停止に至った例です（急性型）．左室の周囲に大量の心膜液が貯留しているのがわかります．一方，亜急性型では徐々に心膜液が貯留してくるので経時的に心エコーで観察し亜急性型と診断できたら，外科的対応にて救命することができます．

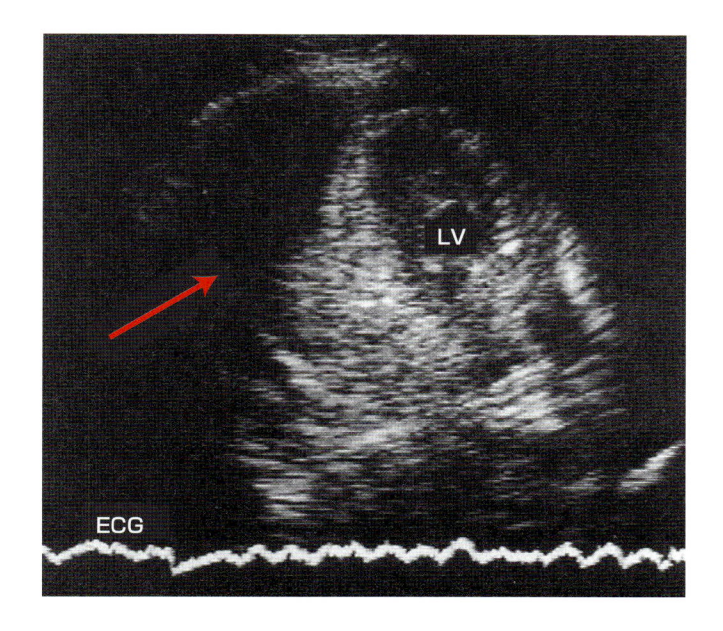

図3　左室自由壁破裂例の断層心エコー図
矢印（→）のごとく心膜液の貯留を認める．急激なショックや血圧低下などの臨床情報と合わせて考えれば診断は容易である

4 仮性心室瘤

仮性心室瘤の詳細な形成過程は成書に譲り，ここでは心エコー図上の形態的特徴を述べます．

● 心エコー検査の方針

左室腔と交通した円形または楕円形の突出したecho free spaceを認め，左室腔との交通孔は瘤状のecho free spaceよりかなり狭いのが特徴です．カラードプラ法では，この交通孔を通り心拍動に伴い往復する血流シグナルを認めます．

この仮性心室瘤のみで心不全になることはありませんが，きわめて瘤破裂しやすく，それにより心タンポナーデを起こす確率が高いことが報告され，通常破裂前に外科処置が必要です．

したがって仮性心室瘤は症状が安定した梗塞例でも定期的に心エコーを行い，見逃してはいけない合併症の1つです．ごく初期の所見として，梗塞部心筋の断裂像のみが観察されるときもあります．

図4に仮性心室瘤のエコー所見を示します．

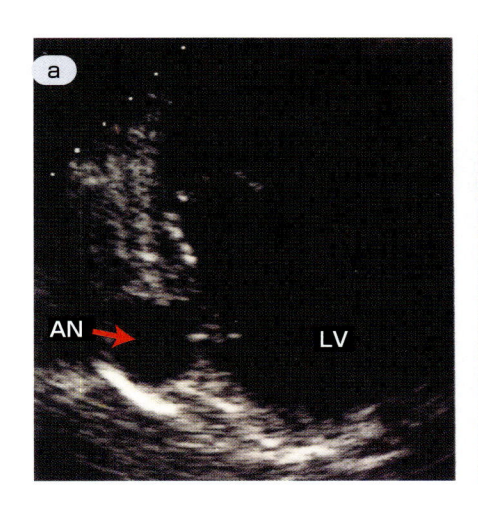

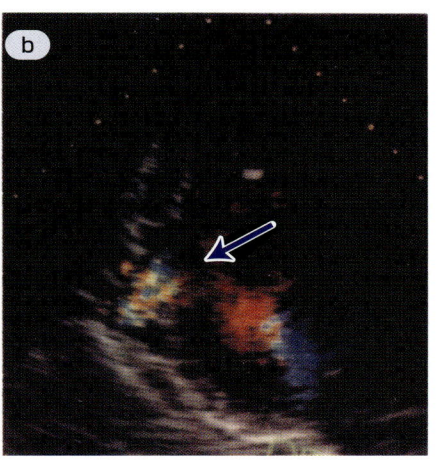

図4　仮性心室瘤の断層心エコー図
aのごとく左室心筋の断裂像とその外側の瘤状のエコー（→）を描出すれば診断はできます．カラードプラの併用により瘤と左室腔との間を行き来する血流（→）をとらえれば診断は確定します
LV：左室，AN：瘤（aneurysm）

PART IV 応用編

4 心エコー検査なしでは診断できない疾患

> * 循環器疾患の診断や治療にあたり，心エコー検査の役割が重要であることは周知のとおりであるが，なかでも心エコー検査を行わないと診断が確定できない疾患があります．症状や聴診，そして心電図やX線検査をしても見逃す可能性のある疾患を知っておく必要があります．ここでは心エコー検査なしでは診断が困難である疾患について述べます．

1 感染性心内膜炎

　数週間以上にわたる発熱がみられるとき，その原因疾患のなかに感染性心内膜炎があることを忘れてはいけません．診断の第一歩は発熱のほか，血液培養で菌が同定できることや，新たな心雑音が聴取できるなどをきっかけにこの感染性心内膜炎の存在を疑うことになります．**最も重要な検査所見は心エコーにて疣贅を検出することでしょう．**

● 心エコー検査の方針

　心エコー法にて疣贅と診断するにはある程度の熟練が必要です．初心者においては正常の構造物やアーチファクトを疣贅と見誤ることが多いからです．**疣贅は弁に付着することが多いので，それぞれの弁を詳細に観察することが重要**です．

　まず僧帽弁や大動脈弁を心尖部アプローチも含めてあらゆる角度から観察することから始め，三尖弁や肺動脈弁の観察もします．弁の動きに連動してぶらぶらと動くようなひも状や塊状のエコーを認めれば，疣贅である可能性が高いです．弁に疣贅が付着すると弁逆流を伴うことがほとんどであり，この逆流の存在も疣贅の存在を疑うのに有力な手がかりとなります．

　図1に僧帽弁に付着する疣贅を示します（→）．本例では疣贅が収縮期に左房内に反転し，ひらひらとゆれていました．僧帽弁も逸脱し中等度の僧帽弁逆流も認められました．

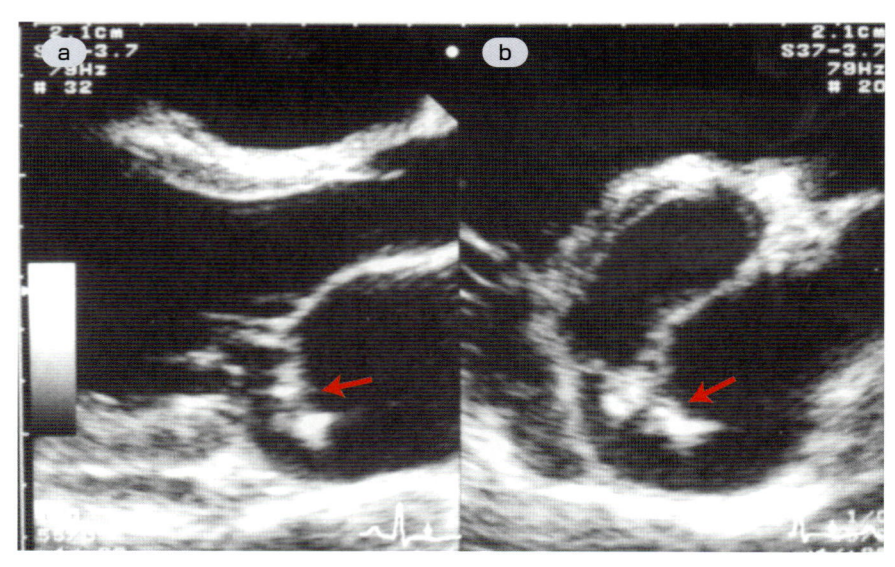

図1　僧帽弁に付着する疣贅
a) 長軸断層図
b) 短軸断層図

2 左房粘液腫

　心臓腫瘍は稀ではありますが，比較的頻度の高いのが左房粘液腫です．良性の腫瘍で，多くの例で無症状であるため，何か他の疾患のスクリーニング検査時に偶然発見されることも稀ではありません．大きくなると僧帽弁口に嵌入し，血行動態的に僧帽弁狭窄症様となるため，息切れなどの症状が出現してきます．

● **心エコー検査の方針**

　ある程度の大きさになれば，通常の左室長軸断層図で左房内に塊状エコーを認めるため，診断は容易です．この塊状エコーはほとんどの例で可動性を有し，拡張期に僧帽弁口へ嵌入し，収縮期に左房内へ戻る往復運動をしています．ごく稀ではありますが，全く可動性のない粘液腫に遭遇することがあり，この場合左房内血栓との鑑別が難しくなります（次の「**心腔内血栓**」の項も参照のこと）．

　図2aに左房粘液腫の心エコー図を提示します．本例は粘液腫としては大きい方で，連続波ドプラで観察すると血行動態的には僧帽弁狭窄症と同様の所見を認めました．Mモード心エコー図（図2b）でも腫瘍が僧帽弁口に嵌入する様子がよくわかります．腫瘍の表面が比較的平滑な例や，ふさふさした凹凸不整な例などがありますが，後者では塞栓症状を起こすことが多いと言われています．

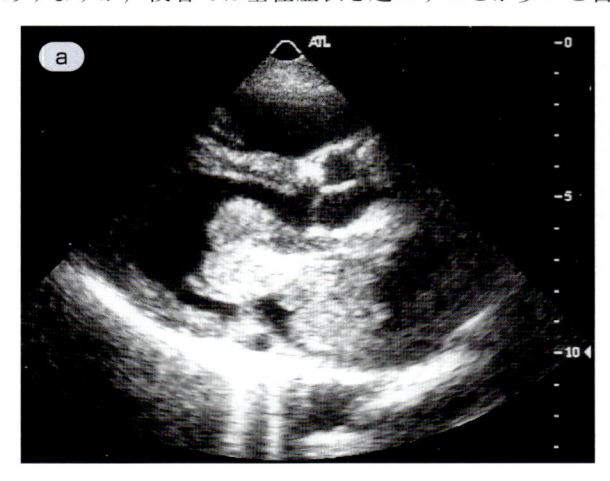

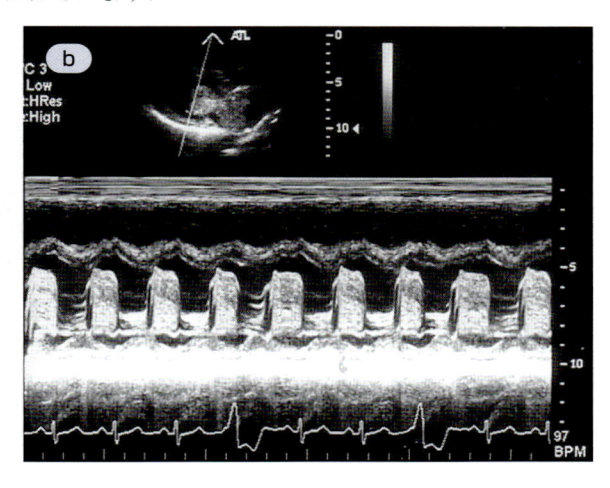

図2　左房粘液腫の心エコー図
a）左房長軸断層図，b）Mモード心エコー図

3　心腔内血栓

　心臓の4つの腔（左室，右室，左房，右房）のどこでも血栓ができる可能性があります．それぞれの腔に血栓ができるにはそれなりの理由があるのが普通です．その理由についてあらかじめ知っておく必要がありますが，一般的には血流が停滞しやすい状態があれば必然的に血栓はできやすくなります．

　左室内血栓ができやすい状態とは，左室収縮能の低下，左室拡大，左室に心室瘤を伴う場合や局所的に壁運動異常（無収縮：akinesis，奇異性収縮：dyskinesis）などです．原因疾患がどうであれ，左室の形態がこのような場合，積極的に血栓を捜すようにしましょう．左房は左室のように機能評価をしにくいので，拡大があれば血栓の存在を疑って検査をしましょう．右房，右室でも血栓を認める場合があります．

　左房内腫瘍との鑑別については，通常左房に血流が停滞する条件があれば血栓と診断していいですが，左房の拡大もなく血流が停滞するような条件がない場合，血栓より腫瘍の存在を疑います．

　左房内で血栓のできやすい場所は左心耳です．左心耳の描出は以下で述べますが，左房に血栓を認めたとき，左心耳も積極的に探すようにしましょう．

● **心エコー検査の方針**

　左室内血栓を検出するには，壁運動異常部位，特に心尖部を注意深く探します．フォーカスを見たい部位にあわせるだけでなく，装置に備わっていればハーモニックイメージで観察した方が検出率は高いです．**もやもやエコーが認められる部位には血栓ができやすいことも知っておきましょう．**

　図3に左室心尖部に認めた円形の血栓像を示します．前述のごとく心尖二腔断層図が最も心尖部をとらえやすい断層面なので，このような血栓（→）をうまく描出するためには心尖四腔断面や心尖長軸断面のみでは見逃すことになります．心房細動例では左房の拡大の程度が大きくなるにつれて，血栓が存在する確率は高くなるのですが，実際の患者さんを検査してみるとその頻度は大変低く，左心耳の描出も経胸壁アプローチでは困難です．しかし普段から左心耳の描出を心がけていると，最近の超音波装置では描出可能な例も少なくありません．

　図4に経胸壁アプローチにより左心耳の血栓（→）が検出できた例を提示します．診断装置の進歩によ

4 心エコー検査なしでは診断できない疾患

り最近では左心耳の血栓も描出が可能になってきました．しかし左心耳の血栓を正確に診断するには経食道心エコー（transesophageal echocardiography：TEE）をするしかないでしょう．TEEは救急外来やベッドサイドですぐに施行できる検査法ではありませんが，その診断精度は高く，治療の方針の決定に大きく役立ちます．

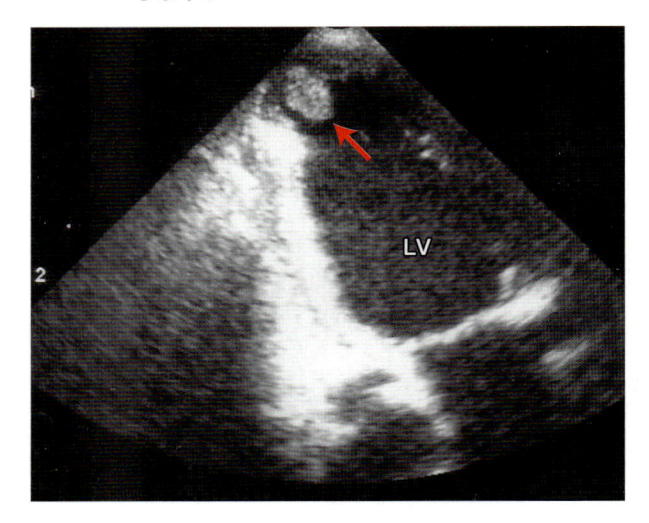

図3　左室心尖部の円形の血栓像

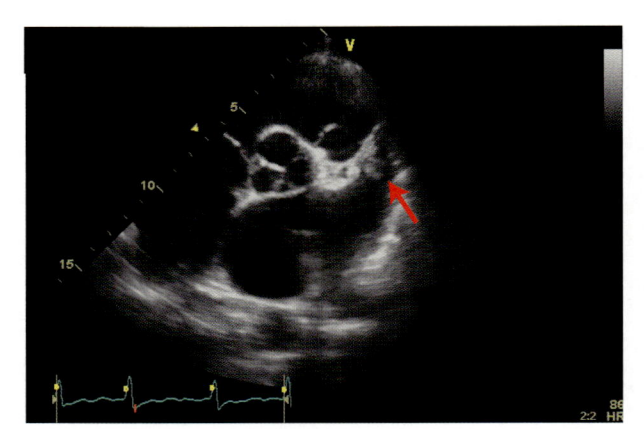

図4　左心耳の血栓像

4　心膜液貯留

心膜液の貯留を引き起こす疾患には多くのものがあります．心エコーのみでその原因疾患を特定することは困難な場合が多いですが，**貯留している量が多いか，量が少なくても急性に貯留した場合は心不全徴候が出現する**ので，その診断には重要な意味があります．さらに急性大動脈解離や急性心筋梗塞などの合併症として知られている心タンポナーデの診断には，心エコーで診断する以外に手はありません．

● 心エコー検査の方針

技術的には特に難しい手順はありません．心膜液があると，エコーの描出がしやすくなり，簡単にきれいな画像を得ることができます．

心膜液は50 mL以下程度の量なら正常の量として差し支えありません．この量の推定にはある程度の熟練が必要ですが，通常少量，中等度の量，大量などのごとく3段階で定性的に量を推定します．筆者の施設では約何mLなど数値で評価しています．

図5に心膜液貯留例を提示します．図5aは少量，図5bは中等量と推定できます．この量を推定するには長軸断層面だけではなく心尖部アプローチも必ず観察し，どの部位に最も貯留しているか評価します．

中等度以上の貯留を見た場合は心窩部からも観察します．この心窩部アプローチは，心膜を取り除く目的で行われる心膜腔穿刺のとき，どの方向に針を刺せばよいか判断するのに役立ちます．

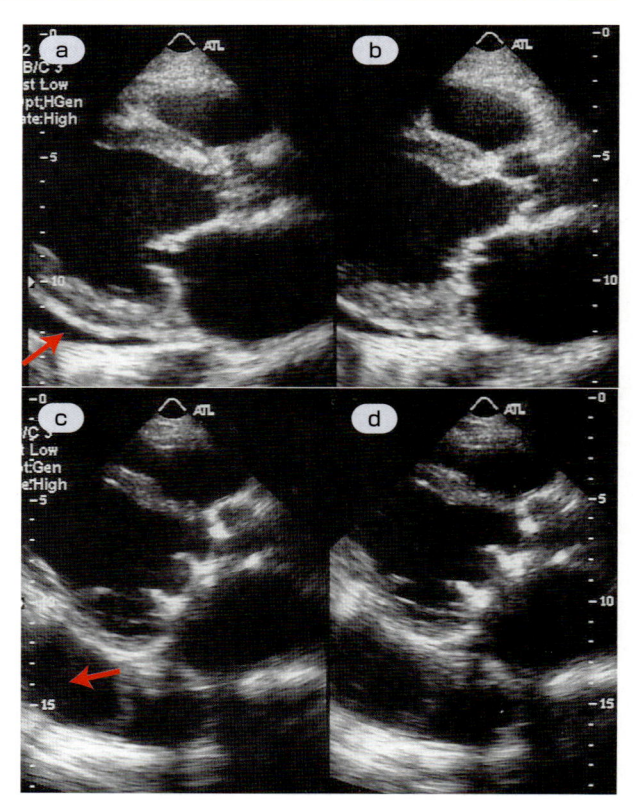

図5　心膜液貯留例
a）拡張期，b）収縮期：左室後壁側に軽度の心膜液を認める（→）
c）拡張期，d）収縮期：左室後壁側に中等量の心膜液を認める（→）

PART IV 応用編

5 救急時に心エコーをするときの注意点

> * 救急外来や病棟などではできるだけ短時間で診断を決定する必要があるので，患者情報を十分知ってから疑われる疾患に合致した心エコーの撮り方をする必要があります．

1 救急外来での患者の体位

　救急外来で初心者が陥りやすい検査の仕方として，患者さんの体位があります．呼吸困難，激しい痛みなどで患者さんが横になれない場合を除き，**患者さんはできるだけ左側臥位にして検査をする**ようにしましょう．多くの場合，まず仰臥位で観察し不十分なら左側臥位にしていますが，これでは時間の短縮につながりません．患者さんの状態が許す限り，はじめから左側臥位にして検査を開始した方が画像も描出しやすく的確な判断ができ，最終的に時間も短縮できます．患者さんの体位を仰臥位から側臥位にする時間を惜しんではいけません．

2 心不全での心エコー

● ドプラ法による評価

　各疾患の撮り方については，それぞれの項を参照していただくとして，ここでは心不全について解説します．心不全が疑われる患者さんを目の前にしたとき，ぜひとも**ドプラ法による評価**をしておくことをお勧めいたします．呼吸困難など心不全症状を伴い，心エコーで壁運動の低下など器質的心疾患があれば，その原因は心臓由来の心不全と診断できます．でもこれだけでは治療につながりません．限られた時間内でどの撮り方を優先するかはケースバイケースですが，**パルスドプラ法による左室の流入波形は必ず記録**するようにしてください．

　左心不全では左室拡張末期圧や左房圧の上昇に伴いE波は高くなります．利尿薬や血管拡張薬などの治療により左房圧が下がってくると，E波も低くなります．この変化をEFやFSなど左室の動きをみて評価しようとしてもほとんど困難であることに気づくと思います．例えば高度の左室収縮障害を伴う拡張型心筋症などでは心不全時と心不全改善時を比べると，EFなど左室壁運動はほとんど変化しないのに対して，E波が劇的に変化するのがわかると思います．

● 心窩部アプローチによる下大静脈の観察

　心不全が疑われるとき，もう1つしておくことがあります．それは**心窩部アプローチにより下大静脈を観察する**ことです．慣れれば十数秒で評価ができるはずです．下大静脈の径と呼吸性変動があるかどうかを見るだけでよいと思います．下大静脈が拡大し，呼吸性変動を伴わない場合，右心不全も伴っていることが推定できます．

● 記録の保存

　救急時の心エコー記録の保存についてですが，とにかく急ぐということを理由に，画像の目視による観察のみで，動画として保存できていない場合が多いと思います．しかしどんなに画像がきれいでなくても，動画として数心拍でも保存してあれば，熟練者がみることで多くの疾患が除外でき，さらに検査時には気づいていなかった情報が記録されている可能性があります．あまり教科書には書かれていないことですが，例えば心筋梗塞の心尖部の壁運動異常を評価する場合，初心者は心尖部がきれいに描出されていないと判断できませんが，熟練者は心尖部がほとんど描出されていない左室長軸断層図から，心尖部の壁運動異常の存在をある程度推定することができます．**時間が限られているときほど，労力を惜しまず，動画としてデータを保存し**ましょう．

index 索引

和文

あ行

右室流出路断層図	27
右室流入路断層図	27
エコーゼリー	51
エリアシング	20, 107
折り返し現象	20, 107
音響窓	59

か行

拡張期弁後退速度	100
仮性心室瘤	151
カラードプラ法	22, 45, 103
感染性心内膜炎	138, 152
奇異性運動	126
偽正常化（パターン）	115, 132
機能性僧帽弁逆流	138
急性冠症候群	127
急性冠動脈疾患	126
急性大動脈解離	128
狭心症	127
距離分解能	13
拘束型パターン	115

さ

左室拡張末期径	101
左室拡張末期容積	111
左室駆出分画	111
左室自由壁破裂	150
左室収縮末期径	101
左室収縮末期容積	111
左室短軸像（断層図）	25, 71
左室長軸像（断層図）	23, 64
左室内径短縮率	111
左房径	99
左房粘液腫	152
三次元心エコー図	18

し

弛緩障害パターン	114
心エコー装置	53
心窩部左室短軸断層図	32
心窩部四腔像（断層図）	31, 93
心窩部矢状断層図	31, 93
心筋炎	131
心筋梗塞	127
心腔拡大	117
心腔内血栓	153
心室中隔欠損症	143
心室中隔穿孔	149
心尖部左室長軸像（断層図）	29, 86
心尖部左室二腔断層図	29
心尖部四腔像（断層図）	29, 80
心尖部二腔像	89
心タンポナーデ	129
心肥大	120
心不全	146
シンプソン変法	112
心房細動	134
心房中隔欠損症	142
心膜液貯留	154
心膜炎	131

そ

僧帽弁逸脱	138
僧帽弁腱索断裂	138
僧帽弁閉鎖不全症	137
僧帽弁輪速度波形	116
組織ドプラ法	116

た行

大動脈径	99
探触子	54
断層心エコー法	23
断層法	15
超音波	12
低収縮	126
ディスク法	112
デプス	56
ドーミング	136
ドプラ法	19, 40

な行

斜め切り	101
乳頭筋断裂	150
任意方向Mモード法	17

は行

肺血栓塞栓症	129
肺高血圧症	148
パルスドプラ法	19, 40, 109

index

ハンドヘルドエコー	53
フリーズボタン	56
フレームレート	105
プローブ	54
方位分解能	13

ま行

無収縮	126
モザイクシグナル	106
もやもやエコー	153

や行

疣贅	138, 152

ら行

連続の式	44
連続波ドプラ法	20, 44

欧文・記号

A〜E

acoustic window	59
acute coronary syndrome	127
akinesis	126
aliasing	107
AoD	99
auto EF 法	18
biplane法	112
doming	136
dyskinesis	126
Ea	116
EF	111
eye-ball EF	114
E-Fスロープ	100
e'	116

G〜L

Gibsonの式	39
hypokinesis	126
intimal flap	128
LAD	99
LVDd	101
LVDs	101
LVEDV	111
LVESV	111

M〜T

modified simpson 法	17
modified Simpson法	112
Mモードエコー図	98
Mモード法	16, 36
PHT	136
Pomboの式	39
pressure half time	136
pseudonormalization	115
single plane area length 法	17
Teichholzの式（法）	39, 111
Tei-index	41

記号

%FS	111

編者・執筆者プロフィール

鈴木真事（SUZUKI Makoto）［編集／PART Ⅲ，Ⅳ執筆］
● 東邦大学医療センター大橋病院臨床検査医学

　1979年東邦大学医学部卒業．2年の内科研修期間を終了後，1981年より循環器内科を専攻した．このころ心エコー分野ではちょうど断層心エコー図が普及し始めたときであり，古い表現になるが，リアルタイムで動いている心臓がモニター画面に映し出されているのを見て驚いた．竹輪のような丸いかっこをした左室短軸断層図を今でもはっきり覚えている．
　その後ドプラ法の登場など，超音波機器の進歩に伴い自分でも多くの経験を積んできたつもりでいたが，最近大きな壁にぶち当たっている．それは新しい心機能評価法が考案されるたびに，その方法論を理解し，少なくともその正常値を知らないと先へ進めないことである．今までは心エコー検査所見の正常値は頭に入れてきたが，今後は小さな辞書にでも入れておかないともう覚えられなくなってきた．

杉山祐公（SUGIYAMA Yuko）［PART Ⅰ執筆］
● 東邦大学医療センター佐倉病院循環器内科

　1988年東邦大学医学部卒業，医学博士，超音波指導医．
　心エコー検査の前には必ず胸部聴診を行っています．
　心エコーを撮りながら研修医の先生を相手に，得られる情報量の多さを説いています．心エコー検査が実際の臨床の場でとても役立つことをぜひ実感してもらいたい．

原田昌彦（HARADA Masahiko）［PART Ⅱ執筆］
● 東邦大学医療センター大森病院臨床生理機能検査部

　1983年東邦大学医学部卒，医学博士．東邦大学大橋病院第3内科（現循環器内科）で18年間，故 町井潔先生，山口 徹先生（現虎の門病院院長），平井寛則先生（現山内病院理事長）の指導のもと心臓病学を学ぶ．平成13年東京労災病院循環器科部長，平成16年東邦大学大森病院臨床生理機能検査部部長，平成19年准教授．循環器専門医，超音波指導医として若手循環器内科医およびソノグラファーの指導・育成にあたっている．

ビジュアル基本手技 7

必ず撮れる！ 心エコー
カラー写真とシェーマでみえる走査・描出・評価のポイント

2008年4月25日 第1刷発行 2018年3月30日 第9刷発行	編　者	鈴木真事
	発行人	一戸裕子
	発行所	株式会社 羊 土 社 〒101-0052 東京都千代田区神田小川町2-5-1 TEL：03（5282）1211 FAX：03（5282）1212 E-mail：eigyo@yodosha.co.jp URL：www.yodosha.co.jp/
Printed in Japan ISBN978-4-89706-336-2	印刷所	昭和情報プロセス株式会社

本書の複写にかかる複製，上映，譲渡，公衆送信（送信可能化を含む）の各権利は（株）羊土社が管理の委託を受けています．
本書を無断で複製する行為（コピー，スキャン，デジタルデータ化など）は，著作権法上での限られた例外（「私的使用のための複製」など）を除き禁じられています．研究活動，診療を含み業務上使用する目的で上記の行為を行うことは大学，病院，企業などにおける内部的な利用であっても，私的使用には該当せず，違法です．また私的使用のためであっても，代行業者等の第三者に依頼して上記の行為を行うことは違法となります．

JCOPY ＜（社）出版者著作権管理機構 委託出版物＞ 本書の無断複写は著作権法上での例外を除き禁じられています．複写される場合は，そのつど事前に，（社）出版者著作権管理機構（TEL 03-3513-6969，FAX 03-3513-6979，e-mail：info@jcopy.or.jp）の許諾を得てください．

memo

すべての循環器医必携の書！

そうだったのか！絶対わかる 心エコー
見てイメージできる判読・計測・評価のコツ

岩倉克臣／著

- 定価（本体 4,000円＋税）　■ A5判　■ 171頁
- ISBN 978-4-7581-0748-8

心エコー上達の第一歩にオススメ！判読の基本から計測の進め方，疾患ごとの評価まで，必ず押さえたい知識をカラー写真と図を駆使して明快に解説！ややこしい計算や評価法もすんなり理解できる．webで動画も公開！

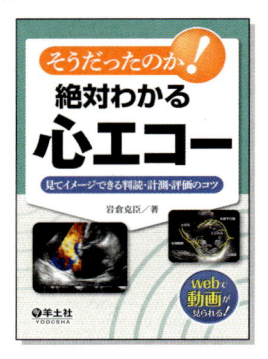

そうだったのか！絶対読める 心電図
目でみてわかる緊急度と判読のポイント

池田隆徳／著

- 定価（本体 3,200円＋税）　■ A5判　■ 125頁
- ISBN978-4-7581-0740-2

波形アレルギーを克服したいアナタへ！心電図の達人が波形判読のコツを明快に伝授！さらに，治療の必要性を示す緊急度，コンサルトのタイミング，疾患の発生頻度など臨床で役立つアドバイスも満載！

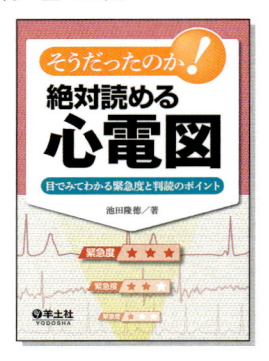

使える"ワザ"がギュッと凝縮！
基本をおさえる 心エコー
撮りかた、診かた

谷口信行／編

- 定価（本体 3,900円＋税）　■ B5判　■ 172頁
- ISBN978-4-7581-0611-5

心エコー検査の腕を向上させたい医師・研修医・検査技師に贈る，外来や救急で実際に使えるワザばかりをまとめた覚えておきたい診断方法やより良い診療のコツが満載の一冊．

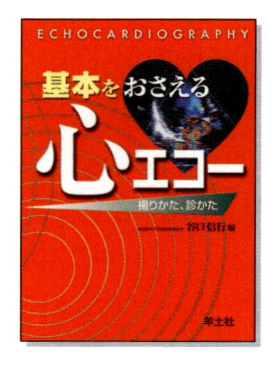

150症例の心電図で読み方を完全マスター！
心電図の読み方 パーフェクトマニュアル
理論と波形パターンで徹底トレーニング！

渡辺重行，山口巖／編

- 定価（本体 5,800円＋税）　■ A4変型判　■ 366頁
- ISBN978-4-7581-0609-2

医師に必須の心電図判読力を完全にマスターできる決定版．
豊富な心電図を例に，見開き2ページ完結で，どこを見て診断すべきかがすばやくわかる．トレーニング問題も充実！

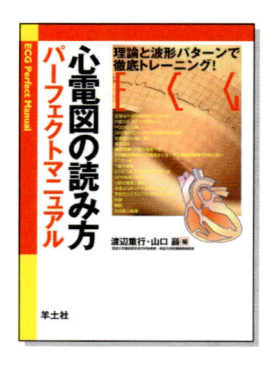

発行　羊土社 YODOSHA
〒101-0052　東京都千代田区神田小川町2-5-1　TEL 03(5282)1211　FAX 03(5282)1212
E-mail：eigyo@yodosha.co.jp
URL：www.yodosha.co.jp/

ご注文は最寄りの書店，または小社営業部まで